Strategies for Theory Construction in Nursing（6th edition）

护理领域中的理论构建策略

第 6 版

原　　著　Lorraine Olszewski Walker（注册护士，教育学博士，公共卫生硕士，
　　　　　美国护理科学院院士，得克萨斯大学奥斯汀分校）
　　　　　Kay Coalson Avant（注册护士，哲学博士，美国护理科学院院士，
　　　　　得克萨斯大学圣安东尼奥健康科学中心）

主　　审　郭桂芳

主　　译　庞　冬　路　潜

主译单位　北京大学护理学院

译　　者　（按姓名汉语拼音排序）
　　　　　符　鑫　郭桂芳　靳　帅　路　潜　庞　冬　秦　丹　王玉洁
　　　　　韦小夏　杨万通　张　静　张力川　张秋雯　张　彤　庄　冰

北京大学医学出版社

HULI LINGYU ZHONG DE LILUN GOUJIAN CELÜE (DI 6 BAN)

图书在版编目（CIP）数据

护理领域中的理论构建策略：第 6 版 /（美）洛林·
奥尔兹维斯基·瓦尔克（Lorraine Olszewski Walker），
（美）凯·考尔松·阿万特（Kay Coalson Avant）原著；
庞冬，路潜主译 . -- 北京：北京大学医学出版社，2024.7.
ISBN 978-7-5659-3169-7

Ⅰ . R47

中国国家版本馆 CIP 数据核字第 2024MY3441 号

北京市版权局著作权登记号：图字：01-2021-7000

护理领域中的理论构建策略（第 6 版）

主　　译：庞　冬　路　潜
出版发行：北京大学医学出版社
地　　址：（100191）北京市海淀区学院路 38 号　北京大学医学部院内
电　　话：发行部 010-82802230；图书邮购 010-82802495
网　　址：http://www.pumpress.com.cn
E-mail：booksale@bjmu.edu.cn
印　　刷：北京瑞达方舟印务有限公司
经　　销：新华书店
责任编辑：赵　欣　　责任校对：靳新强　　责任印制：李　啸
开　　本：787 mm×1092 mm　1/16　　印张：14.25　　字数：357 千字
版　　次：2024 年 7 月第 1 版　2024 年 7 月第 1 次印刷
书　　号：ISBN 978-7-5659-3169-7
定　　价：80.00 元
版权所有，违者必究
（凡属质量问题请与本社发行部联系退换）

主译前言

护理学是一门实践性学科。无论是在临床实践还是在护理研究中，护理理论都起着重要的指导作用。自 1983 年恢复高等护理教育以来，我国护士的护理实践范围不断扩展，护理研究水平快速提高。然而由于对护理理论的理解和认识水平有限，在理论应用过程中仍存在诸多问题。

2014 年 6 月，北京大学、复旦大学、北京协和医学院、西安交通大学、四川大学、中南大学、中国医科大学和中山大学 8 所院校共同创建了中国护理学博士研究生教学共享平台，并开始建设我国护理学博士研究生的核心课程。作为此项目的重要组成部分，北京大学护理学院负责牵头建设了"护理哲学与理论构建"这门课程。在北京大学护理学院郭桂芳教授的带领下，北京大学路潜教授、庞冬副教授和中国医科大学的刘宇教授圆满完成任务。从 2015 年 3 月到 2022 年 1 月，共有来自这 8 所院校的 8 期共 328 位护理学博士研究生（包括少数硕士研究生和青年教师）完成了该课程的学习。目前，此课程已经在全国各高等院校独立开课，我们受国务院学位委员会委托撰写了本课程的课程指南。

在多年教学过程中，由于优秀中文护理理论教材的匮乏，导致我们不得不使用大量英文原版教材和文献。这不仅增加了阅读理解难度，更因同一个英文术语可能有多种中文翻译而影响学术交流。《护理领域中的理论构建策略》是国外研究生护理理论课的必读书籍，是研究生学习和应用护理理论的重要参考书。该书用通俗易懂的语言介绍了护理理论构建的 9 种常用策略和最新进展，让护理专业学生和研究者能够更好地理解护理理论，进而更好地应用和发展护理理论。我们在国外学习护理学博士课程时，深感此书的学术价值之高、实用意义之重大。但是由于各种原因，直到今天才把它的第 6 版中译版奉献给大家。

本译著第一稿由我们学院的研究生翻译，之后由 2 位主译和主审进行多轮审校后定稿，历时 3 年之久。尽管我们希望尽自己最大的努力做到信达雅，但是由于水平有限，翻译中的错误与疏漏在所难免，敬请读者批评指正。

庞 冬 路 潜
北京大学护理学院
2024 年 5 月

原著前言

这本书的目的与最初一样：为读者提供从护理角度撰写的理论发展资源。我们尤其试图考虑学生刚开始学习理论发展的需要。对于那些之前没有接触过此主题的人来说，初次接触关于这个主题的复杂哲学和元理论著作可能会感到困惑。此外，自本书第1版以来，这些著作变得更加复杂，数量也逐渐增多。对护理理论发展的兴趣现在也波及全球，护士们也急于看到理论与实践的相关性。护理专业学生的教育背景也越来越多样化，通过设计新的进入护理和高级护理学习的教育途径，护理教育项目也反映了这种多样性。

认识到这些变化因素，我们更新了章节材料，所以读者都可以看到第一、第二和第十三章中理论发展背景以及概念、陈述和理论发展策略（第三～第十二章）的进展。

第一章提供了护理理论发展的历史背景、影响护理理论的新趋势，以及护理理论发展与聚焦人群和领域的理论资料的全球视角。本章还提供了一个简明词汇表和一些反思活动。第二章从护理知识和护理理论与实践的动态关系入手。在说明了关于一种现象的理论如何指导护理评估和干预之后，我们涵盖了一系列与护理知识发展相关的主题，包括基于证据的实践、基于实践的证据和信息学及其与实践和护理理论的联系。在介绍了随后的概念、陈述和理论发展策略后，第十三章涵盖了概念、陈述与理论的验证与检验。从1952年《护理研究》创刊开始，护理进入现代知识发展的第7个十年，本章增加了一个关于护理知识核心关注点的新章节。

与以往版本一样，第三章为理论构建策略的选择提供了框架。接下来，第二部分分别在第四章、第五章和第六章中介绍了与概念、陈述和理论相关的派生策略。同样，第三部分介绍了合成策略，第四部分介绍了与概念、陈述和理论相关的分析策略。尽管一些读者仍然希望关注一种单独的策略，如概念分析，但总得来说，我们认为熟悉从概念到陈述再到理论的应用，可以加强对特定策略的使用。我们提供了可用的各种策略的最新列表和使用举例。不过，较少使用的策略需要使用经典例子。

本版的新内容

- 在章节开头会出现需要思考的问题，以便把章节内容与学生的需求和兴趣相连接。
- 提供一个区分理论派生、理论调适和理论解构的新框架，以帮助学生了解每种策略的新理论发展。
- 第三章中关于概念在护理作为一门实践学科发展中的作用的新讨论扩展了学生对护理中概念发展的理解，尤其是面对源于（基础）科学哲学家发表文献中的对这一主题的困惑。
- 与派生、合成和分析策略相关的理论著作的新例子，有助于学生了解每种策略的新理论发展。

我们共同感谢同事、以前的学生和我们的家人，他们以多种方式为这本书和之前的版本做出了贡献。当然，Maggie Hank 和 Appleton Century Crofts，Charles Bollinger 的高级护理编辑使这一切成为可能。与以往一样，无论你身在何处，都谢谢你，Charlie。我们想你。

最后，对于此版本，我们特别感谢培生教育集团的工作人员，他们使本书成为可能：Barbara Price、Ashley Dodge、Pamela Fuller 和 Zoya Zaman 支持了第 6 版的出版。我们也特别感谢美国和国际外审专家，他们花时间为我们提供建议，并向我们提出挑战，使这个版本比我们期望的更好。

Antonia Arnaert，RN，MPH，MPA，PhD
麦吉尔大学英格拉姆护理学院，加拿大魁北克省，蒙特利尔市

Ann M. Bowling，PhD，RN，CPNP-PC，CNE
莱特州立大学护理学院副教授，美国俄亥俄州，代顿

Cynthia Brown，DNA，RN，AHN-BC，CNE
副教授
西乔治亚大学坦纳健康系统护理学院，美国乔治亚州，卡罗尔顿

Latefa Dardas，PhD，PMHN
约旦大学护理学院，约旦，安曼

Margaret G. Landers，PhD，MSc，FFNRCSI，BNS，RNT，RGN，RM
科克大学学院
护理和助产学院
布鲁克菲尔德健康科学综合医院，爱尔兰，科克市

Merav Ben Natan，PhD，RN
Hillel Yaffe 医学中心 Pat Matthews 护理学院
特拉维夫大学护理系，以色列，哈德拉

Norma Ponzoni，N，MScN，MEd，PhD（c）
麦吉尔大学英格拉姆护理学院，加拿大魁北克省，蒙特利尔市

Brandon N. Respress，PhD，RN，MPH，MSN
得克萨斯大学临床轨道助理教授，美国得克萨斯州，阿灵顿

Bertha Cecilia Salazar González，PhD，MHED，BNS
新莱昂自治大学护理学院
墨西哥新莱昂州，蒙特雷市

Ethel Santiago，EdD，RN，CCRN
助理教授
西乔治亚大学坦纳健康系统护理学院，美国乔治亚州，卡罗尔顿

Catherine Witt，PhD，NNP-BC
副教授，NNP 项目协调员
瑞吉斯大学洛雷托高地护理学院，美国科罗拉多州，丹佛

L.W.
得克萨斯州奥斯汀

K.A.
得克萨斯州韦科

目 录

第一部分

理论和理论发展概述

第一部分的 3 章内容介绍了护理理论发展的历史背景、研究问题和语言，与实践的联系，以及理论发展策略的概述。第一章从历史的角度，对护理理论领域的主要方面进行了概述。此部分汇总了护理理论发展的四个层次（元理论、广域理论、中域理论和实践理论），总结了各层次的理论贡献和研究问题，探究了聚焦人群或聚焦领域的理论和模式，并且简要回顾了各国研究者为护理理论发展做出的努力。实质理论（或概念模式）一直是护理思想中的重要里程碑，与其相关的其他述评和总结可以参见 Fawcett（1993，1995）、Fawcett 和 DeSanto-Madeya（2013）、Riehl 和 Roy（1980）、Fitzpatrick 和 Whall（2005）等的著作。

第二章聚焦于应用护理知识和理论来影响护理实践。在这一章的开始，我们以简明的形式展示了一个理论如何在不同阶段被用于指导护理评估和护理干预。由此，我们构建了一个更全面的护理知识发展的视角，并将其作为循证实践和基于实践的证据的工具。我们也介绍了与护理实践相关的信息学的进展。最后，我们对护理实践研究和理论发展进行了展望。

第三章介绍和定义了这本书中使用的基本词汇。从定义、相互关联以及最基本的护理科学的角度，对理论构建的要素（概念、陈述和理论）进行梳理。第三章还介绍了理论构建的基本方法（派生、合成和分析）。结合理论构建的 3 个要素和 3 种方法，形成 9 种不同的理论发展策略：概念派生、陈述派生、理论派生、概念合成、陈述合成、理论合成、概念分析、陈述分析和理论分析。这些将在本书第二、三、四部分介绍。

通过仔细阅读第三章，读者能够初步确定与自己的需求和兴趣最相关的理论发展策略。虽然读者可能只对一种特定的策略感兴趣，但我们强烈推荐阅读相关策略的章节。例如，通过仔细阅读陈述分析的章节，可以更全面地理解理论分析。根据自己的目的，读者们可能希望阅读关于某一个内容的所有章节，例如关于概念策略的所有章节。另外，有些读者可能更喜欢阅读介绍理论发展的更全面的内容，例如第一部分和第五部分。

参考文献

Fawcett J. *Analysis and Evaluation of Nursing Theories*. Philadelphia, PA: Davis; 1993.

Fawcett J. *Analysis and Evaluation of Conceptual Models of Nursing*. 3rd ed. Philadelphia, PA: Davis; 1995.

Fawcett J, DeSanto-Madeya S. *Contemporary Nursing Knowledge: Analysis and Evaluation of Nursing Models and Theories*. 3rd ed. Philadelphia, PA: Davis; 2013.

Fitzpatrick JJ, Whall AL. *Conceptual Models of Nursing: Analysis and Application*. 4th ed. Upper Saddle River, NJ: Pearson Prentice Hall; 2005.

Riehl JP, Roy CR, eds. *Conceptual Models for Nursing Practice*. 2nd ed. New York, NY: Appleton-Century-Crofts; 1980.

第一章

护理领域中的理论：我们去了哪里？
我们要去哪里？

在开始阅读本章之前，你需要思考的问题：

▶ 你是否尝试过在跨学科背景下，努力阐述护理对卫生保健贡献的本质？

▶ 你是否想过为什么在护理中如此强调理论？

▶ 你有没有想过理论是否有助于或阻碍了护理专业和护理教育的发展？

▶ 你是否想知道护理理论如何促进实践和研究？

引言：这些问题一直萦绕在许多护理专业研究生的脑海中。对一些人来说，这些问题不仅仅是对课堂外很少使用的过多专业术语的挑战。对另一些人来说，这些是要深思熟虑的问题，即如何用更新颖、更丰富的方法来看待我们非常熟悉的临床经验。对其他一些人来说，这个问题传达了对主题的隐隐焦虑，而这个主题让人望而生畏，遥不可及。事实上，关于为什么需要研究护理理论发展的大多数问题都是这3种观点的结合。我们试图在本部分的背景介绍中，简要概述护理理论发展的演变。通过阅读本章和第二章"运用知识发展和理论来指导实践"，我们希望读者能够对"为什么"学习护理理论形成自己的看法和结论。

护理领域中的理论发展：初学者指南

护理是一门实践学科。护士致力于为不同健康和疾病水平、不同生命阶段和不同环境中的人们提供复杂的卫生保健服务。从医院到公共卫生诊所，到护理院校的课堂，再到护理研究实验室，护士们利用知识来改善个人、家庭和社区的健康。理论发展如何与护理这门实践学科的复杂维度相关联？是护理理论指导实践，还是实践塑造了理论？是否存在护理理论这种独特的东西？护理理论如何影响研究过程？有不同类型的理论吗？这些问题在护理学科中一直存在。

理论发展的一个简单观点是，它提供了一种识别和表达实践本质的核心思想的方法。通过发展理论，可以探索本质。这种探索可能聚焦于某个特定的实践领域或人群。例如，关于实践本质的研究可能聚焦于发生在特定情境中的特定事件：饮食失调青少年的身体意象感知，农村地区戒毒人员的毒瘾治疗，艾滋病病人的健康促进行为，低收入老年人的认知功能干预。从另一个角度讲，理论可以聚焦于对人、健康、环境和护理的宏观解释——一些人认为这些"元范式概念"把护理框定为一个实践学科（Fawcett，1984，199；Fawcett & DeSanto-Madeya，2013）。这种抽象的理论发展可能涉及与护理和健康相关的人与环境的整体关系。无论适用范围是局限还是宽泛，理论的发展都旨在帮助护士更全面、更深刻地理解实践。如果不是这样，这个理论可能是表达不清的、错误的，或与护理的关联性有限。本书的后续章节提供了"如何"发展理论的详细指导，但初学者不应忽视"为什么"要发展理论。

然而，若要评价理论，就需要护士在繁忙的实践工作中进行一些反思。通常，日常实践的要求阻碍了护士对当前实践是否仍为最佳方式的质疑。然而，卫生保健领域正在发生变化，这需要护士具备更新的和更多的护理知识（证据）来引领护理学科。领导力需要以护理研究和理论发展为基础的实践知识。然而，一些动态趋势可能会影响护理知识和理论的发展。一些挑战护理知识发展边界和方法的趋势包括（Henly et al，2015；Wyman & Henly，2015）：

- 大数据的出现
- 基因组学 / 蛋白质组学
- 发展以病人为导向的结局的新方法
- 定量研究方法的进展
- 转化医学和团队研究
- 信息学
- 卫生经济学

这些趋势鼓励护士对它们进行探究，并在护理研究、护理实践和护理理论发展中创新。

与此同时，这也提醒我们，护理的核心学科知识正是我们亟需的护理教育和实践的组成部分（Grace，Willis，Roy & Jones，2016；Thorne，2014；Villarruel & Fairman，2015）。有关护理核心知识的本质和定义的问题强调了"为什么"要鼓励理论和知识的发展。如果没有这一核心知识，护理对个人、家庭和社区卫生保健的独特性和重要贡献就会受到威胁。我们会在第十三章的结尾再次讨论这个问题。

护理专业中理论的历史掠影

从任务导向型职业到专业

首先，在 20 世纪中期和随后的几年里，美国的护理领导者将理论发展视为牢固确立护理专业地位的一种方式，而不仅仅是将护理看作一种没有多少自主性的任务导向型职业。因此，理论发展蕴含于定义护理知识体系的长期任务中。在 20 世纪早期的一篇具有里程碑意义的文章中，Flexner 定义了一个专业应该具有的特征。Flexner 定义的特征包括：一个专业应该有"智力性活动"及"从科学研究和学习中获取素材"（引用自 Roberts，1961，p.101）。随后，对护理作为一门专业的评估（Bixler & Bixler，1945，1959）专门研究了在护理实践中使用和扩展"知识体系"的情况。事实上，Bixler 和 Bixler（1945，p.730）将这种知识命名为"护理科学"。

人们对知识体系的兴趣一部分来源于该知识体系给予护理作为一个有抱负职业的可信度。正如 Donaldson 和 Crowley 强调的那样，"除非对这一学科进行界定，否则这个专业可能面临生存的危险"（1978，p.114）。然而，Dickson（1993）后来认为，"遵循男性专业模式"也会对护士产生意想不到的后果。其中包括"在工作场所不愿维护和信任护士的女性价值观和对照护的看法"（p.80）。然而，通过理论发展、研究和反思性实践来发展护理学独特的知识库，是将护理学从附属于医学的职业转变为当今医疗专业合作者的根本。

其次，理论对实践的指导是激发人们研究理论发展的原因。简单地说，理论可以帮助护士成长，并且丰富他们对实践是什么和它可以是什么的理解。理论发展的这种内在价值体现在 Bixler 和 Bixler（1945）提出的专业的第一条标准中：

> 一个专业在其实践中应用了定义明确、组织良好的专业知识体系，这种知识体系存在于高等教育的知识水平上。（p.730）

作为专业知识的整合，理论为实践提供了比单纯的事实性知识更完整的框架。因此，基于扎实可靠的知识的实践是一个专业和实践学科的本质。作为实践的广泛概念框架，理论也可以阐明一个专业的目标及其核心价值。这些框架（有时被称为广域理论）有助于护理成为一个具有自身目标的独立专业，与仅仅是医学专业的附属品区分开来。因此，许多早期的广域理论（见"广域护理理论"一节）都源于尝试阐述护理在完成任务和操作以外还可以是什么的观点。

最后，发展良好的理论不仅组织了现有知识，而且有助于进行新的重要的创新以促进实践发展。例如，Lydia Hall 的理论工作促进了许多与纽约 Loeb 护理中心相关的护理实践创新（Hale & George，1980）。

界定护理知识体系的进展

对护理学理论发展现状的系统综述表明，护理学在理论基础的界定方面取得了实质性进展。例如，Fawcett（1983）列举了护理理论发展成功的 4 个标志："护理的元范式，护理的概念模式，独特的护理理论，以及与其他学科共享的护理理论"（pp.3-4）。在对 1952—1980 年护理研究论文的系统综述中，Brown、Tanner 和 Padrick（1984）注意到学者们"明确主张概念视角"的趋势（pp.28-29）。事实上，他们回顾的一半以上的研究中都有明确的"概念视角"（conceptual perspectives）（p.28）。

与之相似，在 1977—1986 年的护理研究综述中，Moody 等（1988）发现大约一半的文章包含"理论视角"。然而，在这些理论中，非护理理论占主导地位。其他学者也分析了护理理论发展的进展。1988 年，Walker 和 Avant 提出了 4 个护理研究现象的概念热点：①健康行为和健康状况；②压力和应对；③发展的和健康相关的转变；④人与环境的互动。随后，Walker（1992）确定并总结了指导母婴护理的理论方向。之后，Fawcett（1993）分析和评价了涉及问题处理的护理理论，例如审慎的护理过程和人文关怀。Fawcett 的系列文章里总结了与理论相关的护理知识（Fawcett，2005；Fawcett & DeSanto-Madeya，2013）。

尽管上述理论成果对护理作为一个实践学科的发展十分重要，但仍需开展更多新的和持续性的工作。全世界的护士都面临着许多关于护理及其在 21 世纪地位的问题。我们面临的问题包括卫生保健可获得性和资金支持、护士人力资源缺乏、信息学和技术的发展以及不断变化的卫生保健重点。LaCoursiere（2001）的线上社会支持理论和 Covell（2008）的护理智力资本理论是护士对不断变化的卫生保健环境做出回应的一个例子。

护士也要面对日益多样化的护理对象，例如，暴力和恐怖主义的受害者、挣扎着生活在最底层的贫困人口，以及迅速增长的老年人口。他们来自不同的种族背景，使用不同的语言，并有新的和意想不到的卫生保健需求（参见本章后面的"聚焦人群和聚焦领域的理论和模式"部分）。作为人数最多的医务人员，护士有在卫生保健中发挥领导作用的潜力。重要的是，他们也清楚护士对知识发展的贡献。因此，虽然护理理论的发展已经取得了很多成果，但是仍然面临发展相关实用理论以满足 21 世纪护士知识需求的挑战。

在接下来的章节中，我们首先主要追溯美国的护理理论发展过程，了解理论发展的水平，然后是新发展的聚焦人群和聚焦领域的理论和模式。之后，我们从全球（以前称为国际）的视角来考虑护理理论的发展。[对护理知识发展历史感兴趣的读者也可以阅读 Gortner（2000）的文章。]

理论发展的演进：从元理论到实践理论

概述

20 世纪下半叶，发展护理理论基础的愿望推动了 4 个层次的理论发展研究。这些早期的工作大多是在美国开展的。（注：与全球护理理论发展相关的工作将在本章后面讨论。）第一，元理论，关注与护理理论基础发展相关的哲学和方法论问题。第二，广域护理理论，由概念框架组成，这些框架定义了实践的广泛视角和基于这些视角来看待护理现象的方法。第三，一种不太抽象的理论层次——中域理论，填补了广域护理理论与护理实践之间的空白。第四，提倡以实践为导向的理论层次，即实践理论。第四层次的理论描绘了处置方法，或者更宽泛地说，实践模式。接下来我们将分别概述这 4 个层次的进展。我们提出了一个模式来总结护理理论发展层次，该模式描述了理论发展层次之间的相互关系。框 1-1 中总结了一些读者可能无法直观理解的术语。其他的术语则在文中给出解释。

元理论

框 1-1 简明词汇表

注：不同作者对下面定义的术语有不同的理解和解释。因为语言在不断发展，所以很难规定它们的含义。下面提出的定义只应视为一种指导。其他作者可能会提出本质上不同的定义。在本书中，术语通常是根据以往文献进行定义和描述的。

学科（discipline）——"一个明确界定的知识领域，其标志包括掌握该领域专业知识和方法的专家群体，指导学术工作的包含一个或多个范式的知识体系，以及指导在该领域开展学术研究的标准"（Walker，1992，p.5）。

范式（paradigm）——"一组具有相似概念和结构特征的相关理论，这些概念和结构特征来源于一组相对共享的初始理论假说（例如：意识是存在的；人与环境持续相互作用）以及相似的证据标准"（Walker，1992，p.5）。范式的其他含义包括它是研究和科学的一种广泛的哲学方法，如女权主义范式或后现代范式（例如，Weaver & Olson，

2006)，或一个概念模式（例如，Fawcett，1995）。

　　元范式（metaparadigm）——"确定一个学科所感兴趣现象的宏观概念（及其之间的关系）"（Fawcett，1995，p.5）。在护理学中，元范式包括人、健康、环境和护理这些核心概念，以及与该学科相关的其他因素（Fawcett，1996）。元范式通常被视为超范式。

　　理论（theory）——是一组内部一致的关联性陈述，这些陈述对某个现象提出系统化的观点，并有助于对现象的描述、解释、预测和处置或控制。

　　元理论（metatheory）——从字面上讲，它是关于理论的理论；它本身不是理论，而是与护理理论的本质和假说有关的问题。

护理领域中关于理论和科学的早期争论

　　元理论关注与护理理论相关的广泛问题，一般不会产生任何广域、中域或实践理论。在元理论层面上争论的问题包括但不限于：①分析护理领域中所需理论的目的和类型；②提出并评价护理理论发展的来源和方法；③提出最适合护理理论的评价标准。对护理作为"实践学科"的意义的检验贯穿于元理论文献中，也就是说，护理既是一门科学，又是一个专业。表1-1显示元理论在护理中得到了广泛的关注。虽然一些元理论的发展离不开学者们在广域、中域或实践层面上的努力，但它在很大程度上是一个独立于其他理论发展层面的概念。由于元理论代表了关于护理理论的许多观点，但它还没有被统一成一套公认的信念。

　　早期护理元理论争论的主要问题包括适合护理的理论类型、如何发展护理理论，以及护理理论与基础科学理论的关系（例如，Dickoff et al.，1968a，1968b；Wooldridge et al.，1968）。对护理理论发展的许多早期认识来自于其他学科，例如社会学的观点。

表1-1　护理领域中元理论论文选集一览表

元理论论文	来源
关于护理实践理论的发展	Wald 和 Leonard（1964）
护理学术研讨中的理论发展过程：护理学将如何定义研究？	McKay（1965） "护理学将如何定义研究？"（1967）
行为科学、社会实践和护理专业	Wooldridge，Skipper 和 Leonard（1968）
会议：科学和护理的本质	"科学和护理的本质"（1968）
实践学科中的理论	Dickoff、James 和 Wiedenbach（1968a，1968b）
专题研讨会：护理理论发展	"护理理论发展"（1968）
第一届护理理论会议论文集	Norris（1969）
会议：科学和护理的本质	"护理科学的本质"（1969）
第二届护理理论会议论文集	Norris（1970）
第三届护理理论会议论文集	Norris（1971）
护理作为一门学科	Walker（1971b）
三篇系列论文：基于对护理理论概念的更清晰理解	Walker（1971b，1972）；Ellis（1971）；Wooldridge（1971）；Folta（1971）；Dickoff 和 James（1971）

续表

表 1-1 护理领域中元理论论文选集一览表

元理论论文	来源
专题研讨会：护理问题研究方法与护理科学发展	"护理问题研究方法与护理科学发展"（1972）
实践导向理论	"Practice Oriented Theory"（1978）
批判：实践理论	Beckstrand（1978a，1978b）
理论发展：是什么？为什么？怎么做？	美国国家护理联盟（1978）
护理认知的基本模式	Carper（1978）
护理学科	Donaldson 和 Crawley（1978）
护理理论与公认观点的幽灵	Webster、Jacox 和 Baldwin（1981）
护理理论思维的本质	Kim（1983）
一个新的科学观	Tinkle 和 Beaton（1983）
护理理论发展和检验中的科学哲学变化趋势分析	Silva 和 Rothbart（1984）
为实证主义辩解	Norbeck（1987）
声音与范式：护理领域中的批判理论与女权主义理论观点	Campbell 和 Bunting（1991）
护理学科的焦点	Newman、Sime 和 Corcoran-Perry（1991）
关于传统科学的（错误）理解与再理解	Schumacher 和 Gortner（1992）
护理知识与人文科学：本体论与认识论的思考	Mitchell 和 Cody（1992）
护理领域中的后现代主义和知识发展	Watson（1995）
21 世纪护理知识发展论：超越后现代主义	Reed（1995）
以"中间立场"为例：探析护理领域中后现代思想的张力	Stajduhar、Balneaves 和 Thorne（2001）
护理研究和人文科学	Malinski（2002）
方法学三角互证的新基础	Risjord、Dunbar 和 Moloney（2002）
理解用于护理研究的范式	Weaver 和 Olson（2006）
核心学科知识的构成	Thorne（2014）
在十字路口的专业——关于护理学者和领导者培养的对话	Grace、Willis、Roy 和 Jones（2016）

对科学和理论观点的评判和扩展

在早期阶段之后，对科学哲学本身变化的认识影响了护理元理论。在对护理学所信奉的科学哲学的批判性分析中，Webster 等（1981）呼吁"要从护理中驱除公认观点的幽灵"（p.26）。他们认为护士们不加评判地接受了一些在 20 世纪 30 年代关于科学本质的代表性学说。基于逻辑实证主义的假说，这些学说包括"理论不是真就是假""科学与价值无关"和"只有一种科学方法"等观点（pp.29-30）。Jacox 和 Webster（1986）注意到包括历史主义在内的其他科学哲学的出现。他们提出，在护理中纳入哲学观点能够丰富护理理论和研究。

在一个相关评论中，Silva 和 Rothbart（1984）区分了科学哲学的两个主要学派——逻辑实证主义和历史主义。他们认为，这两个学派在几个基本方面存在差异，包括科学的基本概念。他们认为，逻辑实证主义者强调把科学理解为一种结果，而历史主义者从过程的角度来理解科学（pp.3-5）。同样，他们提出，逻辑实证主义者和历史主义者在科学哲学的目标和科学的组成部分方面存在观点分歧。最后，Silva 和 Rothbart 认为逻辑实证主义者通过接受或拒绝理论来评估科学的进步，而历史主义者则强调已解决的科学问题的数量。在发现护士们坚定认同逻辑实证主义的同时，他们承认与历史主义观点一致的概念框架和研究方法也正在出现。

随着护士们重新考虑该学科的元理论假说，他们对护理理论和研究的其他方法产生了兴趣（例如，Chinn，1985；Gorenberg，1983）。研究方法学家们越来越认可两种独立的方法——定量方法（Atwood，1984）和定性方法（Benoliel，1984）。有很多方式可以区分这两种研究方法。较明显的区别之一是定量方法使用统计检验进行推断，而定性方法使用文本分析来描述参与者的体验。另一种方式是分析两种方法的哲学基础，例如实证主义与现象学或其他哲学观点（Monti & Tingen，1999；Weaver & Olson，2006）。一些学者建议在研究中整合这两种方法（Goodwin & Goodwin，1984）。关于科学的本质和方法的哲学思考，不仅是护理元理论的一大焦点，而且扩展了护理研究的方法。

此外，定性研究者对传统科学进行的挑战促进了人们去澄清护理领域中对传统科学的认识。例如，Schumacher 和 Gortner（1992）纠正了护理界对传统科学的常见误解，如对知识观点和规律普遍性的保证。读者如果想了解更多关于科学哲学和护理元理论的内容，可以阅读 Stevenson 和 Woods（1986）、Suppe 和 Jacox（1985）以及 Newman（1992）的经典述评。

在关于护理科学、理论和伦理学的争论中引入的另外两个哲学观点是批判理论和女权主义（例如，Allen，1985；Campbell & Bunting，1991；Holter，1988；Liaschenko，1993）。这两种观点都有一个共同的目标，那就是解决现存社会结构中影响科学行为和目标以及人际沟通的固有权力失衡。

批判理论以 Habermas（1971）等理论家的哲学著作为基础，在护理中得以应用（Allen，1985；Holter，1988）。根据 Campbell 和 Bunting（1991）的观点，"为了保持其马克思主义根源，批判理论认识论从一开始就规定，知识应该用于解放的政治目标"（p.4）。批判理论超越了现有的经验和解释科学。通过分析，批判理论揭示了在现有社会结构和科学方法中固有而未被承认的意识形态立场。例如，从批判理论的角度来看，强调个人意义的定性研究方法存在缺陷。"对于批判理论家来说，个人意义是由社会结构和交流过程塑造的，因此常常是意识形态的、受历史束缚的和扭曲的"（p.5）。

同样，**女权主义**方法旨在重新调整社会和科学结构，使女性从盛行的、根深蒂固的男性结构的统治中解放出来。作为一种哲学方法，女权主义专注于揭露偏向男性群体和限制女性群体的意识形态和社会习俗。Campbell 和 Bunting（1991）认为，女权主义的方法强调"统一性与关联性""情境取向""主观"和"性别与理想主义的中心地位"（pp.6-7）。因此，Allen（1985）指出，我们需要认识到"一个科学的框架不是任意的或不受价值利益支配的"（p.64）。最后，Im 和 Meleis（2001）阐述了性别敏感理论的六个方面，如声音和视角。

事实上，女权主义是更宽泛的**后现代**哲学运动的一部分，它挑战着现代哲学和科学，包括现代护理元理论。后现代主义更多的是通过推翻现代哲学的观点来定义，而不是通过"在实质性学说或哲学问题上达成共识"（Audi，1995）。由于后现代主义削弱了大多数来自传统科学方法的知识，并拒绝"宏观叙事"，因此一些护理学者呼吁在护理中谨慎地应用后现代主义（Reed，1995；Stajduhar et al.，2001）。关于后现代主义及其为教育、实践和研究带来的问题和机会的历史回顾，请参见 Whall 和 Hicks（2002）、Kermode 和 Brown（1996）的文章。

努力找到一条中间道路

尽管如此，一些因素仍在继续推动人们努力寻找新的方法，以消除护理科学和理论整合方法在方法论和哲学方面的障碍：

- 卫生保健日益复杂和不连续
- 关注持续存在的健康不平等
- 重点资助生物行为研究
- 许多健康相关学科对健康研究的投入

这些尝试的例子之一是 Risjord、Dunbar 和 Moloney 提出的"混合"，即"将定性和定量研究整合成一个整体的、动态的护理研究模式"（2002，p.275）。另一个例子是 Johnston（2005）提出的"交流性理解"，即通过定性研究者和定量研究者的交流来提升彼此对不同研究方法的尊重和接受度。其他学者则转向新实用主义或其他哲学方法，以克服来自现有方法论和哲学观点的沟通和知识整合的障碍（Isaacs，Ploeg，& Tompkins，2009；Warms & Schroeder，1999；Weaver & Olson，2006）。这些尝试承认护理理论和研究的多元性本质，但也认为最终目标是为护理照护提供一个整合基础。（关于科学哲学的进一步学习，请参阅本章末尾的"补充阅读"。）框 1-2 是关于护理知识发展的哲学基础的练习。

框 1-2   护理知识发展的哲学基础 / 范式：一个还是多个？

许多学者都在努力解决这个问题。它是护理学科知识发展和理论发展相关的众多问题的核心。为了引导你在这个问题上形成自己的观点，请结合你的实践领域或研究兴趣思考。

反思：*你如何描述它？它跨越了护理的生物学和社会心理学方面吗？社区因素也很重要吗？将病人或护理对象看作这个领域的核心人物吗？阅读下面的一篇或两篇文章来帮助你形成自己的观点。（注意：许多学者用范式这个术语来指代我们所说的哲学基础。）根据你的方法是基于一种还是多种哲学观点 / 范式，思考一下你的实践或研究领域会受到怎样的影响。*

你的观点：*如果你认为你的领域需要一种哲学观点（如实证主义或后实证主义），它是什么？如果你认为你的领域需要多种哲学观点，它们是什么？请写出你的理由。*

推荐阅读

Monti EJ，Tingen MS. Multiple paradigms of nursing science. J Adv Nurs. 1999；21（4）：64-80.Weaver K，Olson JK. Understanding paradigms used for nursing research. J Adv Nurs. 2006；53：459-469.

广域护理理论

广域理论是抽象的，并从更宽泛的视角看待护理实践的目标和结构。并不是所有广域理论都在同一个抽象层次或具有完全相同的范围。但总的来说，它们的目标是阐明一种世界观，这有助于从护理的角度理解关键概念和原则，不过它们还没有被局限到可以归为中域理论。同样地，Fawcett（1989）使用术语"概念模式"来描述"某一学科感兴趣的个体、群体、情境和事件的整体观念"（p.2）。

通过展示与众不同的护理观点，广域理论为在概念上将护理从医学实践中独立出来做出了重要贡献。尽管在构成广域理论的具体组成方面还存在分歧，表 1-2 展示了在 20 世纪护理理论的历史发展中具有代表性的广域理论。其中一些理论也有相关的网站。因为网站可能会发生变化，如果有读者想要找到这些网站学习，只需在互联网浏览器中搜索"护理理论"。

表 1-2　广域护理理论举例

作者	发表时间	出版名称
Peplau	1952	护理的人际间关系
Orlando	1961	动态护患关系
Wiedenbach	1964	临床护理：帮助的艺术
Henderson	1966	护理的本质
Levine	1967	护理的四条守恒原则
Ujhely	1968	护患关系的决定因素
Rogers	1970	护理理论基础导论
King	1971	关于护理理论
Orem	1971	护理：实践的概念
Travelbee	1971	护理的人际间关系
Neuman	1974	贝蒂·纽曼的健康照护系统模式
Roy	1976	护理导论：适应模式
Newman	1979	关于健康理论
Johnson	1980	护理行为系统模式
Parse	1981	人类 - 生存 - 健康
Erickson，Tomlin，and Swain	1983	模型和角色模型
Leininger	1985	跨文化照护的异同性
Watson	1985	护理：人文科学与人文护理
Roper，Logan，and Tierney	1985	护理的元素
Newman	1986	健康是意识扩展
Boykin and Schoenhofer	1993	护理是关爱

大多数广域理论是在 20 世纪 60 年代初到 80 年代发展起来的。Peplau（1952）阐述了护

理及其对病人的教育作用，这是早期广域护理理论的一个例子。20 世纪 60 年代的广域理论，如 Orlando 的**动态护患关系**（1961）和 Wiedenbach 的**临床护理：帮助的艺术**（1964），着重于定义在护患关系中的核心概念。例如，Wiedenbach 强调病人的"帮助需求"与护士定义的病人需求不同。Orlando 区分了审慎的护理行动和机械的护理行动。这两位理论家的工作帮助护士从理论视角来澄清和回应病人的需求和行为。

随后的广域理论从关注护患关系转向了更广泛的概念。例如，Rogers（1970）强调关注人的生命过程的整体视角。一个由 King（1971）开发的多层次系统模式包括感知、人际关系、社会系统和健康等主要概念。Johnson（1980）将护理对象的模式构建为由 7 个子系统组成的一个行为系统。Johnson 的思想进一步反映在 Auger（1976）的行为系统模式中，该模式包括 8 个子系统：从属子系统、依赖子系统、摄取子系统、成就子系统、进取子系统、排泄子系统、性子系统和恢复子系统。尽管护士可能会根据 Johnson 和 Auger 的广域理论来处理医学和生理数据，但处理这些数据的方法显然是一种行为方法。

后来的广域理论试图关注护理的现象学方面。例如，Watson 在她的人性照护理论（1985，p. x）中采用了"现象学 - 存在主义"的视角。其他理论，例如 Leininger（1985）的跨文化护理理论，为护理具有文化多样性的人群奠定了基础。广域理论的发展也扩展到了其他国家，例如英国的 Roper-Logan-Tierney 理论（Roper et al.，1985）。[对护理理论家生平及其护理理论感兴趣的读者，可以阅读 Johnson 和 Webber（2015）以及 Parker 和 Smith（2010）主编的书中关于护理理论和护理理论家的章节。]

虽然广域护理理论为护理实践、教育和研究提供了全面的视角，但它们仍有许多局限性。由于它们的概括性和抽象性，许多广域护理理论无法在它们目前的形式下被检验（参见第十三章中的理论检验）。它们为护理实践或课程设置提供了一般性观点，但根据它们的本质和目的，大多数理论都需要在检验之前进行较多的修订和扩展。在修订和完善广域护理理论时：①需要澄清模糊的术语；②需要足够精确地描述理论中概念之间的相互关系，以便进行预测。一些理论家发表了自己理论的修订版，试图澄清和进一步阐述他们的理论（例如，King，1981；Orem，1995；Roy & Andrews，1991，1999；Roy & Roberts，1981）。

尽管如此，许多广域理论给那些想要检验它们的人带来了棘手的问题。这些问题与广域理论中的另一个问题有关：理论中的术语与其观察指标之间缺乏关联或关联较弱。这就是 Suppe 和 Jacox（1985）批判 Rogers 的广域理论检验问题的原因：这种检验取决于"提供大部分可检验内容的辅助声明"（p.249）。Fawcett 和 Downs（1986）甚至认为，"一个概念模式［和（或）广域理论］不能直接被检验。然而，概念模式的命题是通过派生或与模式相关的理论的实证检验来间接验证的。如果理论检验研究的结果支持理论，那么概念模式很可能是可信的"（p.89）。

由此看来，在广域理论和它们的实证维度之间需要一种层次的理论。这一层次与这里提出的中域理论的思想一致。例如，McQuiston 和 Campbell（1997）解释了一个过程（解构），由此在 Orem（1995）理论中应用一个中间层次的理论来增强其可检验性。对于 Johnson、King、Levine、Neuman、Orem、Rogers、Roy 等广域理论的详细分析和评价（包括理论检验），参见 Fawcett（1989，1995，2005）和 Fawcett 与 DeSanto-Madeya（2013）的文章。波士顿适应研究护理学会（Boston Based Adaptation Research in Nursing Society）对以 Roy 适应模式为指导的研究进行了全面的文献回顾（1999）。Taylor、Geden、Isaramalai 和 Wongvatunyu（2000）与 Biggs（2008）等回顾了基于 Orem 模式的研究。

尽管一些护士将他们的工作集中在检验广域理论的问题上，其他护士已经将他们的注意力转向了广域理论的共性方面（Flaskerud & Halloran，1980）。Fawcett 总结道："对护理理论发展的文献回顾揭示了这一学科的核心概念的共识——人（person）、环境（environment）、健康（health）和护理（nursing）"（1984，p.84）。作为护理学科中最广泛的共识领域，这些概念构成了它的元范式（Fawcett，1989）。与之类似，Meleis（1985）确定了以下"领域概念"（domain concepts）：护理对象（nursing client）、转变（transitions）、相互作用（interaction）、护理程序（nursing process）、环境（environment）、护理疗法（nursing therapeutics）和健康（health）（p.184）。Smith（1981）对 4 个健康模式的分析和 Kleffel（1991）对环境领域的探索为元范式概念提供了更充分的阐述。然而，其他学者，例如 Newman 等（1991）提出了不同的护理核心概念，包括健康（health）和照护（caring）的概念。Reed（2000）批评"照护"一词过于关注护士的实践操作，并提出"化身"（embodiment）作为"理解"病人健康和疾病经历的"核心概念"（p.131）。新修订的护理核心概念建议包括"人性化"（humanization）、"选择"（choice）（Willis，Grace，& Roy，2008）、"相互过程"（mutual process）和"意识"（consciousness）（Newman，Smith，Pharris，& Jones，2008）。

最后，20 世纪后期一系列的变化使得广域理论在某种程度上不再流行。也许是由于理论检验的困难。一些学者指出护理中广域理论的价值在逐渐地，也许是不应该地被贬低（Barnett，2002；DeKeyser & Medoff-Cooper，2001；Silva，1999；Tierney，1998）。另外，与概念框架相关的护理课程认证标准的自由化可能弱化了广域理论在护理教育中的作用。后现代思维在护理某些领域中发展，这使广域理论在护理中的引领地位被轻视。然而，一些护士认为尽管广域理论有局限性，但其仍在护理学科的发展中有价值（Barnett，2002；Reed，1995；Silva，1999），对于护理广域理论在护理学术发展中作用的争论一直存在（Parse，2008）（见框 1-3 对 20 世纪护理理论家轻视的反思）。

框 1-3　对 20 世纪护理理论家的轻视

在几年前的一次会议上，我与一位很有历史地位的护理理论家聊天，她跟我说："护理理论已成为一个令人反感的词。我经常遇到护士对我说：'哦，你就是那个人！'"她还讲述了由于她的理论工作而遭受到的护士的个人语言攻击。

　　反思：为什么会这样？护理理论家的工作在护理教育中的应用是否有问题？护士能够区别质疑观点和质疑观点提出者吗？护理理论家在过去和现在的工作中对护理学科发展的贡献和局限性是什么？

　　阅读和讨论：阅读下面的文章，然后反思上面的场景。

Nelson S，Gordon S. The rhetoric of rupture：Nursing as a practice with a history？ *Nurs Outlook*. 2004：52；255-261.

中域理论

鉴于检验广域理论所固有的困难，学者们提出了一个更可行的理论发展层次（Jacox，1974；See，1981；Liehr & Smith，1999）并在护理中应用：中域理论。这一层次的理论包含的概念数量有限，范围也有限。由于这些特点，中域理论是可检验的，但又足够普遍，从而使其仍然具有科学意义。所以，中域理论不仅具有广域理论的某些概念价值，而且具有指导研究和实践所需的特性。正因如此，中域理论在护理中越来越受关注（Lenz，1998；Peterson & Bredow，2017；Smith & Liehr，2014）。尽管护理科学和研究常借鉴其他学科的中域理论（Fawcett，1999，2006；Lenz，1998），但是以护理学为基础发展的中域理论越来越多。

Mishel（1988）的疾病不确定感理论是护理领域中域理论的一个早期例子，该理论解释了"病人如何认识与疾病相关的刺激，并在这些事件中构建意义"（p.225）。不确定感影响病人的评价、应对和适应。不确定感本身受刺激框架和结构来源的影响。Mishel（1990）提出，在持续不确定感的特定条件下，社会资源等因素有助于人们将不确定感视为一种"自然"情况。在这种观点下，"不稳定和波动是自然的，并增加了一个人的可能性范围"（p.261）。

两个最近发展的中域护理理论是 Covell（2008）的护理智力资本组织模式和 Butterfield、Postma 与 ERRNIE 研究团队（2009）的农村地区转化环境研究（translational environmental research in rural areas，TERRA）框架。在 Covell（2008）的护理智力资本组织模式中，护理人力资本和护理结构资本是两个相互关联的概念，是该理论的核心。护理人力资本被定义为"护士的知识、技能和经验"，而护理结构资本被定义为"将护理知识转换为实践指南中的信息"（Covell，2008，p. 97）。护理人力资本受护理人员配置和领导者对护士发展支持的影响。因此，护理人力资本影响病人结局和组织结局；护理结构资本也与病人结局有关。相比之下，Butterfield 等（2009）的 TERRA 框架重点关注环境健康，而环境健康是基于对环境和社会公正的关注。该框架将减少环境风险的干预措施置于更大范围的环境健康不平等背景中，而环境不平等反过来又受到宏观决定因素的影响。在护理学中发展的其他中域理论举例见表 1-3。[注：有兴趣进一步阅读中域理论的读者可以参考本章最后的"补充阅读"，包括 Peterson 和 Bredow（2017）以及 Smith 和 Liehr（2014）的文章。]

表 1-3　护理中域理论发展举例

理论	来源
健康行为互动模式	Cox（1982）
吸烟复发理论	Wewers 和 Lenz（1987）
疾病不确定感理论	Mishel（1988，1990）
关爱理论	Swanson（1991）
精通理论	Younger（1991）
症状管理模式	加州大学旧金山分校护理学院症状管理教师团队（1994）
文化中介理论	Jezewski（1995）
不愉快症状理论	Lenz、Suppe、Gift、Pugh 和 Milligan（1995）；Lenz、Pugh、Miligan、Gift 和 Suppe（1997）
健康促进模式（修订版）	Pender（1996）
护士移情与病人结局理论	Olson 和 Hanchett（1997）

续表

表 1-3　护理中域理论发展举例

理论	来源
疼痛的时间治疗干预理论	Auvil-Novak（1997）
慢性悲伤理论	Eakes、Burke 和 Hainsworth（1998）
自我调节理论	Johnson（1999）
转变理论	Meleis、Sawyer、Im、Messias 和 Schumacher（2000）
舒适理论	Kolcaba（2001）
糖尿病适应理论	Whittemore 和 Roy（2002）
照顾者压力理论	Tsai（2003）
慢性疼痛适应理论	Dunn（2004）
早产儿健康促进理论	Mefford（2004）
病人代言理论	Bu 和 Jezewski（2007）
护理智力资本理论	Covell（2008）
个人和家庭自我管理理论	Ryan 和 Sawin（2009）
音乐理论及其对体力活动和健康	Murrock 和 Higgins（2009）
农村地区转化环境研究（TERRA）的影响框架	Butterfield 等（2009）
疾病中的精神健康理论	O'Brien（2014）
父母临终决策理论（儿童骨髓移植后）	Rishel（2014）
超越多元主义（非暴力社会变革）	Perry（2015）

　　除了中域理论，两个相关但范围较窄的理论是微观理论（Higgins & Moore，2000）和特定情境理论（Im，2005；Im & Meleis，1999a）。将这些引入护理中有助于在理论上理解临床情境。例如，Davis 和 Simms（1992）提出微观理论适用于静脉注射治疗和注射给药操作。Im 和 Meleis（1999a）阐述了特定情境理论在描述韩国移民女性更年期经历中的应用（Im & Meleis，1999b）。正如这些例子所展示的那样，随着新的健康需求出现和科学技术的进步，以及护士服务群体多样性的增加，中域理论和相关理论的焦点和抽象范围可能会扩大。

实践理论

　　作为一门实践学科，护理元理论的一个分支就是形成一个独特的护理理论类型（Dickoff et al.，1968a；Jacox，1974；Wald & Leonard，1964；Walker，1971a，1971b；Wooldridge et al.，1968）。Wald 和 Leonard（1964）是护理实践理论的早期支持者，这种理论本质上是因果关系的，包括可由护士改变的变量。实践理论的本质包括一个期望的目标和为实现目标而采取的处置行动。Jacox（1974）在提出她的实践理论思想时，提供了以下简明的描述：

　　　　实践理论是说设定这个护理目标（根据病人的状况产生的期望的改变或效果），护士必须采取这些行动来达成目标（产生改变）。例如，一个护理目标可能是防止术后病人出现低钠血症。护理实践理论指出为预防低钠血症必须采取的一系列针对性的措施。(p.10)

Dickoff 等（1968a）提出了"实践导向理论"模式，其中理论化的 4 个阶段为护理实践提供了理论基础。这些阶段包括因素分离、因素关联、情境关联和情境生成或处置性理论。这 4 个阶段大致相当于描述、解释、预测和控制。情境生成或处置性理论由 3 个部分组成：目标内容（期望的情境）、处置和审查单。Dickoff 等（1968a）提供的一个处置的例子是"注册护士，只要病情允许就让病人尽快自己服药"（p.424）。审查单是一个与活动相关的复杂而模糊的组成部分。尽管如此，Dickoff 等（1968a，1968b）的建议并没有为实际构建实践理论提供清晰、具体的流程。

在实践理论、情境生成理论或处置性理论被提出之后，它们并没有立即引发这类理论的实际发展。这些类型的理论发展缓慢的一些原因可能是，早期的阐述使用了非常程序化的例子，因此没有引起什么兴趣。另一个原因可能是，若要为护理实践构建理论，则需要在有效的护理干预措施基础上建立一套完善的护理科学体系。

随后，护理实践知识库确实取得了一些进展。例如，在"护理研究的开展与应用"项目中（Haller，Reynolds，& Horsley，1979），基于研究的知识被转化为"护理实践方案"（p.45）。研究的实践方案包括：①感觉信息：困扰；②静脉置管更换方案；③通过小幅体位变化来预防压力性损伤；④精心护理：疼痛缓解。与之相似的是临床指南陈述，例如成人压力性损伤预测和预防小组（1992）提出的临床指南陈述，它提供了另一个为指导病人护理而制定陈述的例子。此外，一些针对护理干预的书籍扩展了护理实践的基础（Bulechek & McCloskey，1985；McCloskey & Bulechek，2000；Snyder，1992），包括护理干预的分类方法（Iowa intervention project，1992）。这一分类方法还在被持续更新（Bulechek，Butcher，Dochterman，& Wagner，2012）。

尝试将中域理论与处置性理论相融合是备受关注的话题（Good & Moore，1996）。这些尝试将由此发展出来的实践理论转变为简单的实践规范或要求。尽管这些理论的关联性陈述是用预测性和处置性（应该或应当）语言表述的，但它们是最可能用于指导实践的理论。表1-4 展示了护理实践理论的例子。框 1-4 是为读者提供的练习。

表 1-4　护理实践理论举例

理论	来源
镇痛和副作用之间的平衡理论	Good 和 Moore（1996）
平静的生命末期理论	Ruland 和 Moore（1998）
婴幼儿的急性疼痛管理理论	Huth 和 Moore（1998）

框 1-4　中域理论和实践理论

中域理论通常被认为比广域理论更有用，因为它们可以作为发展护理实践理论的基础。实践理论的描述包括以下两个部分：

1. 护理目标
2. 为达到目标而采取的护理行动（Jacox，1974）

　　活动：从表 1-3 中选择与你的实践领域或研究兴趣相关的中域理论。在中域理论中寻找可以指导发展实践理论的概念。这种中域理论是否具有形成实践理论陈述的必要的潜在的护理目标和行动？在制定所需的目标和行动之前，你是否需要先修改中域理论？

　　试着采用以下形式，从中域理论设置一个实践理论的陈述：

　　为了_____[填入一个基于中域理论的护理目标]，应采取以下行动：_____[填入一个或多个基于中域理论的具体护理行动]。

　　反思：实践理论陈述的设置是简单还是困难？你从中域理论中提取的实践理论目标和行动是否具体到可以将其视为实践指导？如果你未能提炼出任何实践理论陈述，你所使用的中域理论有哪些不足？

理论发展层次之间的关联

　　阅读了前面的章节之后，我们应该明白，探讨应该在哪个层次发展护理理论是不合理的，因为每个层次的理论都已经有所发展并且持续完善。一个更应该讨论的问题是，理论发展层次之间的相互关系是什么？在图 1-1 中，我们提出了一个理论发展四个层次之间关联的模型。通过对护理理论问题的分析，元理论阐明了实践学科中理论发展的各层次的方法论和作用。反过来，每个理论层次都为元理论层次的进一步分析和澄清提供了材料。广域护理理论以其广泛的视角为中域理论层次的特别关注现象提供了指导和启发。例如，Roy 适应模式（Roy，1976；Roy & Andrews，1991，1999；Roy & Roberts，1981）这个广域理论，是几个中域理论的基础：糖尿病适应理论（Whittemore & Roy，2002），照顾者压力理论（Tsai，2003），慢性疼痛适应理论（Dunn，2004）。Levine（1967）模式是 Mefford（2004）提出的促进早产儿健康的中域理论的基础。在另一个例子中，O'Brien（2014）将 Travelbee（1971）的理论作为发展疾病中精神健康的中域理论的基础。此外，中域理论在实践中得到检验后，成为进一步完善相关广域护理理论的参考 [见 Gill 和 Atwood（1981）书中关于此种联系的例子]。中域理论也指导着以实现具体目标为目的的实践理论的处置措施。最后，实践理论是由与现实相关的以科学为基础的命题构成的。在护理实践中，实践理论检验了（如果只是间接地）这些命题的实证效度。那些与实践理论最相关的命题可能来自中域理论，因为中域理论的语言更容易与具体情境联系在一起。尽管理论发展的不同层次之间有多种多样的关联，但它们都不能直接代表理论构建的实际方法或策略。

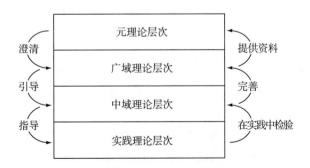

图 1-1　理论发展层次之间的关联

聚焦人群和聚焦领域的理论和模式

概述

上一节从不同的抽象层次来看待理论，但这些理论通常并不局限于特定人群。在护理领域中，人们越来越关注聚焦人群的理论和模式（population-focused theories and models），这些理论和模式通常聚焦于确定的人群特征，例如年龄、种族或性别。由于篇幅有限，我们在这里主要关注与种族有关的聚焦人群的理论和模式。之后，我们将简要介绍新兴的聚焦领域（或特定现象）的理论和模式。相比之下，聚焦领域的理论和模式（domain-focused theories and models）并不强调特定人群，而是强调个人、家庭和社区护理实践中的现象和问题，例如症状管理。

聚焦人群的理论和模式

由于美国文化、种族和民族的多样性，我们主要介绍美国背景下聚焦人群的知识和理论发展，但这些理论可能适用于类似的多样化国家。我们的文献回顾采用了计算机检索和人工检索相结合的方式。计算机检索获得的文献很少，这说明聚焦少数族裔群体的护理理论文献所使用的描述词有限。所以如果我们漏掉了哪篇文献，那只是因为受到检索方法的限制，并不说明此工作不重要。

针对少数族裔群体的文献提示的一个关键问题是，现有护理理论中的观点和价值观与少数族裔群体所持有的观点和价值观之间有可能不一致。Orem（1991）的理论就是分析这种潜在不一致性的广域理论的例子。例如，Roberson 和 Kelley（1996）提出，Orem 的理论反映了西方的价值观，比如自立和自我导向，这些价值观在重视相互依赖及和谐的文化群体中可能是不适合的。他们进一步提出，Orem 理论中的生物医学导向可能与传统的健康实践不一致。在对几项国际研究和美国研究的回顾中，Roberson 和 Kelley 认为，该理论未能充分描述文化如何影响健康，因此限制了"该理论对指导具有文化胜任力的护理的有用性"（p.27）。在基于 Orem（1991）理论的归纳研究中，Villarruel 和 Denyes（1997）报告，自护力量和依赖性照护力量（Orem 理论中的两个术语）在他们对墨西哥裔美国人的研究中很难区分。他们指出，在这个文化群体中，照护他人是非常重要的。

由于担心从主流文化视角中发展的理论不适合少数族裔群体，学者们尝试开发基于特定文化群体的框架、概念和观点。在概念层次，Dancy 等（2001）在两个城市居住项目中探讨了赋能的概念。在回顾了有关赋能的文献后，他们记录了城市居住环境对研究对象的观察、感受和想法的影响。通过内容分析，他们探讨了居住项目环境对他们自身赋能感的负面影响。Im 和 Meleis（1999b）运用特定情境理论的思想调查旅居美国的韩裔移民的更年期问题。他们从这一特定女性群体中得出的研究结果随后被用来修改一个更通用的过渡体验模式。

Loxe 和 Struthers（2001）使用焦点小组资料设计了一个美国原住民文化的护理概念框架。该概念框架中的关键概念举例：护理、传统、尊重和整体论。在相关的工作中，Jensen-Wunder（2002）根据她在 Lakota 社区的体验开发了一个护理实践模式。基于人类适转理论（Parse，1995），Jensen-Wunder 使用源自 Lakota 文化的符号和信仰，开发了"印度健康倡议"模式。为了加深对如何促进美国华裔移民健康的了解，Zeng、Sun、Gray、Li 和 Liu（2014）基于文献合成方法为这一人群开发了一个概念模式。

批判性学术和认知方式也被用于阐明文化群体和文化性别群体研究的框架和方法。例如，Turton（1997）为 Ojibwe 社区的健康促进人种学研究制定了以健康世界观为导向的框架。Boutain（1999）提出将批判社会理论和非裔美国人研究方法相结合，作为护士研究非裔美国人健康和社会背景的更有效方式。另外两名护士在关注非裔美国妇女所处情境和健康的护理学知识时，将女性主义（Taylor，1998）和女性主义认知方式（Banks-Wallace，2000）描述为以性别为中心的价值思想形式。

尽管用种族和民族定义了许多聚焦人群的理论和模式，但这些理论和模式的范围包括各种各样的人群，可以从种族、民族、社会经济地位、性别、残疾、移民情况和性少数群体的角度来观察。Flaskerud 和 Winslow（1998）使用"弱势群体"一词提出了一个健康研究模式，其中，**相对风险**、**资源可用性和健康状况**是相互影响的关键概念，并反过来受到研究、实践、伦理和政策分析的影响。Rew、Hoke、Horner 和 Walker（2009）提出了一个相关的关注健康不平等研究的模式。在这第二个模式中，**合作研究会影响健康不平等社区、社区干预措施和健康不平等结局**。在这个模式中，健康不平等社区是指资产、风险因素和医疗服务障碍有差异的社区。

总之，美国在发展聚焦人群的理论和模式方面做出了重要的初始贡献。不过，更值得注意的是，Kikuchi（2005）警告了建立在道德相对主义基础上的特定文化理论，例如当这些理论与人权问题（例如在对待妇女和儿童方面）不一致时。

聚焦领域的理论和模式

聚焦领域的理论和模式通过强调个人、家庭和社区护理中遇到的现象和问题，为实践做出了独特的贡献。聚焦领域的理论或模式很可能停留在中域层次。但是，它们的聚焦内容是值得关注的，因为这些内容涉及实践的核心问题。如果聚焦领域的理论和模式表述清晰，有研究结果（定性、定量或两者都有）支持，并能够转化到实践情境，就很有可能促进临床实践。虽然在表 1-3 中列举了一些，但我们重点介绍一个聚焦领域的理论，即由加州大学旧金山分校护理学院症状管理教师团队发展的症状管理模式（symptom management model，SMM）（1994；Dodd et al.，2001；Humphreys et al.，2014）。Dodd 等（2001）在多个症状相关的实践问题中应用该理论，表明该理论与实践情境密切相关。

根据 SMM 的定义，症状是"反映个体生物 - 心理 - 社会功能、感觉或认知变化的主观体验"（Dodd et al.，2001，p. 669）。尽管模式中包含许多术语，但其主要内容是 3 个核心且相互关联的概念：症状体验、症状管理策略和症状结局。这些都受到源于人、环境、健康和疾病的各种因素的影响。值得关注的是，SMM 的发展本身就反映了它在许多临床问题中的应用，例如非裔美国艾滋病病人疲乏的护理（Voss，Dodd，Portillo，& Holzemer，2006）和糖尿病病人的症状管理（Skelly，Leeman，Carlson，Soward，& Burns，2008）。

在介绍聚焦领域的理论时，我们并没有引入一个新的理论层次或一种新的理论类型。相反，我们用这个术语来指代在处理以人为中心的护理实践问题方面极具潜力的理论和模式。进一步发展聚焦领域的理论和模式为护理评估、护理干预和改善护理结局提供了基础。在这个过程中，聚焦领域的理论可能会产生 20 世纪 60 年代所设想的难以获得的实践理论。

全球护理理论发展的问题和付出的努力

概述

全球护理知识发展正在呈指数级增长。除了大量美国本土的期刊，McConnell 在 2000 年进行的一项调查还发现了 82 本来自 13 个其他国家的英文护理期刊。此外，美国几本领先的护理杂志《护理科学季刊》（*Nursing Science Quarterly*）和《护理学术杂志》（*Journal of Nursing Scholarship*）均设有专门介绍全球护理学科知识的板块。这些都是全球努力推动护理作为一门学术学科的科学和理论发展的明显标志。

然而，由于理论思维往往是在人际互动中发展起来的，而这些互动并不能完全反映在已发表的文献中，所以要回顾全球有关护理理论的文献是很困难的。检索文献数据库时可能会发现我们感兴趣的非英文文章，但过高的翻译成本可能会阻碍我们获取这些资源。考虑到这些问题，我们仅关注了关于全球理论发展和理论思考的已发表的英文文章。因此，我们的综述只考虑了全球在护理理论发展方面的部分努力。此外，由于全球理论发展文献的广泛性，我们的综述必然有一定的选择性和代表性。

问题和全球贡献

随着对护理理论发展的兴趣在全球范围内展开，护理界面临着许多问题和担忧：理论的价值和贡献（Allison，McLaughlin，& Walker，1991；Biley & Biley，2001；Draper，1990；Poggenpoel，1996；Searle，1988）；对不加批判地采用源自美国的护理理论、价值观和知识模式的担忧（Draper，1990；Ketefian & Redman，1997；Lawler，1991；Salas，2005）；对独特护理知识需求的质疑（Nolan，Lundh，& Tishelman，1998）；对广域理论的贬低或质疑（Daly & Jackson，1999；Nolan et al.，1998）；提倡情境或局限范围的理论（Daly & Jackson，1999；Draper，1990；Nolan et al.，1998）；以及质疑使用自上而下策略推行理论的有效性（Kenney，1993）。例如，Nolan 等（1998）认为广域护理理论无法满足实践的需要，因为它们离现实太远，对实践者来说没有价值（框 1-5 为读者提供了一个关于是否可以构建国际化护理理论的练习）。

框 1-5   为何不能构建一个国际化护理理论？

上一节提到的一篇文章里，Mandelbaum（1991）挑战了护理理论可以在全球范围内应用的观点。她的理由之一是，"每个地区都必须用最容易理解和适用于当地人民需求的方式定义（人，环境，健康和护理）的概念"（p.53）。

阅读下面一篇或两篇评论护理理论的文章。

Salas AS. Toward a north-south dialogue：Revisiting nursing theory（from the south）. *Adv Nurs Sci*. 2005；28（1）：17-24.

Gustafson DL. Transcultural nursing theory from a critical cultural perspective. *Adv Nurs Sci*. 2005；28（1）：2-16.

反思：根据你的阅读和经验，随着贸易、旅行和电子通信（例如互联网）全球化程度的提高，今天 Mandelbaum 的观点是否仍然适用？例如，在护理、健康和疾病方面是否存在超越特定群体文化信仰的共性？还是相反，在理解健康和疾病的方式上的文化差异使得与护理有关的理论不可能在全球范围内适用？

上述作者对这些问题的阐述表明，基于美国经验的理论可能需要修改才能在其他国家应用，或者可能与某些国家 / 地区的文化和其他因素不符合（Salas，2005）。尽管如此，其他国家已经意识到，通过某些跨国和全球知识建设的努力，有可能获得更广泛的益处和更大的进展。能够跨越国界的知识可以避免重复工作这个古老问题。护理诊断和相关术语是国际合作的领域之一（Casey，2002；Ehnfors，2002；Goosen，2002；Ketefian & Redman，1997）。然而，在护理诊断和相关分类系统的扩展方面并不是没有批评的声音（Lawler，1991；Nolan et al.，1998）。

已经有一些国家的护士撰写了与发展和应用护理理论有关的概念、元理论、历史或教育问题以及成就的文章，这些国家的例子包括：瑞典（Lutzen & da Silva，1995；Willman & Stoltz，2002）、英国（Smith，1987）、加拿大（Major，Pepin，& Légault，2001；Rodgers，2000）、澳大利亚（Daly & Jackson，1999）、芬兰（Leino-Kilpi & Suominen，1998）、日本（Hisama，2001）、冰岛（Jonsdottir，2001）、印度（Sirra，1986）、南非（Searle，1988）、斯洛文尼亚（Starc，2009）、土耳其（Ustun & Gigliotti，2009）和伊朗（Hoseini，Alhani，Khosro-Panah，& Behjatpour，2013）。

表 1-5 列举了一些全球文献中与护理理论和知识发展相关的元理论和哲学主题的例子。Emden 和 Young（1987）报告了一项护理专家对理论发展相关问题看法的德尔菲研究，该研究在澳大利亚护理文献中有独特的早期贡献。研究者就 7 个问题征求专家意见，例如护理理论的发展是否"对专业护理的发展至关重要"和"护理应发展自己独特的研究传统"（p.27）。这是这类研究中为数不多的详细介绍专家意见的研究之一，澳大利亚以外的一些国家的读者可能会感兴趣。近年来，学者们在与护理理论发展相关的哲学问题上做出了重要的贡献。例如，Falk-Rafael（2005）和 Kirkham 与 Browne（2006）关于护理话语中社会公正的文章，以及对护理中新实用主义的思考（Isaacs et al.，2009）。框 1-6 为感兴趣的读者提供了与社会公正和护理理论相关的反思性练习。

表 1-5 与护理理论和知识发展有关的基础性全球话语举例

作者所属国家	主题或焦点
澳大利亚	批判性地审视后现代主义及其在推进护理方面的潜在弱点
英国	护理理论与实践的关系
加拿大	文化相对主义的批判性分析，包括其在护理理论中的应用
英国和瑞典	批判广域护理理论，批判独特护理知识，倡导中域理论
韩国	道家、佛家、儒家与韩国护理理论的关系
英国	波普尔护理科学哲学的再思考
智利和加拿大	在南美洲背景下应用美国护理理论的批判性综述

续表

表 1-5　与护理理论和知识发展有关的基础性全球话语举例

作者所属国家	主题或焦点
加拿大	护理研究范式
加拿大	护理话语中的社会公正
加拿大	哲学探究与其他护理方法论的关系
新西兰和冰岛	参与式范式被认为是护理作为一门实践学科的基础
挪威和瑞典	黑格尔辩证法在护理中的应用

框 1-6　社会公正是发展护理理论时应考虑的因素吗？

社会公正是一个正日益受到全球护士关注的伦理概念（例如，Kirkham & Browne，2006）。什么是社会公正？它与护理理论发展和护理实践是什么关系？如果你想先了解更多关于社会公正的含义，可以在互联网浏览器中检索"社会公正定义健康"（social justice definition health）或"社会公正定义护理"（social justice definition nursing），查看相关资料。

阅读以下一篇或多篇关于社会公正的文章，并思考这一概念与护理理论发展的相关性。

Clingerman E, Fowles E. Foundations for social justice-based actions in maternal/infant nursing. *J Obstet Gynecol Neonatal Nurs*. 2010；39：320-327.

Kirkham SR, Browne AJ. Toward a critical theoretical interpretation of social justice discourses in nursing. *Adv Nurs Sci*. 2006；29：324-339.

Schim SM, Benkert R, Bell SE, Walker DS, Danford CA. Social justice：Added metaparadigm concept for urban health nursing. *Public Health Nurs*. 2007；24：73-80.

反思：阅读之后，你如何看待社会公正对护理理论发展的影响？你如何看待基于社会公正的理论对护理实践的影响？这种影响是否因你在考虑本国护理还是全球护理而有所不同？

理论发展

护理理论发展的全球文献的另一个分支关注的是护理和护理照护的理论化，其开创性工作基础是 Florence Nightingale 在 1859 年出版的《护理札记》一书。最近全球护理概念性或理论性著作举例见表 1-6。相关工作集中在评判和应用护理理论上。例如，Tierney（1998）考察和评判了 Roper-Logan-Tierney（1985）护理模式的贡献。Whall、Shin 和 Colling（1999）检验了将 Nightingale 思想派生到韩国认知障碍老年人护理的适用性，Clift 和 Barrett（1998）在 3 个德语国家检验了一个动力框架，而 da Nobrega 和 Coler（1994）在巴西尝试使用护理理论作为护理诊断的基础。其他全球理论工作关注特定的病人群体，包括皮肤病病人的护理实践模式（Kirkevold，1993）、成人和老年护理机构中的决策（Lauri et al.，2001）、儿科护理模式的分析（Lee，1998）以及精神病病人照护理论的开发或应用（Mavundla，Poggenpoel，& Gmeiner，2001；Poggenpoel，1996）。

表 1-6　护理和护理照护相关的全球理论举例	
作者	**著作**
Roper 等（1985）	Roper-Logan-Tierney 护理模式
Minshull、Ross 和 Turner（1986）	人性化需求护理模式
Sarvimaki（1988）	护理照护理论
Andersen（1991）	护理行动模式
Chao（1992）	关爱的概念
Eriksson（2002）	关爱科学展示
Wong、Pang、Wang 和 Zhang（2003）	中国对护理的定义
Yoshioka-Maeda 等（2006）	日本目标导向的公共卫生护理模式
Scheel、Pedersen 和 Rosenkrands（2008）	互动护理理论
Halldorsdottir（2008）	护患关系理论
Starc（2009）	人力资本转换模型
Boggatz 和 Dassen（2011）	老年人寻求护理照护模式
Hoseini、Alhani、Khosro-Panah 和 Behjatpour（2013）	来自伊斯兰教的护理概念
Forsberg、Lennering、Fridh、Karlsson 和 Nilsson（2015）	感知的移植物排斥风险威胁
Zandi、Vanaki、Shiva、Mohammadi 和 Bagheri-Lankarani（2016）	女性代孕母亲的关爱模式

　　源于美国的理论也一直是全球应用借鉴的对象，同时也受到了批判。下面是一些例子：de Villiers 和 van der Wal（1995）将 Leininger（1991）的模式应用于南非的课程设置，而 Bruni（1988）则批评了该理论的早期内容。与之类似，Morales-Mann 和 Jiang（1993）根据与中国文化的契合性对 Orem（1991）的理论进行了批判性研究，而 Lauder（2001）则批判了自我忽视相关的理论。与此相关的是，Baker（1997）在护理理论和实践中批判性地研究了文化相对主义的问题。在全球范围内使用的其他源自美国的护理理论包括在瑞士应用的 Parse 的理论（1999）（Maillard-Struby，2009）和一项多国研究（Baumann，2002）；在 3 个国家应用和检验了 King 的理论（1981）（Frey，Rooke，Sieloff，Messmer，& Kameoka，1995）；在南美洲和亚洲国家传播的 Roy 模式（Roy，Whetsell，& Frederickson，2009）。

　　总之，尽管局限于英文文献，但我们回顾的与护理理论相关的全球文献丰富多样。理论相关文献的范围包括元理论和批判性研究，并涵盖各种需求和情境。我们回顾的文献表明尚没有一种主导理论。事实上，人们对于在本国应用其他国家的理论持怀疑态度（Salas，2005）。（请参考本章最后与全球护理理论发展相关的补充阅读。）

小结

　　在这一章中，我们首先对护理理论发展的历史背景进行了总结。其次，我们简要介绍了在发展护理实践和研究的理论基础方面所取得的许多成就。在此过程中，我们试图捕捉护理理论发展的广泛性质，包括：

- 从元理论到实践理论
- 聚焦人群和聚焦领域的理论
- 护理理论发展的全球贡献

然而，正如这一章所指出的，护理实践和研究中的关注点和现象仍在增长和变化。在下一章中，我们将更详细地探讨护理理论和知识发展在护理实践中的作用。在之后的章节中，我们介绍了有助于护理理论进一步发展的策略。在最后一章中，我们转向概念、陈述和理论的检验，并以护理知识的范围和核心关注点为重点进行总结。

参考文献

Allen DG. Nursing research and social control. *Image*. 1985;17:58–64.

Allison SE, McLaughlin K, Walker D. Nursing theory: A tool to put nursing back into nursing administration. *Nurs Adm Q*. 1991;15(3):72–78.

Allmark P. Popper and nursing theory. *Nurs Philos*. 2003;4:4–16.

Andersen BM. Mapping the terrain of the discipline. In: Gray G, Pratt R, eds. *Towards a Discipline of Nursing*. Melbourne, Australia: Churchill Livingstone; 1991.

Approaches to the study of nursing questions and the development of nursing science. Symposium. *Nurs Res*. 1972;21:484–517.

Atwood JR. Advancing nursing science: Quantitative approaches. *West J Nurs Res*. 1984;6(3):9–15.

Audi R. *The Cambridge Dictionary of Philosophy*. Cambridge, England: Cambridge University Press; 1995.

Auger JR. *Behavioral Systems and Nursing*. Englewood Cliffs, NJ: Prentice Hall; 1976.

Auvil-Novak SE. A middle-range theory of chronotherapeutic intervention for postsurgical pain. *Nurs Res*. 1997;46:66–71.

Baker C. Cultural relativism and cultural diversity: Implications for nursing practice. *Adv Nurs Sci*. 1997;20(1):3–11.

Banks-Wallace J. Womanist ways of knowing: Theoretical considerations for research with African American women. *Adv Nurs Sci*. 2000;22(3):33–45.

Barnett EAM. What is nursing science? *Nurs Sci Q*. 2002;15:51–60.

Baumann SL. Toward a global perspective of the human sciences. *Nurs Sci Q*. 2002;15:81–84.

Beckstrand J. The need for a practice theory as indicated by the knowledge used in the conduct of practice. *Res Nurs Health*. 1978a;1:175–179.

Beckstrand J. The notion of a practice theory and the relationship of scientific and ethical knowledge to practice. *Res Nurs Health*. 1978b;1:131–136.

Benoliel JQ. Advancing nursing science: Qualitative approaches. *West J Nurs Res*. 1984;6(3):1–8.

Biggs A. Orem's self-care deficit nursing theory: Update on the state of the art and science. *Nurs Sci Q*. 2008;21:200–206.

Biley A, Biley FC. Nursing models and theories: More than just passing fads. *Theoria J Nurs Theory*. 2001;10(2):5–10.

Bixler G, Bixler RW. The professional status of nursing. *Am J Nurs*. 1945;45:730–735.

Bixler G, Bixler RW. The professional status of nursing. *Am J Nurs*. 1959;59:1142–1147.

Boggatz T, Dassen T. Why older persons seek nursing care: Towards a conceptual model. *Nurs*

Inq. 2011;18(3):216–225.

Boston Based Adaptation Research in Nursing Society. *Roy Adaptation Model-Based Research: 25 Years of Contributions to Nursing Science.* Indianapolis, IN: Center Nursing Press; 1999.

Boutain DM. Critical nursing scholarship: Exploring critical social theory with African American studies. *Adv Nurs Sci.* 1999;21(4):37–47.

Boykin A, Schoenhofer S. *Nursing as Caring: A Model for Transforming Practice.* New York, NY: National League for Nursing Press; 1993.

Brown JS, Tanner CA, Padrick KP. Nursing's search for scientific knowledge. *Nurs Res.* 1984;33:26–32.

Bruni N. A critical analysis of transcultural theory. *Aust J Adv Nurs.* 1988;5(3):26–32.

Bruni N. Nursing knowledge: Processes of production. In: Gray G, Pratt R, eds. *Towards a Discipline of Nursing.* Melbourne, Australia: Churchill Livingstone; 1991.

Bu X, Jezewski MA. Developing a mid-range theory of patient advocacy through concept analysis. *J Adv Nurs.* 2007;57:101–110.

Bulechek GM, Butcher HK, Dochterman JM, Wagner C. *Nursing Interventions Classification (NIC).* 6th ed. St. Louis, MO: Mosby Elsevier, 2012.

Bulechek GM, McCloskey JC, eds. *Nursing Interventions: Treatments for Nursing Diagnoses.* Philadelphia, PA: Saunders; 1985.

Butterfield P, Postma J, ERRNIE research team. The TERRA framework: Conceptualizing rural environmental health inequities through an environmental justice lens. *Adv Nurs Sci.* 2009;32(2):107–117.

Campbell JC, Bunting S. Voices and paradigms: Perspectives on critical and feminist theory in nursing. *Adv Nurs Sci.* 1991;13(3):1–15.

Carper BA. Fundamental patterns of knowing in nursing. *Adv Nurs Sci.* 1978;1(1):13–23.

Casey A. Standardization and nursing terminology. In: Oud N, ed. *ACENDIO 2002: Proceedings of the Special Conference of the Association of Common European Nursing Diagnoses, Interventions and Outcomes in Vienna.* Bern, Switzerland: Verlag Hans Huber; 2002.

Chao Y. A unique concept of nursing care. *Int Nurs Rev.* 1992;39(6):181–184.

Chinn PL. Debunking myths in nursing theory and research. *Image.* 1985;17:45–49.

Clift J, Barrett E. Testing nursing theory cross-culturally. *Int Nurs Rev.* 1998;45(4):123–126, 128.

Covell CL. The middle-range theory of nursing intellectual capital. *J Adv Nurs.* 2008;63:94–103.

Cox CL. An interaction model of client health behavior: Theoretical prescription for nursing. *Adv Nurs Sci.* 1982;5:41–56.

Dahlberg K. The collision between caring theory and caring practice as a collision between feminine and masculine cognitive style. *J Holist Nurs.* 1994;12:391–401.

Daly J, Jackson D. On the use of nursing theory in nurse education, nursing practice, and nursing research in Australia. *Nurs Sci Q.* 1999;12:342–345.

Dancy BL, McCreary L, Daye M, Wright J, Simpson S, Williams C. Empowerment: A view of two low-income African-American communities. *J Natl Black Nurses Assoc.* 2001;12:49–52.

da Nobrega MML, Coler MS. The utilization of Horta's Basic Human Needs Theory in the identification and classification of nursing diagnoses in Brazil. In: Carroll-Johnson RM, Paquette M, eds. *Classification of Nursing Diagnoses: Proceedings of the Tenth Conference.* Philadelphia, PA: Lippincott; 1994.

Davis B, Simms CL. Are we providing safe care? *Can Nurse.* 1992;88(1):45–47.

DeKeyser FG, Medoff-Cooper B. A non-theorist perspective on nursing theory: Issues of the

1990s. *Sch Inq Nurs Pract.* 2001;15:329–341.

de Villiers L, van der Wal D. Putting Leininger's nursing theory "culture care diversity and universality" into operation in the curriculum—Part 1. *Curationis.* 1995;18(4):56–60.

Dickoff J, James P. Commentary on Walker's "Toward a clearer understanding of the concept of nursing theory": Clarity to what end? *Nurs Res.* 1971;20:499–502.

Dickoff J, James P, Wiedenbach E. Theory in a practice discipline, part I. *Nurs Res.* 1968a;17:415–435.

Dickoff J, James P, Wiedenbach E. Theory in a practice discipline, part II. *Nurs Res.* 1968b;17:545–554.

Dickson GL. The unintended consequences of a male professional ideology for the development of nursing education. *Adv Nurs Sci.* 1993;15(3):67–83.

Dodd M, Janson S, Facione N, Faucett J, Froelicher ES, Humphreys J, et al. Advancing the science of symptom management. *J Adv Nurs.* 2001;33:668–676.

Donaldson SK, Crowley DM. The discipline of nursing. *Nurs Outlook.* 1978;26:113–120.

Draper P. The development of theory in British nursing: Current position and future prospects. *J Adv Nurs.* 1990;15(1):12–15.

Dunn KS. Toward a middle-range theory of adaptation to chronic pain. *Nurs Sci Q.* 2004;17:78–84.

Eakes G, Burke ML, Hainsworth MA. Middle-range theory of chronic sorrow. *Image.* 1998; 30:179–184.

Ehnfors M. The development of the VIPS-model in Nordic countries. In: Oud N, ed. *ACENDIO 2002: Proceedings of the Special Conference of the Association of Common European Nursing Diagnoses, Interventions and Outcomes in Vienna.* Bern, Switzerland: Verlag Hans Huber; 2002.

Ellis R. Commentary on Walker's "Toward a clearer understanding of the concept of nursing theory": Reaction to Walker's article. *Nurs Res.* 1971;20:493–494.

Emden C, Young W. Theory development in nursing: Australian nurses advance global debate. *Aust J Adv Nurs.* 1987;4(3):22–40.

Erickson HC, Tomlin EM, Swain MAP. *Modeling and Role Modeling: A Theory and Paradigm of Nursing.* Englewood Cliffs, NJ: Prentice Hall; 1983.

Eriksson K. Caring science in a new key. *Nurs Sci Q.* 2002;15:61–65.

Fagerstrom L. Bergbom I. The use of Hegelian dialectics in nursing science. *Nurs Sci Q.* 2010;23:79–84.

Falk-Rafael A. Speaking truth to power: Nursing's legacy and moral imperative. *Adv Nurs Sci.* 2005;28:212–223.

Fawcett J. Hallmarks of success in nursing theory development. In: Chinn PL, ed. *Advances in Nursing Theory Development.* Rockville, MD: Aspen; 1983.

Fawcett J. The metaparadigm of nursing: Present status and future refinements. *Image.* 1984;16:84–87.

Fawcett J. *Analysis and Evaluation of Conceptual Models of Nursing.* 2nd ed. Philadelphia, PA: Davis; 1989.

Fawcett J. *Analysis and Evaluation of Nursing Theories.* Philadelphia, PA: Davis; 1993.

Fawcett J. *Analysis and Evaluation of Conceptual Models of Nursing.* 3rd ed. Philadelphia, PA: Davis; 1995.

Fawcett J. On the requirements for a metaparadigm: An invitation to dialogue. *Nurs Sci Q.* 1996;9:94–97.

Fawcett J. The state of nursing science: Hallmarks of the 20th and 21st centuries. *Nurs Sci Q.* 1999;12:311–318.

Fawcett J. *Contemporary Nursing Knowledge: Analysis and Evaluation of Nursing Models and Theories*. 2nd ed. Philadelphia, PA: Davis; 2005.

Fawcett J. Commentary: Finding patterns of knowing in the work of Florence Nightingale. *Nurs Outlook*. 2006;54:275–277.

Fawcett J, DeSanto-Madeya S. *Contemporary Nursing Knowledge: Analysis and Evaluation of Nursing Models and Theories*. 3rd ed. Philadelphia, PA: Davis; 2013.

Fawcett J, Downs F. *The Relationship of Theory and Research*. Norwalk, CT: Appleton-Century-Crofts; 1986.

Flaskerud JH, Halloran EJ. Areas of agreement in nursing theory development. *Adv Nurs Sci*. 1980;3(1):1–7.

Flaskerud JH, Winslow BJ. Conceptualizing vulnerable populations health-related research. *Nurs Res*. 1998;47:69–78.

Folta JR. Commentary on Walker's "Toward a clearer understanding of the concept of nursing theory": Obfuscation or clarification: A reaction to Walker's concept of nursing theory. *Nurs Res*. 1971;20:496–499.

Forsberg A, Lennerling A, Fridh I, Karlsson V, Nilsson M. Understanding the perceived threat of the risk of graft rejections: A middle-range theory. *Glob Qual Nurs Res*. 2015:1–9.

Frey MA, Rooke L, Sieloff C, Messmer PR, Kameoka T. King's framework and theory in Japan, Sweden, and in the United States. *Image*. 1995;27:127–130.

Gill BP, Atwood JR. Reciprocy and helicy used to relate mEGF and wound healing. *Nurs Res*. 1981;30:68–72.

Good M, Moore SM. Clinical practice guidelines as a new source of middle-range theory: Focus on acute pain. *Nurs Outlook*. 1996;44:74–79.

Goodwin LD, Goodwin WL. Qualitative vs. quantitative research or qualitative and quantitative research? *Nurs Res*. 1984;33:378–380.

Goosen W. The international nursing minimum data set (J-NMDS): Why do we need it? In: Oud N, ed. *ACENDIO 2002: Proceedings of the Special Conference of the Association of Common European Nursing Diagnoses, Interventions and Outcomes in Vienna*. Bern, Switzerland: Verlag Hans Huber; 2002.

Gorenberg B. The research tradition of nursing: An emerging issue. *Nurs Res*. 1983;32:347–349.

Gortner SR. Knowledge development in nursing: Our historical roots and future opportunities. *Nurs Outlook*. 2000;48:60–67.

Grace PJ, Willis DG, Roy C, Jones DA. Profession at the crossroads: A dialog concerning the preparation of nursing scholars and leaders. *Nurs Outlook*. 2016;64:61–70.

Habermas J. *Knowledge and Human Interests*. Shapiro J, trans. Boston, MA: Beacon Press; 1971.

Hale K, George JB, Lydia Hall. In: George JB, ed. *Nursing Theories: The Base for Professional Nursing Practice*. Englewood Cliffs, NJ: Prentice Hall; 1980.

Halldorsdottir S. The dynamics of the nurse–patient relationship: Introduction of a synthesized theory from the patient's perspective. *Scand J Caring Sci*. 2008;22:643–652.

Haller KB, Reynolds MA, Horsley JA. Developing research-based innovation protocols: Process, criteria, and issues. *Res Nurs Health*. 1979;2:45–51.

Henderson V. *The Nature of Nursing*. New York, NY: Macmillan; 1966.

Henly SJ, McCarthy DO, Wyman JF, Heitkemper MM, Redeker NS, Titler MG, et al. Emerging areas of science: Recommendations for nursing science education from the Council for the Advancement of Nursing Science idea festival. *Nurs Outlook*. 2015;63(4):398–407.

Higgins PA, Moore SM. Levels of theoretical thinking in nursing. *Nurs Outlook*. 2000;48:179–183.

Hisama KK. The acceptance of nursing theory in Japan: A cultural perspective. *Nurs Sci Q*. 2001;14:255–259.

Holden RJ. In defence of Cartesian dualism and the hermeneutic horizon. *J Adv Nurs*. 1991;16:1375–1381.

Holmes CA. Resistance to positivist science in nursing: An assessment of the Australian literature. *Int J Nurs Pract*. 1996;2(4):172–181.

Holter IM. Critical theory. *Sch Inq Nurs Pract*. 1988;2:223–232.

Hoseini ASS, Alhani F, Khosro-Panah A-H, Behjatpour A-K. A concept analysis of nursing based on Islamic sources: Seeking remedy. *Int J Nurs Knowl*. 2013;24(3):142–149.

Humphreys J, Janson S, Donesky D, Dracup K, Lee KA, Puntillo K, et al. Theory of symptom management. In: Smith MJ, Liehr PR, eds. *Middle Range Theory for Nursing*. New York, NY: Springer; 2014.

Huth MM, Moore SM. Prescriptive theory of acute pain management in infants and children. *J Soc Pediatr Nurses*. 1998;3:23–32.

Im E. Development of situation-specific theories: An integrative approach. *Adv Nurs Sci*. 2005;28(2):137–151.

Im E, Meleis AI. Situation-specific theories: Philosophical roots, properties, and approach. *Adv Nurs Sci*. 1999a;22(2):11–24.

Im E, Meleis AI. A situation-specific theory of Korean immigrant women's menopausal transition. *Image*. 1999b;31:333–338.

Im E, Meleis AI. An international imperative for gender-sensitive theories in women's health. *J Nurs Scholarsh*. 2001;33:309–314.

Iowa Intervention Project, McCloskey JC, Bulechek GM, eds. *Nursing Interventions Classification (NIC)*. St. Louis, MO: Mosby; 1992.

Isaacs S, Ploeg J, Tompkins C. How can Rorty help nursing science in the development of a philosophic 'foundation'? *Nurs Philos*. 2009;10:81–90.

Jacox A. Theory construction in nursing: An overview. *Nurs Res*. 1974;23:4–13.

Jacox AK, Webster G. Competing theories of science. In: Nicoll LH, ed. *Perspectives on Nursing Theory*. Boston, MA: Little, Brown; 1986.

Jensen-Wunder L. Indian health initiatives: A nursing practice model. *Nurs Sci Q*. 2002;15:32–35.

Jezewski MA. Evolution of a grounded theory: Conflict resolution through culture brokering. *Adv Nurs Sci*. 1995;17(3):14–30.

Johnson BM, Webber PB. *An Introduction to Theory and Reasoning in Nursing*. 4th ed. Philadelphia, PA: Lippincott Williams Wilkins; 2015.

Johnson DE. The behavioral system model for nursing. In: Riehl JP, Roy C, eds. *Conceptual Models for Nursing Practice*. 2nd ed. New York, NY: Appleton-Century-Crofts; 1980.

Johnson JE. Self-regulation theory and coping with physical illness. *Res Nurs Health*. 1999;22:435–448.

Johnston N. Beyond the methods debate: Toward embodied ways of knowing. In: Ironside PM, ed. *Beyond Method: Philosophical Conversations in Health Care Research and Scholarship*. Madison, WI: The University of Wisconsin Press; 2005, pp. 259–296.

Jonsdottir H. Nursing theories and their relation to knowledge development in Iceland. *Nurs Sci Q*. 2001;14:165–168.

Kenney T. Nursing models fail in practice. *Br J Nurs*. 1993;2(2):133–136.

Kermode S, Brown C. The postmodernist hoax and effects on nursing. *Int J Nurs Stud*.

1996;33:375–384.

Ketefian S, Redman RW. Nursing science in the global community. *Image*. 1997;29:11–15.

Kikuchi JF. Cultural theories of nursing responsive to human needs and values. *J Nurs Scholarsh*. 2005;37:302–307.

Kim HS. *The Nature of Theoretical Thinking in Nursing*. Norwalk, CT: Appleton-Century-Crofts; 1983.

King I. *Toward a Theory of Nursing*. New York, NY: Wiley; 1971.

King I. *A Theory for Nursing: Systems, Concepts, Process*. New York, NY: Wiley; 1981.

Kirkevold M. Toward a practice theory of caring for patients with chronic skin disease. *Sch Inq Nurs Pract*. 1993;7:37–57.

Kirkham SR, Browne AJ. Toward a critical theoretical interpretation of social justice discourses in nursing. *Adv Nurs Sci*. 2006;29:324–339.

Kleffel D. Rethinking the environment as a domain of nursing knowledge. *Adv Nurs Sci*. 1991;14(1):40–51.

Kolcaba K. Evolution of the mid range theory of comfort for outcomes research. *Nurs Outlook*. 2001;49:86–92.

LaCoursiere SP. A theory of online social support. *Adv Nurs Sci*. 2001;24(1):60–77.

Lauder W. The utility of self-care theory as a theoretical basis for self-neglect. *J Adv Nurs*. 2001;34:545–551.

Lauri S, Salanterä S, Chalmers C, Ekman S, Kim HS, Käppeli S, et al. An exploratory study of clinical decision-making in five countries. *J Nurs Scholarsh*. 2001;33:83–90.

Lawler J. In search of an Australian identity. In: Gray G, Pratt R, eds. *Towards a Discipline of Nursing*. Melbourne, Australia: Churchill Livingstone; 1991.

Lee P. An analysis and evaluation of Casey's conceptual framework. *Int J Nurs Stud*. 1998;35(4):204–209.

Leininger MM. Transcultural care diversity and universality. *Nurs Health Care*. 1985;6:209–212.

Leininger MM. *Culture Care Diversity and Universality: A Theory of Nursing*. New York; NY: National League for Nursing; 1991.

Leino-Kilpi H, Suominen T. Nursing research in Finland from 1958 to 1995. *Image*. 1998;30:363–367.

Lenz ER. Role of middle range theory for nursing research and practice. Part I. Nursing research. *Nurs Leadersh Forum*. 1998;3(1):24–33.

Lenz ER, Pugh LC, Milligan RA, Gift A, Suppe F. The middle-range theory of unpleasant symptoms: An update. *Adv Nurs Sci*. 1997;19(3):14–27.

Lenz ER, Suppe F, Gift AG, Pugh LC, Milligan RA. Collaborative development of middle-range nursing theories: Toward a theory of unpleasant symptoms. *Adv Nurs Sci*. 1995;17(3):1–13.

Levine M. The four conservation principles of nursing. *Nurs Forum*. 1967;6(1):45–59.

Liaschenko J. Feminist ethics and cultural ethos. *Adv Nurs Sci*. 1993;15(4):71–81.

Liehr P, Smith MJ. Middle range theory: Spinning research and practice to create knowledge for the new millennium. *Adv Nurs Sci*. 1999;21(4):81–91.

Litchfield MC, Jonsdottir H. A practice discipline that's here and now. *Adv Nurs Sci*. 2008;31(1):79–91.

Loxe J, Struthers R. A conceptual framework of nursing in Native American culture. *J Nurs Scholarsh*. 2001;33:279–283.

Lundh U, Söder M, Waerness K. Nursing theories: A critical view. *Image*. 1988;20:36–40.

Lutzen K, da Silva AB. Delineating the domain of nursing science in Sweden—Some relevant issues. *Värd i Norden.* 1995;15(1):4–7.

Maillard-Struby FV. Transforming while affirming those we serve: Parse's theory in Switzerland. *Nurs Sci Q.* 2009;22:212–213.

Major FA, Pepin JI, Légault AJ. Nursing knowledge in a mostly French-speaking Canadian province: From past to present. *Nurs Sci Q.* 2001;14:355–359.

Malinski VM. Nursing research and the human sciences. *Nurs Sci Q.* 2002;15:14–20.

Mandelbaum J. Why there cannot be an international theory of nursing. *Int Nurs Rev.* 1991;38:53–55, 48.

Mavundla TR, Poggenpoel M, Gmeiner A. A model of facilitative communication for the support of general hospital nurses nursing mentally ill people: Part I: Background, problem statement and research methodology. *Curationis.* 2001;24(1):7–14.

McCloskey JC, Bulechek GM. *Nursing Intervention Classification (NIC).* 3rd ed. St. Louis, MO: Mosby; 2000.

McKay RP. *The Process of Theory Development in Nursing.* Dissertation. New York, NY: Columbia University; 1965.

McQuiston CM, Campbell JC. Theoretical substruction: A guide for theory testing research. *Nurs Sci Q.* 1997;10:117–123.

Mefford LC. A theory of health promotion for preterm infants based on Levine's conservation model of nursing. *Nurs Sci Q.* 2004;17:260–266.

Meleis AI. *Theoretical Nursing.* Philadelphia, PA: Lippincott; 1985.

Meleis AI, Sawyer LM, Im E, Messias DKH, Schumacher K. Experiencing transitions: An emerging middle-range theory. *Adv Nurs Sci.* 2000;23(1):12–28.

Minshull J, Ross K, Turner J. The Human Needs Model of nursing. *J Adv Nurs.* 1986;11:643–649.

Mishel MH. Uncertainty in illness. *Image.* 1988;20:225–231.

Mishel MH. Reconceptualization of the uncertainty in illness theory. *Image.* 1990;22:256–261.

Mitchell GJ, Cody WK. Nursing knowledge and human science: Ontological and epistemological considerations. *Nurs Sci Q.* 1992;5:54–61.

Monti EJ, Tingen MS. Multiple paradigms of nursing science. *J Adv Nurs.* 1999;21(4):64–80

Moody LE, Wilson ME, Smyth K, Schwartz R, Tittle M, Van Cott ML. Analysis of a decade of nursing practice research: 1977–1986. *Nurs Res.* 1988;37:374–379.

Morales-Mann ET, Jiang SL. Applicability of Orem's conceptual framework: A cross-cultur point of view. *J Adv Nurs.* 1993;18:737–741.

Murrock CJ, Higgins PA. The theory of music, mood, and movement to improve health ou comes. *J Adv Nurs.* 2009;65:2249–2257.

National League for Nursing. *Theory Development: What, Why, How?* New York, NY: Nation League for Nursing; 1978.

The nature of science and nursing. *Nurs Res.* 1968;17:484–512.

The nature of science in nursing. *Nurs Res.* 1969;18:388–411.

Neuman B. The Betty Neuman health-care systems model: A total person approach to patie problems. In: Riehl JP, Roy C, eds. *Conceptual Models for Nursing Practice.* New Yor NY: Appleton-Century-Crofts; 1974.

Newman MA. Toward a theory of health. In: *Theory Development in Nursing.* Philadelphi PA: Davis; 1979.

Newman MA. *Health as Expanding Consciousness.* St. Louis, MO: Mosby; 1986.

Newman MA. Prevailing paradigms in nursing. *Nurs Outlook.* 1992;40:10–13, 32.

Newman MA, Sime AM, Corcoran-Perry SA. The focus of the discipline of nursing. *Adv Nu.*

Sci. 1991;14(1):1–6.

Newman MA, Smith MC, Pharris MD, Jones D. The focus of the discipline revisited. *Adv Nu. Sci.* 2008;31(1):E16–E27.

Nightingale F. *Notes on Nursing: What It Is and What It Is Not.* London: Harrison; 185' Reprinted 1946. Philadelphia, PA: Lippincott.

Nolan M, Lundh U, Tishelman C. Nursing's knowledge base: Does it have to be unique *Br J Nurs.* 1998;7(5):270, 272–276.

Norbeck JS. In defense of empiricism. *Image.* 1987;19:28–30.

Norris CM, ed. *Proceedings of the First Nursing Theory Conference.* Kansas City, M(University of Kansas Medical Center, Department of Nursing; 1969.

Norris CM, ed. *Proceedings of the Second Nursing Theory Conference.* Kansas City, M(University of Kansas Medical Center, Department of Nursing; 1970.

Norris CM, ed. *Proceedings of the Third Nursing Theory Conference.* Kansas City, M(University of Kansas Medical Center, Department of Nursing; 1971.

O'Brien ME. *Spirituality in Nursing: Standing on Holy Ground.* 5th ed. Burlington, MA: Jon(& Bartlett; 2014.

Olson J, Hanchett E. Nurse-expressed empathy, patient outcomes, and development of a middl(range theory. *Image.* 1997;29:71–76.

Orem D. *Nursing: Concepts of Practice.* New York, NY: McGraw-Hill; 1971.

Orem D. *Nursing: Concepts of Practice.* 4th ed. St. Louis, MO: Mosby; 1991.

Orem D. *Nursing: Concepts of Practice.* 5th ed. St. Louis, MO: Mosby; 1995.

Orlando IJ. *The Dynamic Nurse–Patient Relationship.* New York, NY: Putnam; 1961.

Parse RR. Nursing knowledge development: Who's to say how? (Editorial). *Nurs Sci Q.* 2008;21:101.

Pender NJ. *Health Promotion in Nursing Practice.* 3rd ed. Stamford, CT: Appleton & Lange; 1996.

Peplau HE. *Interpersonal Relations in Nursing.* New York, NY: Putnam; 1952.

Perry DJ. Transcendent pluralism: A middle-range theory of nonviolent social transformation through human and ecological dignity. *Adv Nurs Sci.* 2015;38(4):317–329.

Pesut B, Johnson J. Reinstating the 'queen': Understanding philosophical inquiry in nursing. *J Adv Nurs.* 2008;61:115–121.

Peterson SJ, Bredow TS. *Middle Range Theories: Application to Nursing Research.* 4th ed. Philadelphia, PA: Wolters Kluwer; 2017.

Poggenpoel M. Psychiatric nursing research based on nursing for the whole person theory. *Curationis.* 1996;19(3):60–62.

Practice oriented theory, part I. *Adv Nurs Sci.* 1978;1(1):1–95.

Reed J, Robbins I. Models of nursing: Their relevance to the care of elderly people. *J Adv Nurs.* 1991;16:1350–1357.

Reed PG. A treatise on nursing knowledge development for the 21st century: Beyond postmod-ernism. *Adv Nurs Sci.* 1995;17(3):70–84.

Reed PG. Nursing reformation: Historical reflections and philosophic foundations. *Nurs Sci Q.* 2000;13:129–133.

Research—How will nursing define it? *Nurs Res.* 1967;16:108–129.

Rew L, Hoke MM, Horner SD, Walker L. Development of a dynamic model to guide health disparities research. *Nurs Outlook.* 2009;57:132–142.

Rishel CJ. An emerging theory on parental end-of-life decision making as a stepping stone to new research. *Appl Nurs Res.* 2014;27:261–264.

Risjord MW, Dunbar SB, Moloney MR. A new foundation for methodological triangulation. *J Nurs Scholarsh.* 2002;34:269–275.

Roberson MR, Kelley JH. Using Orem's theory in transcultural settings: A critique. *Nurs Forum.* 1996;31(3):22–28.

Roberts MA. *American Nursing: History and Interpretation.* New York, NY: Macmillan; 1961:101.

Rodgers SJ. The role of nursing theory in standards of practice: A Canadian perspective. *Nurs Sci Q.* 2000;13:260–262.

Rogers ME. *An Introduction to the Theoretical Basis of Nursing.* Philadelphia, PA: Davis; 1970.

Roper N, Logan WW, Tierney AJ. *The Elements of Nursing.* 2nd ed. Edinburgh, Scotland: Churchill Livingstone; 1985.

Roy C. *Introduction to Nursing: An Adaptation Model.* Englewood Cliffs, NJ: Prentice Hall; 1976.

Roy C, Andrews HA. *The Roy Adaptation Model: The Definitive Statement.* Norwalk, CT: Appleton & Lange; 1991.

Roy C, Andrews HA. *The Roy Adaptation Model.* 2nd ed. Norwalk, CT: Appleton & Lange; 1999.

Roy C, Roberts SL. *Theory Construction in Nursing: An Adaptation Model.* Englewood Cliffs, NJ: Prentice Hall; 1981.

Roy C, Whetsell MV, Frederickson K. The Roy adaptation model and research: Global perspective. *Nurs Sci Q.* 2009;22:209–211.

Ruland CM, Moore SM. Theory construction based on standards of care: A proposed theory of the peaceful end of life. *Nurs Outlook.* 1998;46:169–175.

Ryan P, Sawin KJ. The individual and family self-management theory: Background and perspectives on context, process, and outcomes. *Nurs Outlook.* 2009;57:217–225.

Salas AS. Toward a north–south dialogue: Revisiting nursing theory (from the south). *Adv Nurs Sci.* 2005;28(1):17–24.

Sarvimäki A. Nursing care as a moral, practical, communicative and creative activity. *J Adv Nurs.* 1988;13:462–467.

Scheel ME, Pedersen BD, Rosenkrands V. Interactional nursing—A practice-theory in the dynamic field between the natural, human and social sciences. *Scand J Caring Sci.* 2008;22:629–636.

Schumacher KL, Gortner SR. (Mis)conceptions and reconceptions about traditional science. *Adv Nurs Sci.* 1992;14(4):1–11.

Searle C. Nursing theories: What is our commitment? *Nurs RSA Verpleging.* 1988;3(2):15–17, 19, 21.

See EM. Theories of middling-range generality in the development of nursing theory. Paper presented at the meeting of the Nursing Theory Think Tank, Denver, 1981.

Shin KR. Developing perspectives on Korean nursing theory: The influences of Taoism. *Nurs Sci Q.* 2001;14:346–353.

Silva MC. The state of nursing science: Reconceptualizing for the 21st century. *Nurs Sci Q.* 1999;12:221–226.

Silva MC, Rothbart D. An analysis of changing trends in philosophies of science in nursing theory development and testing. *Adv Nurs Sci.* 1984;6(2):1–13.

Sirra E. An approach to systematic nursing. *Nurs J India.* 1986;77(1):3–5, 28.

Skelly AH, Leeman J, Carlson J, Soward ACM, Burns D. Conceptual model of symptom-focused care for African Americans. *J Nurs Scholarsh.* 2008;40:261–267.

Smith JA. The idea of health: A philosophic inquiry. *Adv Nurs Sci.* 1981;3(3):43–50.

Smith L. Application of nursing models to a curriculum: Some considerations. *Nurse Educ Today.* 1987;7(3):109–115.

Smith MJ, Liehr PR, eds. *Middle Range Theory for Nursing.* 3rd ed. New York: Springer; 2014.

Snyder M. *Independent Nursing Interventions.* 2nd ed. New York, NY: Delmar; 1992.

Stajduhar KI, Balneaves L, Thorne SE. A case for the "middle ground": Exploring the tensions of postmodern thought in nursing. *Nurs Philos.* 2001;2:72–82.

Starc A. Nursing professionalism in Slovenia: Knowledge, power, and ethics. *Nurs Sci Q.* 2009;22:371–374.

Stevenson JS, Woods NF. Nursing science and contemporary science: Emerging paradigms. In: Sorensen GE, ed. *Setting the Agenda for the Year 2000.* Kansas City, MO: American Academy of Nursing; 1986.

Suppe F, Jacox AK. Philosophy of science and the development of nursing theory. In: Werley HH, Fitzpatrick JJ, eds. *Annual Review of Nursing Research.* 1985;3:241–267.

Swanson KM. Empirical development of a middle range theory of caring. *Nurs Res.* 1991;40:161–166.

Taylor JY. Womanism: A methodologic framework for African American women. *Adv Nurs Sci.* 1998;21(1):53–64.

Taylor SG, Geden E, Isaramalai S, Wongvatunyu S. Orem's self-care deficit nursing theory: Its philosophic foundation and the state of the science. *Nurs Sci Q.* 2000;13:104–110.

Theory development in nursing. *Nurs Res.* 1968;17:196–227.

Thorne S. (2014). What constitutes core disciplinary knowledge? *Nurs Inq.* 2014;21(1):1–2.

Tierney AJ. Nursing models: Extant or extinct? *J Adv Nurs.* 1998;28:377–385.

Timpson J. Nursing theory: Everything the artist spits is art? *J Adv Nurs.* 1996;23:1030–1036.

Tinkle MB, Beaton JL. Toward a new view of science. *Adv Nurs Sci.* 1983;5(3):27–36.

Travelbee J. *Interpersonal Aspects of Nursing.* Philadelphia, PA: Davis; 1971.

Tsai P. A middle-range theory of caregiver stress. *Nurs Sci Q.* 2003;16:137–145.

Turton CLR. Ways of knowing about health: An Aboriginal perspective. *Adv Nurs Sci.* 1997;19(3):28–36.

Ujhely G. *Determinants of the Nurse–Patient Relationship.* New York, NY: Springer; 1968.

Villarruel AM, Fairman JA. The Council for the Advancement of Nursing Science, Idea Festival Advisory Committee: Good ideas that need to go further. *Nurs Outlook.* 2015;63(4):436–438.

Voss JG, Dodd M, Portillo C, Holzemer W. Theories of fatigue: Application to HIV/AIDS. *J Assoc Nurses AIDS Care.* 2006;17:37–50.

Wald FS, Leonard RC. Towards development of nursing practice theory. *Nurs Res.* 1964;13:309–313.

Walker LO. *Nursing as a Discipline.* Dissertation. Bloomington, IN: Indiana University; 1971a.

Walker LO. Toward a clearer understanding of the concept of nursing theory. *Nurs Res.* 1971b;20:428–435.

Walker LO. Rejoinder to commentary: Toward a clearer understanding of the concept of nursing theory. *Nurs Res.* 1972;21:59–62.

Walker LO. *Parent–Infant Nursing Science: Paradigms, Phenomena, Methods.* Philadelphia, PA: Davis; 1992.

Walker LO, Avant KC. *Strategies for Theory Construction in Nursing.* 2nd ed. Norwalk, CT: Appleton & Lange, 1988.

Warms CA, Schroeder CA. Bridging the gulf between science and action: The "new fuzzies" of neopragmatism. *Adv Nurs Sci.* 1999;22(2):1–10.

Watson J. *Nursing: Human Science and Human Care.* Norwalk, CT: Appleton-Century-Crofts; 1985.

Watson J. Postmodernism and knowledge development in nursing. *Nurs Sci Q.* 1995;8:60–64.

Weaver K, Olson JK. Understanding paradigms used for nursing research. *J Adv Nurs.* 2006;53:459–469.

Webster G, Jacox A, Baldwin B. Nursing theory and the ghost of the received view. In: McCloskey JC, Grace HK, eds. *Current Issues in Nursing.* Boston, MA: Blackwell; 1981.

Wewers ME, Lenz E. Relapse among ex-smokers: An example of theory derivation. *Adv Nurs Sci.* 1987;9(2):44–53.

Whall AL, Hicks FD. The unrecognized paradigm shift in nursing: Implications, problems, and opportunities. *Nurs Outlook.* 2002;50:72–76.

Whall AL, Shin YH, Colling KB. A Nightingale-based model of dementia care and its relevance for Korean nursing. *Nurs Sci Q.* 1999;12:319–323.

Whittemore R, Roy C. Adapting to diabetes mellitus: A theory synthesis. *Nurs Sci Q.* 2002;15:311–317.

Wiedenbach E. *Clinical Nursing: A Helping Art.* New York, NY: Springer; 1964.

Willis DG, Grace PJ, Roy C. A central unifying focus for the discipline: Facilitating humanization, meaning, choice, quality of life, and healing in living and dying. *Adv Nurs Sci.* 2008;31(1):E28–E40.

Willman A, Stoltz P. Yes, no, or perhaps: Reflections on Swedish human science nursing research development. *Nurs Sci Q.* 2002;15:66–70.

Wong TK, Pang SM, Wang CS, Zhang CJ. A Chinese definition of nursing. *Nurs Inq.* 2003;10;79–80.

Wooldridge PJ. Commentary on Walker's "Toward a clearer understanding of the concept of nursing theory": Meta-theories of nursing: A commentary on Walker's article. *Nurs Res.* 1971;20:494–495.

Wooldridge P, Skipper JK, Leonard RC. *Behavioral Science, Social Practice, and the Nursing Profession.* Cleveland, OH: Case Western Reserve; 1968.

Wyman JF, Henly SJ. PhD programs in nursing in the United States: Visibility of American Association of Colleges of Nursing core curriculum elements and emerging areas of science. *Nurs Outlook.* 2015;63(4):390–397.

Yoshioka-Maeda K, Taguchi A, Murashima S, Asahara K, Anzai Y, Arimoto A, et al. Function and practice of public health nursing in Japan: A trial to develop the Japanese purpose-focused public health nursing model. *J Nurs Manag.* 2006;14:483–489.

Younger JB. A theory of mastery. *Adv Nurs Sci.* 1991;14(1):76–89.

Zandi M, Vanaki Z, Shiva M, Mohammadi E, Bagheri-Lankarani N. Security giving in surrogacy motherhood process as a caring model for commissioning mothers: A theory synthesis. *Jpn J Nurs Sci.* 2016;13(3):331–344.

Zeng B, Sun W, Gray RA, Li C, Liu T. Towards a conceptual model of diabetes self-management among Chinese immigrants in the United States. *Int J Environ Res Public Health.* 2014;11(7):6727–6742.

补充阅读

如果想额外阅读哲学、科学哲学和护理科学哲学相关文献，可以查找以下资源：许多都是读者们感兴趣的经典著作。入门级读物用星号（*）表示。

Aronson JL. *A Realist Philosophy of Science*. London, England: Macmillan; 1984.

Cole S. *Making Science: Between Nature and Society*. Cambridge, MA: Harvard University; 1992.

Curd M, Cover JA, eds. *Philosophy of Science: The Central Issues*. New York, NY: W.W. Norton; 1998.

Dahnke MD, Dreher HM, eds. *Philosophy of Science for Nursing Practice: Concepts and Applications*. 2nd ed. New York, NY: Springer; 2016.

Feyerabend P. *Against Method: Outline of an Anarchistic Theory of Knowledge*. London, England: Verso; 1975.

Fiske DW, Shweder RA, eds. *Metatheory in Social Science*. Chicago, IL: University of Chicago Press; 1986.

Giere RN. *Explaining Science: A Cognitive Approach*. Chicago, IL: University of Chicago Press; 1988.

Glymour C. *Theory and Evidence*. Princeton, NJ: Princeton University Press; 1980.

Godfrey-Smith P. *Theory and Reality: An Introduction to the Philosophy of Science*. Chicago, IL: University of Chicago Press; 2003.

Harre R. *Varieties of Realism: A Rationale for the Natural Sciences*. New York, NY: Basil Blackwell; 1986.

*Klee R. *Introduction to the Philosophy of Science: Cutting Nature at Its Seams*. Oxford, England: Oxford University Press; 1997.

Klemke ED, Hollinger R, Rudge DW, Kline AD, eds. *Introductory Readings in the Philosophy of Science*. 3rd ed. Amherst, NY: Prometheus Books; 1998.

Kuhn TS. *The Structure of Scientific Revolutions*. 2nd ed. Chicago, IL: University of Chicago Press; 1970.

Lakatos I, Musgrave A, eds. *Criticism and the Growth of Knowledge*. London, England: Cambridge University Press; 1970.

Laudan L. *Progress and Its Problems: Toward a Theory of Scientific Growth*. Berkeley, CA: University of California Press; 1977.

*Okasha S. *Philosophy of Science: A Very Short Introduction*. Oxford, England: Oxford University Press; 2002.

*Omery A, Kasper CE, Page GG, eds. *In Search of Nursing Science*. Thousand Oaks, CA: Sage; 1995.

*Phillips DC. *Philosophy, Science, and Social Inquiry*. New York, NY: Pergamon; 1987.

Phillips DC. *The Social Scientist's Bestiary: A Guide to Fabled Threats to, and Defenses of, Naturalistic Social Science*. New York, NY: Pergamon; 1992.

Popper KR. *Conjectures and Refutations: The Growth of Scientific Knowledge*. New York, NY: Harper & Row; 1965.

Psillos S. *Scientific Realism: How Science Tracks Truth*. London, England: Routledge; 1999.

Risjord M. *Nursing Knowledge: Science, Practice, and Philosophy*. Oxford, UK: Wiley-Blackwell; 2010.

*Rodgers BL. *Developing Nursing Knowledge: Philosophical Traditions and Influences*. Philadelphia, PA: Lippincott Williams & Wilkins; 2005.

*Suppe F. Response to "positivism and qualitative nursing research." *Sch Inq Nurs Pract.* 2001;15:389–397.

Weimer WW. *Notes on the Methodology of Scientific Research.* Hillsdale, NJ: Erlbaum; 1979.

如果想额外阅读中域理论相关文献，读者们可能会对下面的书籍感兴趣。

Peterson SJ, Bredow TS. *Middle Range Theories: Application to Nursing Research.* 4th ed. Philadelphia, PA: Wolters Kluwer; 2017.

Smith MJ, Liehr PR, eds. *Middle Range Theory for Nursing.* 3rd ed. New York, NY: Springer; 2014.

如果想额外阅读全球护理理论发展相关文献，读者们可能会对下面的资源感兴趣。

Adams T. The idea of revolution in the development of nursing theory. *J Adv Nurs.* 1991;16:1487–1491.

Bailey J. Reflective practice: Implementing theory. *Nurs Stand.* 1995;9(46):29–31.

Barker PJ, Reynolds W, Stevenson C. The human science basis of psychiatric nursing: Theory and practice. *J Adv Nurs.* 1997;25:660–667.

Bostrom I, Hall-Lord M, Larsson G, Wilde B. Nursing theory based changes of work organisation in an ICU: Effects on quality of care. *Intensive Crit Care Nurs.* 1992;8(1):10–16.

Brieskorn-Zinke M. The relevance of health sciences for nursing [in German]. *Pflege.* 1998;11(3):129–134.

Castledine G. Where are the British models? Nursing models. *Nurs Times.* 1985;81(43):22.

Chalmers KI. Giving and receiving: An empirically derived theory on health visiting practice. *J Adv Nurs.* 1992;17:1317–1325.

Cook SH. Mind the theory/practice gap in nursing. *J Adv Nurs.* 1991;16:1462–1469.

Eldh A. Monograph review: Critical appraisal: Nursing theories in practice, education and research. *Theoria J Nurs Theory.* 2001;10(3):17–19.

Emden C. Nursing knowledge: An intriguing journey. *Aust J Adv Nurs.* 1987–1988;5(2):33–45.

Evans AM. Philosophy of nursing: Future directions. *Aust N Z J Ment Health Nurs.* 1995;4(1):14–21.

Gray G, Pratt R. *Towards a Discipline of Nursing.* Melbourne, Australia: Churchill Livingstone; 1991.

Gray G, Pratt R. *Scholarship in the Discipline of Nursing.* Melbourne, Australia: Churchill Livingstone; 1995.

Hauge S. From focusing on illness to focusing on health in nursing [in Norwegian]. *Värd i Norden.* 1997;17(1):18–24.

Hopkins S, McSherry R. Debate: Is there a great divide between nursing theory and practice? *Nurs Times.* 2000;96(17):16.

Kyriacos U, van der Walt A. Attitudes of diploma-prepared and graduate registered nurses towards nursing models: A comparative study. *Curationis.* 1996;19(3):2–6.

Laschinger HK, Duff V. Attitudes of practicing nurses towards theory-based nursing practice. *Can J Nurs Adm.* 1991;4(1):6–10.

Mattice M. Parse's theory of nursing in practice: A manager's perspective. *Can J Nurs Adm.* 1991;4(1):11–13.

Mulholland J. Assimilating sociology: Critical reflections on the "sociology in nursing" debate. *J Adv Nurs.* 1997;25:844–852.

Muller E, Reipschlager C. The drawing up of a classification system for nursing science for the

University Library in Bremen—A contribution to the development of nursing as a science [in German]. *Pflege.* 1997;10(5):292–298.

Norberg A, Wickstrom E. The perception of Swedish nurses and nurse teachers of the integration of theory with nursing practice. An explorative qualitative study. *Nurse Educ Today.* 1990;10(1):38–43.

Quiquero A, Knights D, Meo CO. Theory as a guide to practice: Staff nurses choose Parse's theory. *Can J Nurs Adm.* 1991;4(1):14–16.

Scott H. More clinical skills but not at the expense of theory. *Br J Nurs.* 1999;8:910.

Smith JP. *Models, Theories, and Concepts.* London, England: Blackwell Scientific; 1994.

Smith M, Cusack L. The Ottawa Charter—From nursing theory to practice: Insights from the area of alcohol and other drugs. *Int J Nurs Pract.* 2000;6(4):168–173.

Tornstam L. Caring for the elderly: Introducing the theory of gerotranscendence as a supplementary frame of reference for caring for the elderly. *Scand J Caring Sci.* 1996;10(3):144–150.

Wang Y, Li X. Cross-cultural nursing theory and Chinese nursing today [in Chinese]. *Chin Nurs Res.* 2000;14(6):231–232.

第二章

运用知识发展和理论来指导实践

在开始阅读本章之前，你需要思考的问题：

▶ 你是否对理论与实践的关系感到困惑？

▶ 你是否想过知识是如何在科学和实践学科中发展起来的？

▶ 你是否想过护理知识发展、循证实践和信息学是如何关联的？它们是相互兼容的还是相互矛盾的？

引言：如果你对以上任何一个问题的回答是肯定的，那么在你继续使用这本书的其余部分之前，应该先读这一章。如果不能很好地把握知识、理论、研究和实践之间的关系，你可能会在理解后面章节所提出的策略时遇到困难。

我们经常会遇到这样的问题："为什么我们需要理论？理论与实践无关。"我们的回答通常以与互补领域，比如生理学（例如 Starling 定律）或药理学（例如基于化学理论的药物相互作用）相关的其他问题开始。然后，我们指出护士每天都在使用这些理论，而且它们肯定与实践相关。这使我们可以提出，我们同样需要护理理论来描述和解释我们的想法，并预测护理结局。在一个对病人护理质量和安全需求日益关注的时代，护士需要能够证明其护理的有效性和效率。理论以及开发和检验这些理论的研究有助于这项工作。本章将探讨理论、研究和实践之间的相互作用，以及它们如何一起形成一个矩阵来改善病人护理工作。

引言

科学的目的是发展知识。这种知识常常被总结或合成为理论。理论指导研究和实践。在护理实践中理论可以用来描述现象、解释事物如何运作、预测结果，或规定干预或治疗措施（An, Hayman, Panniers, & Carty, 2007）。举个例子，有一种理论可以描述前因如何与后果关联，例如前因是标识不良（A），后果是用药错误（C）。或者有一种理论可以预测一种干预比另一种干预更有效或更具成本效益。在图 2-1 中，我们展示了如何将理论作为护理实践的框架，我们称之为**现象理论**。现象理论的起源可以来自一种或多种类型的护理学科知识，包括源于实践的文献合成。在这个简化的理论示意图中，前提条件导致中介事件，进而影响良好或不良的护理结局。此外，护士可以使用概念（A、B 和 C）及其关联（连接概念的箭头）来推断在现象发展早期、中期或后期各个时间点的评估和干预措施。图 2-1 很像一张路线图，帮助你找到方向，实现目标。当常规方法仅部分有效或常规实践遇到挑战时，现

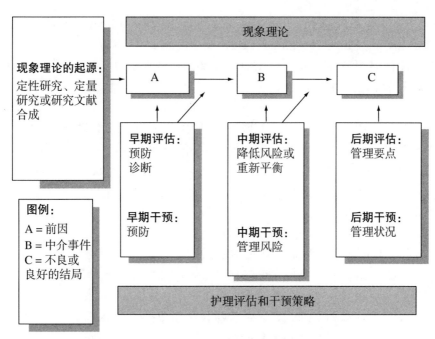

图 2-1　作为护理评估和干预框架的简单理论示意图

象理论尤其有用。

尽管理论有助于指导我们的实践，但常常没有理论可以适用于我们所处的情况。这部分是因为护理学仍是一门年轻的学科。然而不管怎样，缺乏必要的理论并不能成为我们不去发展理论构建知识的借口（Clark，2000）。因此，在本章中，我们不仅考虑理论，而且考虑更广阔的与护理实践相关的知识发展背景。

护士是知识工作者，从现代护理开始就如此。他们系统地使用护理和其他学科的知识来指导他们的护理。但是护士不只是使用信息，他们也产生信息，而且每天都有。无论是记录病人病历、撰写临床指南，还是发表研究成果，护士都需要提供其实践的证据。他们产生的信息质量以及这些信息的存储和维护方式也会显著影响使用它们的方式。如果没有足够的信息和证据产生和分享，护理和决策就会受到阻碍（Avant，2008；Bakken-Henry，1995；Calvert et al.，2013；Goosen，2002；Keenan et al.，2002）。

在卫生保健发生重大改革的时代，护士被定位在提供任何系统所需的多种卫生保健服务。然而，至关重要的是，护士能够证明他们是这些服务的高效提供者。护士必须证明他们能够提供安全、高质量且具有成本效益的护理。

提供有效性证据需要循证实践研究、基于实践的科学研究、改进科学、团队科学、信息学和情报学以及理论发展等领域的相互作用。所有这些都是质量/安全难题的一部分。如果没有这些，就不能清楚地说明护理是如何影响病人结局的。在这一章，我们将讨论证据和实践问题，以及与证据和实践有关的信息学，并最终讨论临床护理中的知识和理论发展。

基于证据的实践和基于实践的证据

这两个领域的定义表明了它们的内在联系。**循证实践**（evidence-based practice，EBP）

有几种定义。Sackett、Rosenberg、Gray、Haynes 和 Richardson（1996）将其定义为"审慎地、明确地和明智地使用当前病人护理的最佳证据……将个人临床专业知识与系统研究的可获得的最佳外部临床证据相结合"（p.71）。French（2002）将其称为"系统地将科研证据与专业人员的隐性知识相结合，为了明确的服务对象 / 病人群体的利益而改变特定的实践"（p.74）。Robert（1998）指出，"EBP 使用从研究中收集的证据来建立良好的临床实践"（p.24）。最后，Eisenberg（1998）认为，"循证临床实践利用研究结果提供的信息来改善每位病人的护理，同时激励研究者去解决医务人员和病人最迫切需要信息的问题"。EBP 使用的证据分级系统虽然有一些是护理模式，例如 JBI 模式（Pearson，Wiechula，Court，& Lockwood，2005）和 ACE Star 知识转化模式（Stevens，2012），以及其他可用的模式，但通常都是基于医学模式。由于充分讨论 EBP 模式超出了本章的范围，我们鼓励你在上面的参考文献或几本与 EBP 相关的期刊中阅读它们，以进一步澄清方法。

虽然有人担心目前大家对循证护理实践的重视是因为它建立在循证医学模式的哲学基础上（French，2002；Jennings，2000；Jennings & Loan，2001），但是我们相信好的实践证据永远重要。当然，这些担心也是有道理的，需要牢记在心，特别是在讨论 EBP 的时候。出于各种原因，人们已经开发出了包含其他实践问题的证据等级，这些实践问题包括伤害、诊断、预后、人类反应和意义等（Grace & Powers，2009）。

这些担心的出现是因为循证医学只关注医疗诊断、单一干预和荟萃分析，并使用随机对照试验（randomized controlled trial，RCT）作为证据的金标准（Kitson，1997）。Jennings 和 French 都指出，护士误解了这个术语及其潜在意图，并质疑护士是否真的只想把大部分精力用在具体的干预措施和 RCT 上。他们并不是唯一有这种担心的人。Berwick（2009）在谈到许多质量改进计划时表达了类似的担心，特别是那些发生在高度复杂的系统或涉及多维干预的计划。有些护士支持使用 EBP，是因为他们认为 EBP 将帮助他们在各个护理领域获得更好的护理质量，并帮助他们证明"护理是如何起效的"。当他们使用**循证研究**或**实践**这个术语时，可能要非常具体地说明自己的意思。护理科学可能会发现自己在目的和范围上已经严重受困。

Doane 和 Varcoe（2008）认为理论、证据和实践之间的相互关联可能会"在转化中迷失"（p.3），因为护士试图在复杂的实践领域"活化 / 转化 / 实施知识"（p.3）。基于证据的决策常常受到阻碍，因为许多干预措施只有有限的正式研究证据来支持它们，或者在实践中存在严重障碍（Millenson，1997；Retsas，2000）。这种情况正在改善，但是缺乏足够证据阻碍了 EBP 的实施（Schwartz-Barcott，Patterson，Lusardi，& Farmer，2002；van Achterberg，Schoonhoven，& Grol，2008）。事实上，Melnyk、Fineout-Overholt、Gallagher-Ford 和 Kaplan（2012）、Lavin、Harper 和 Barr（2015）发现，尽管护士普遍对实施 EBP 持积极态度，但他们在尝试实施时经常遇到很大的障碍。

然而，EBP 运动很强大，并产生了很多临床实践指南，例如儿童肥胖的预防和管理（Fitch et al.，2013）、压力性损伤的评估和管理（Registered Nurses' Association of Ontario，2016）、预防尿管相关尿路感染（Wald，Fink，Makic，& Oman，2012）等 [这些指南可通过访问美国医疗保健研究与质量局（Agency for Healthcare Research and Quality，AHRQ）网站获得]。此外，美国联邦政府还资助了临床转化科学奖（Zerhouni，2005）和以病人为中心的结局研究所（Adashi & Selby，2012），以帮助更快地将研究转化到临床实践中。

Zerenstein 和 Treweek（2009）认为，"医务人员必须做出决定的临床环境与他们必须用作证据的随机试验的临床环境之间常常存在不匹配……"（p.999）。他们建议使用 Schwartz 和 Lellouch（1967）提出的对临床试验的务实态度，那就是使临床试验更加贴近必须据此决策的医务人员。实效性试验更关注的是干预措施在常规实践情况下是否有效，是否可以灵活应用，是否直接适用于参与者、医务人员和政策制定者，而不是更严格、控制更严密的试验。出于本书的目的，我们倾向于使用这种更宽泛的对循证研究的理解。我们认为 EBP 的概念应包括以下任何一项：护理过程中的任何步骤（评估、诊断、目标制订、干预、结局或评估）、决策支持、质量改进、安全监测、标准和指南、专家意见、工作量评估和人员配置。

Horn 和 Gassaway（2007）提出了一种用于克服仅使用随机对照试验作为 EBP 基础的问题的方法：挖掘大型数据库来收集证明质量和有效性所需的数据。他们称之为**基于实践的证据**（practice-based evidence，PBE）。PBE 试图在控制病人差异的同时，获取关于病人特征、护理过程和结局的深入、全面的信息。越来越复杂的信息技术提供了获取复杂病人数据并将其无缝整合到电子病历记录的手段。大型的病人记录系统可以为研究者和理论家提供一种在大型数据集中寻找有意义和有解释性关系的方法。

使用大数据（大数据集和数据分析）的想法从 20 世纪末就已经存在了。互联网搜索、互联网广告、网上购物都是大数据应用的例子。这些数据库中的任何一个都有大量的数据可用，使我们的生活既简单又复杂。许多卫生保健组织将他们的大数据存储在数据库中，这可能会导致 Laney（2001）首先提出的容量、速度和多样性问题。随着越来越多的数据（容量）和不同类型（多样性）数据放到一个系统中，以及越来越多的人试图访问它们（速度），管理数据变得非常复杂。为了访问和使用这些数据，通常需要一个相当复杂的信息技术和通用的分类词汇等，例如医学系统术语—临床术语（Systematized Nomenclature of Medicine—Clinical Terms，SNOMED International，2017）。

当然，数据库要求对输入的信息进行编码，以便能够检索和多次使用。如果数据没有正确编码，它们将不可靠或无法检索。编码护理数据通常出现在良好的标准化护理语言分类中，例如 NANDA 国际护理诊断（Herdman & Kamitsuru，2018）、护理干预分类（Bulecheck，Butcher，Dochterman，& Wagner，2013）和护理结局分类（Moorhead，Johnson，Maas，& Swanson，2013）或其他美国护士协会认可的术语之一。（我们将在本章后面讨论更多。）

以此方式，从这些大数据集生成的理论或假设可能比随机对照试验检验的理论或假设更丰富、更可靠和有效，因为随机对照试验必须对感兴趣的人群和检验变量数量进行限制，以实现对研究设计的预期控制。当然，使用这样的大型数据库的问题是，所使用的数据仅与输入的数据一样可靠。如果监视器有问题，或者实践者输入了不准确的数据，就可能从数据中得出错误结论。只要有可以用于多种目的的电子信息库，这个模式就可以很好地工作。因此，良好的文档记录和充分的信息对这个过程至关重要。

自正式护理开始以来，良好的记录、用以指导决策的充分信息以及最佳实践等问题就已经出现了。在我们的历史中，信息学和 EBP 似乎一直是护士关注的独特的相互关联的现象。

为了弄清真相，我到处寻找信息，可是我几乎从来没有得到过适合作比较的医院记录。如果能得到这些资料，我们就能决定除了刚才提到的问题以外的许多其他问题。他们会向服务对象展示他们的钱是怎么花的，这些钱真正起到了什么作用，或者这些钱是否没有起到什么作用……如果明智地使用，这些改进后的统计数据将比我们目前所能确定的手段更能说明特定操作和治疗模式的相对价值。它们除了能使我们确定医院……对手术过程和病房中疾病的影响，而且这些真相将使我们能够拯救生命和减轻痛苦，改善对病人的治疗和疾病管理。（Nightingale，1863，pp.175-176）

南丁格尔 150 年前就说对了。良好的证据和护理工作结局之间有显著的联系。护士在提供护理时非常依赖充分、适当和及时的信息。没有足够和适当的信息，则决策会受阻，护理质量会受损。可用信息的质量和类型显著影响所作决策的种类和质量（Brazelton，Knuckles，& Lyons，2017）。正如南丁格尔所建议的那样，所需的信息是否可用和可检索，也会影响病人结局的质量和所做的决定。事实上，Ireson 和 Velotta（1998）认为，护士在实践中似乎不愿意使用证据，部分原因是无法检索证据或无法获得所需证据。这是在研究后要很长时间才能将研究结果应用于实践的原因之一，也是促使人们越来越关注转化研究问题的原因之一。此外，Resnick（2008）认为，证据和应用之间的差距也可能是由于政治议程、资金限制或公众对某一问题关注度的周期性等因素造成的。

例如，目前有许多关于**改进科学**的讨论，这是美国医学研究所（Institute of Medicine，IOM）质量和安全报告（IOM，2000，2001）及护士质量和安全教育（quality and safety education for nurses，QSEN）倡议发起的循证运动中一个相对较新的领域（Cronenwett et al.，2007）。在这个领域中产生的研究主要与质量和安全改进项目有关。在关注点和方法学方面，它们与 Schwartz 和 Lellouch 提出的实效性试验惊人地相似。在我们的简短回顾中，我们发现最有趣的是呼吁使用健全的理论来指导正在进行的研究，并令人信服地预测干预是否能够成功（IOM，2001；Shojania & Grimshaw，2005）。Brant、Beck 和 Miaskowski（2009）对指导症状管理研究常用的 2 种模式和 2 种理论进行了详细比较，这就是一个很好的例子。他们的分析表明，这 4 个模式 / 理论中的每一个都存在缺陷，没有解决诸如症状缓解之类的问题，并且经常缺乏一些概念的基本定义。然而，他们很清楚，尽管需要建立新的模式来减少现有模式中的缺陷，但理论驱动的研究是研究症状管理现象的最佳方法。

到目前为止，我们已经讨论了 EBP 和 PBE 的概念。但这与理论发展有什么关系呢？图 2-2 展示了 EBP、PBE、研究和实践之间的相互关系。图中显示了交互作用是迭代且相互支持的。实践产生疑问和需要解决的问题。PBE 研究可以回答一些问题，但也可能产生关于诊断或干预的假设，这些假设可以在随机对照试验中进行检验。从这些试验中积累的证据可以在 EBP 研究中获得，这导致了完善的临床实践指南的形成。在实践中使用指南使得大家可以通过 PBE 研究来评估其质量、安全性和功效。

在图 2-3 中，我们展示了 EBP 和 PBE 是如何与实践、研究和理论相联系的。实践是核心现象，是我们的存在基础和工作重点。知识发展的其他方面围绕着它，与之互动。理论不仅指导实践，而且通过 PBE 或 EBP 生成需要研究验证的模式。研究和临床数据为 EBP 或 PBE 提供了证据，可以随后产生实践指南和（或）理论。这个过程是互动和迭代的。

对 EBP 的回顾将我们带回到第一章中提出的与护理知识发展的历史背景相关的问题。护理实践以证据为基础的理念体现了 Bixler 和 Bixler（1945）的早期思想，即将"定义明确、组织良好的专业知识体系"（p.730）作为护理专业地位的要求。然而，对于护理来说，实践不仅要有证据基础，还要有理论基础。在护理中，病人或服务对象的价值观和观点是照护过程的中心。虽然经常被批评为过于宏大，但是在各种医学专业中，这些价值观和观点仍然赋予护理与众不同的照护观点的基准。正如 Sampselle（2007）所言，在科学家和他们所服务

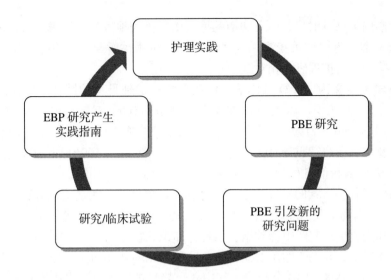

图 2-2　基于实践的证据、循证实践、研究和实践间的关系

来 源：Avant KC. Developing knowledge for nursing practice：Mid-range theory and nursing diagnosis. Paper presented at the 14th Annual Meeting of the Japan Society of Nursing Diagnosis. Kyoto，Japan，July 2008.

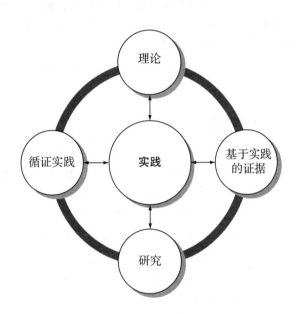

图 2-3　实践、理论、研究和 PBE/EBP 循环之间的关系

来 源：Avant KC. Developing knowledge for nursing practice：Mid-range theory and nursing diagnosis. Paper presented at the 14th Annual Meeting of the Japan Society of Nursing Diagnosis. Kyoto，Japan，July 2008.

的人群之间，"研究需要进行知识的双向转移"。护理研究和理论尤其如此。

护理信息学

回到南丁格尔关于在实践和决策支持中使用证据的问题上，我们来讨论信息以及我们如何生成、存储、使用和检索它。低价而高效的计算机和信息系统的出现已经将卫生保健系统和医务人员推向了信息时代。电子病历的惊人增长极大地改变了记录病人护理的方式。此外，由于我们上面讨论过的可挖掘的大型数据库的可用性，与干预措施、结局、护理有效性、护理成本等相关的护理研究相对激增。

护理信息学被定义为"计算机科学、信息科学和护理科学的结合，旨在协助管理和处理护理数据、信息和知识，以支持护理实践和实施"（Graves & Corcoran，1989，p.227）。Hannah、Ball 和 Edwards（1994）将护理信息学定义为"护理职责范围内的职能相关信息技术的使用，以及护士在履行职责时执行的职能"（p.3）。Turley（1996）将护理信息学称为"认知科学、计算机科学和信息科学在护理科学基础上的相互作用"（p.309）。信息学为管理、存储、检索和处理各种形式的护理数据、信息和证据提供了一些基础。最后，美国护士协会《护理信息学：范围和实践标准》（2008）将其定义为"一个整合护理科学、计算机科学和信息科学来管理和交流护理实践中的数据、信息、知识和智慧的专业"（p.1）。

在本书第 4 版中，我们介绍了 Heller、Oros 和 Durney-Crowley（2000）提出的将成为 21 世纪护理工作中重要因素的 10 个趋势。其中 3 个趋势被认为是与之高度相关的。第一个是技术爆炸，例如计算机、信息系统和电信的巨大变化，病人护理和诊断方面的技术变革，以及临床数据可及性的提高。第二个趋势与卫生保健成本、卫生保健系统变化以及大量人口缺乏保险覆盖有关。第三个趋势是护理科学和研究的显著进步，强调了越来越多的研究为护理提供科学基础，以改善病人结局。因此，10 个趋势中有 3 个与信息学和 EBP 直接相关，强调了这些趋势在未来几年内的重要性。事实上，这几位作者是正确的。这些趋势一直很重要，而且将继续重要下去。下一节中，我们记录了对信息学、研究和理论发展之间关系的日益重视。

信息学和循证实践中的模式和理论发展

这一领域的大部分理论工作都在 EBP 方面。除了后面要讨论的 Turley（1996）的模式及 Matney、Avant 和 Stagger（2015）的智慧理论外，其他护理信息学理论的文献很少。这并不是说信息学缺乏理论基础，不过它确实倾向于以信息科学为基础，而不关注护理理论。然而，Bakken-Henry（1995）和 IOM（2001）都明确呼吁信息学理论。

同样，其他作者呼吁为 EBP 和决策制定以及驱动这些努力的知识发展提供更好的理论基础（Elkan，Blair，& Robinson，2000；Fawcett，Watson，Neuman，Walker，& Fitzpatrick，2001；Liehr & Smith，1999；Thompson，1999；Walker，1999）。尽管采取了不同方法，但他们都认为将护理观点整合和扩展为证据将促进知识增长，并使护理领域中的中域理论健康发展。他们都建议 EBP 和指导 EBP 的研究应该以理论为基础。这种方法可以在指导实践时对护理知识有更全面的认识。其中 3 篇文章实际上提出了理论发展的模式或方法（Elkan et al.，2000；Fawcett et al.，2001；Thompson，1999），这是令人鼓舞的。在 EBP 运动的最初几年里，很少有人提到将理论作为证据的基础，反之亦然。

在那些已经成为经典的文章中，作者提出了基于临床指南（Gooch，1991；Good & Moore，1996）和护理标准（Ruland & Moore，1998）来发展中域理论。作者认为，指南和标准是发展与实践直接相关的中域理论的丰硕基础。他们认为标准和指南与护理干预和结局直接相关。Good 和 Moore 甚至提出了一种从指南发展理论的方法，并演示了如何做到这一点。这导致了与实践相关的理论合成（参见第九章）。我们希望看到更多使用这种方法的工作。指南是现成的，需要的是有意愿的头脑。

三组作者实际提出了与 EBP 或信息学相关的模式或理论。Kolcaba（2001）对舒适理论这个中域理论的发展及其在结局研究中的最终用途进行了有趣的讨论。她详细阐述了构建和完善该理论的步骤，并演示了在结局研究中使用该理论不仅使病人受益，还使一些与护士创造力相关的机构结局受益。Smith 等（2002）利用照护有效性模型来预测家庭成员对家中依赖科技的老年人的照护效果。作者发现护士非常愿意使用模型中经验证的关联性陈述来制定护理干预措施。Mitchell、Ferketich 和 Jennings（1998）和美国护理学会优质卫生保健专家组提出了一个高质量健康结局的动态模型。他们提出，该模型足够广泛，可以对系统层面的干预措施以及个体和系统两个层面的结局进行研究，指导相关临床数据库的建立，并帮助研究人员确定研究的关键变量。

我们在文献中回顾的 2 个信息学理论由 Turley（1996）和 Matney 等（2015）提出。Turley 提出护理信息学是以护理科学为基础，建立在认知科学、计算机科学和信息科学 3 个领域的基础上。他设想了一个包含在护理科学基础中的三维维恩图模式。他提出在模式的每一个交叉点都需要进行研究，但所有的研究都要集中在护理方面。这为护理信息学领域提供了一个非常清晰的视角。Matney、Avant 和 Staggers 发现在《护理信息学：范围和实践标准》（ANA，2008）的数据、信息、知识和智慧之间的关系模式中，没有"智慧"这个概念的明确定义。运用理论派生和合成策略，他们提出了一个行动中的智慧模式，清楚地展示了这 4 个概念之间的相互作用和关系。这个模式现在被纳入了该标准的 2014 版。

尽管证据可能因类型和来源而不同，但是正如我们前面所说，证据的首要标准之一是它是可用的和可获取的，这样它们才能被使用。在实践中发展与信息学相关的理论，可以为程序员、软件开发人员和供应商提供指导。这些理论可以帮助确定哪些护理数据与输入、存储、维护和获取相关，以及如何在产品中表示这些数据。如果没有足够的理论来说明哪些护理信息是至关重要的，以及数据类型之间是如何相互关联的，开发人员和供应商就不能对护理的特殊需求做出反应，从而获得促进实践的证据。

目前，信息技术驱动着我们大部分的沟通交流，使我们彼此之间以及和世界保持联系，并为消费者提供有关卫生保健服务、新药和最新卫生技术的即时信息。消费者正变得非常了解与其特定健康状况相关的最佳实践。护士跟上科技的快速发展，正确运用科技十分重要。

护理实践研究和理论发展

十多年前，Blegen 和 Tripp-Reimer（1997）提出，已建立的护理语言分类法可能构成护理实践中中域理论发展的基础。他们认为，将护理诊断概念与干预措施相结合以预测预期结果，是构建与 EBP 相关并支持 EBP 的理论的合理途径。我们将采用这个想法，并进一步探讨。

尽管有时在护理程序中护理诊断的教授方法过于苛刻，从而使许多护士对护理计划的整体理念失去兴趣，但标准化的护理语言对护理记录很重要。越来越多的电子病历软件供应商正在使用一种或多种护理术语来填充他们程序中的护理部分。标准化护理语言是获取大部分电子病历护理数据的切入点。没有这样的编码信息，数据不能被获取，因此不能用于发展新的术语、发现概念之间的新关系、确定护理干预的效果，或证明护理对病人结局的有效性。PBE 研究方法的真正核心在于获取包括护理资料在内的大量数据进行研究。如果在这些数据集中设置标准化的护理概念，就可以进行与病人照护、护理管理和成本效益评估有关的多种方面的各类研究。

大多数标准化语言仍在开发中。这是意料之中的，因为没有术语会停滞不前。尽管不是全部，但是一些护理语言（例如，NANDA、NIC、NOC、Omaha）有重要证据来支持任何特定术语或概念的纳入。大多数语言开发小组都欢迎对他们的术语进行添加或删除的意见或建议。语言被开发、强化、增加和修订得越多，我们就越能使用它们来研究护理。

在接下来的几段中，我们将展示我们如何使用 NANDA 护理诊断来开发一个小理论（这是 2008 年 7 月，我们中的 Avant 为日本护理诊断协会做的关于中域理论发展报告的一部分）。利用定义特征、相关因素和可能的结果，我们可以生成家庭维护受损的中域理论［该诊断可参见《护理诊断：定义与分类（2018—2020）》，p.242］诊断的定义是"不能独立维持一个安全的促进生长的直接环境。"

为了发展这一理论，我们选择了家庭成员负担过重、环境混乱和不洁、烹饪和清洁设备缺乏以及存在害虫等定义特征。接下来，我们选择了功能受损、家庭组织不足、支持系统不充分的相关因素。然后我们对一些定义特征和相关因素进行修改或重组，形成新的概念。烹饪和清洁设备缺乏被修改为设备不足或不充分。存在害虫与环境混乱和不洁被修改为环境不卫生。功能受损被修改为包括身体功能或精神功能的受损。

接下来，我们研究了新概念的关系和层次结构。我们确定有一组前提条件和一组中介条件，导致家庭维护受损的不良结果。前提条件是：

- 精神或身体功能受损
- 支持系统不充分
- 家庭组织不足
- 设备不充分或不足

中介条件是：

- 家庭成员负担过重
- 环境不卫生

最终的理论模式如图 2-4 所示。虽然这个模式主要用于举例说明，但它展示了使用标准化语言如何促进理论发展。

我们相信使用标准化语言是一种有效的方法，可以将实践、研究、证据和理论的要素清晰地联系到一个有意义的项目中，以促进实践中的知识发展。然而，还有其他模式在生成指导实践的理论方面同样有效。我们在本章开头介绍了图 2-1，它以护理过程或临床推理模式为指导，为理论在实践中的发展提供了另一个例子或方法。事实上，整本书都致力于向你展示如何做到这一点。在这一章，我们仅仅是举例说明将要发生的事。

在图 2-1 中，如果你从模式的左侧开始看，就可以看到任何指导实践的理论的起源可能是与感兴趣现象有关的研究或文献。整合文献和回顾研究结果将为你提供已知的基础。如果没有任何关于这一现象的研究或文献，但这是一个你在实践中看到的问题，那么你必须从理论发展中后退一步，选择你将在本书后面找到的概念或陈述发展策略之一。越过模式的顶部，你将看到前因导致中介事件，而中介事件又会导致好的或不好的结果。这个层次的模式

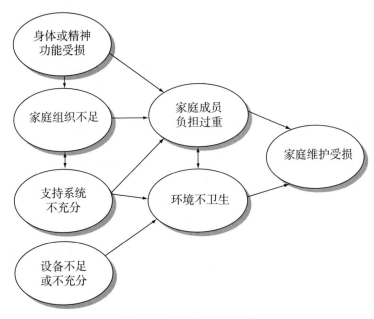

图 2-4 家庭维护受损理论

可以作为你确定感兴趣现象研究方法的指导（事实上，如果你看图 2-4，你会发现它看起来非常类似于图 2-1 的顶层）。模式的底层与评估和干预策略有关。正如你所看到的，早期评估意味着对任何问题或生活中可能出现麻烦的早期诊断，而早期干预则意味着预防。如果在较晚的时间（例如过程的中期）进行评估，可能是在诊断已经发生并且预防不再可行之后，那么目标是重新平衡系统或降低进一步问题的风险。因此，在这一点上的干预是为了管理风险。如果在过程的后期评估，目标就变为确定护理管理点，随后适当地管理病情，以维持功能和生活质量。

还有一些其他模式可以将证据、研究和实践联系起来以发展知识。我们在此展示的只是引起你兴趣的例子。在接下来的章节中，我们将帮助你学习更多关于发展理论的其他策略。

小结

我们对迄今为止所做的与护理理论和知识发展相关的大量理论工作印象深刻，并希望在今后的若干年中继续进步。随着大量年轻研究者的加入，我们期待着在全球范围内有令人兴奋的新理论发展。我们继续敦促新研究者和理论家"跳出固有思维模式"，大胆尝试新想法，最重要的是，享受这个过程。

实践练习

访问下面列出的 3 个聚焦护理的网站，比较异同。哪一个更全面？哪一个能让你对 EBP 有更好的理解？他们中讨论过 PBE 的概念吗？

- The Joanna Briggs Institute（http：//joannabriggs.org/）

- The ACE STAR EBP website（http：//www.acestar.uthscsa.edu）
- http：//libguides.ohsu.edu/ebptoolkit

参考文献

Adashi EY, Selby JV. PCORI: What is it: How does it work? The Director explains. *Medscape One-on-One: News and Perspectives.* May 18, 2012.

An JY, Hayman LL, Panniers T, Carty B. Theory development in nursing and healthcare informatics: A model explaining and predicting information and communication technology acceptance by healthcare consumers. *Adv Nurs Sci.* 2007;30(3):E37–E49.

ANA. *Nursing Informatics: Scope and Standards of Practice.* Silver Springs, MD: American Nurses Association; 2008, 2014.

Avant KC. Developing knowledge for nursing practice: Mid-range theory and nursing diagnosis. Paper presented at the 14th Annual Meeting of the Japan Society of Nursing Diagnosis, Kyoto, Japan, July 2008.

Bakken-Henry S. Informatics: Essential infrastructure for quality assessment and improvement in nursing. *J Am Med Inform Assoc.* 1995;(2):169–182.

Berwick DM. The science of improvement. *JAMA.* 2009;299(10):1182–1184.

Bixler G, Bixler RW. The professional status of nursing. *Am J Nurs.* 1945;45:730–735.

Blegen MA, Tripp-Reimer T. Implications of nursing taxonomies for middle-range theory development. *Adv Nurs Sci.* 1997;19(3):37–49.

Brant JM, Beck S, Miaskowski C. Building dynamic models and theories to advance the science of symptom management research. *J Adv Nurs.* 2009;66(1):228–240.

Brazelton, NC, Knuckles MC, Lyons AM. Clinical documentation improvement and nursing informatics. *Comput Inform Nurs.* 2017;35(6);271–277.

Bulecheck G, Butcher J, Dochterman J, Wagner C, eds. *Nursing Interventions Classification (NIC).* 6th ed. St. Louis, MO: Elsevier; 2013.

Clark J. Old wine in new bottles: Delivering nursing in the 21st century. *J Nurs Scholarsh.* 2000;32(1):11–15.

Cronenwett L, Sherwood G, Barnsteiner J, Disch J, Johnson J, Mitchell P, et al. Quality and safety education for nurses. *Nurs Outlook.* 2007;55(3):122–131.

Doane GH, Varcoe C. Knowledge translation in everyday nursing: From evidence-based to inquiry-based practice. *Adv Nurs Sci.* 2008;31(4):283–295.

Eisenberg JM. The effectiveness of clinical care: Is there any evidence? Plenary paper presented at ANA Council for Nursing Research Pre-conference on Research Utilization, San Diego, CA, June 1998.

Elkan R, Blair M, Robinson JJA. Evidence-based practice and health visiting: The need for theoretical underpinnings for evaluation. *J Adv Nurs.* 2000;31(6):1316–1323.

Fawcett J, Watson J, Neuman B, Walker PH, Fitzpatrick JJ. On nursing theories and evidence. *J Nurs Scholarsh.* 2001;33(2):115–119.

Fitch A, Fox C, Bauerly K, Gross A, Heim C, Judge-Dietz J, et al. *Prevention and Management of Obesity for Children and Adolescents.* Bloomington, MN: Institute for Clinical Systems Improvement; 2013.

French P. What is the evidence on evidence-based nursing? An epistemological concern. *J Adv Nurs.* 2002;37(3):250–257.

Gooch S. Management: Speaking out on violence. *Nurs Stand.* 1991;5(15):52–53.

Good M, Moore SM. Clinical practice guidelines as a new source of middle-range theory: Focus on acute pain. *Nurs Outlook.* 1996;44(2):74–79.

Goosen W. The International Nursing Minimum Data Set (J-NMDS): Why do we need it? In: Oud N, ed. *ACENDIO2002: Proceedings of the Special Conference of the Association of Common European Nursing Diagnoses, Interventions and Outcomes in Vienna.* Bern, Switzerland: Verlag Hans Huber; 2002.

Grace JT, Powers BA. Claiming our core: Appraising qualitative evidence for nursing questions about human response and meaning. *Nurs Outlook.* 2009;57:27–34.

Graves J, Corcoran S. The study of nursing informatics. *Image.* 1989;21(4):227–231.

Hannah K, Ball M, Edwards M. *Introduction to Nursing Informatics.* New York, NY: Springer-Verlag; 1994.

Heller BR, Oros MT, Durney-Crowley J. The future of nursing education: 10 trends to watch. *Nurs Health Care Perspect.* 2000;21(1):9–13.

Herdman H, Kamitsuru S, eds. *Nursing Diagnoses: Definitions and Classifications, 2018–2020.* 11th ed. New York, NY: Thieme; 2018.

Horn S, Gassaway J. Practice-based evidence study design for comparative effectiveness research. *Med Care.* 2007;45(10):S50–S57.

Institute of Medicine. *Building a Safer Health System.* Washington, DC: National Academy Press; 2000.

Institute of Medicine, Committee on Quality Health Care in America. *Crossing the Quality Chasm: A New Health System in the 21st Century.* Washington, DC: National Academy Press; 2001.

Ireson CL, Velotta CL. Accessibility to knowledge for research-based practice. In: Moorhead S, Delaney C, eds. *Information Systems Innovations for Nursing: New Visions and Ventures.* Thousand Oaks, CA: Sage Publications; 1998, pp. 94–105.

Jennings BM. Evidence-based practice: The road best traveled? *Res Nurs Health.* 2000;23:343–345.

Jennings BM, Loan LA. Misconceptions among nurses about evidence-based practice. *J Nurs Scholarsh.* 2001;33(2):121–127.

Keenan GM, Stocker JR, Geo-Thomas AT, Soparkar NR, Barkauskas VH, Lee JL. The HANDS project: Studying and refining the automated collection of cross-setting clinical data. *Comput Inform Nurs.* 2002;20(3):89–100.

Kitson A. Using evidence to demonstrate the value of nursing. *Nurs Stand.* 1997;11(28):34–39.

Kolcaba K. Evolution of the midrange theory of comfort for outcomes research. *Nurs Outlook.* 2001;49(2):86–92.

Laney D. 3D data management: Controlling data volume, velocity, and variety. *Application Delivery Strategies.* Feb.6, 2001: File 949.

Lavin MA, Harper E, Barr N. Health information technology, patient safety, and professional nursing care documentation in acute care settings. *Online J Issues Nurs.* 2015;20(2):6.

Liehr P, Smith MJ. Middle-range theory: Spinning research and practice to create knowledge for the new millennium. *Adv Nurs Sci.* 1999;21(4):81–91.

Matney S, Avant K, Staggers N. Toward an understanding of wisdom in nursing. *Online J Issues Nurs.* 2015;21(1):9.

Melnyk BM, Fineout-Overholt E, Gallagher-Ford L, Kaplan L. The state of evidence-based practice in US nurses: Critical implications for nurse leaders and educators. *JONA.*

2012;42(9):410–417.

Millenson MI. *Demanding Medical Evidence: Doctors and Accountability in the Information Age.* Chicago, IL: University of Chicago Press; 1997.

Mitchell PH, Ferketich S, Jennings BM. Quality health outcomes model. Report of the American Academy of Nursing Expert Panel. *J Nurs Scholarsh.* 1998;30(1):43–46.

Moorhead S, Johnson M, Maas M, Swanson E, eds. *Nursing Outcomes Classification.* 5th ed. St. Louis, MO: Mosby; 2013.

Nightingale F. *Notes on Hospitals.* London, England: Longman, Green, Longman, Roberts and Green; 1863, pp. 175–176.

Pearson A, Wiechula R, Court A, Lockwood C. The JBI model of evidence-based healthcare. *Int J Evid Based Healthcare.* 2005;3(8):207–215. Registered Nurses' Association of Ontario. *Assessment and Management of Pressure Injuries for the Interprofessional Team.* 3rd ed. Toronto, Ontario: Author; 2016.

Resnick MD. *Res Ipsa Loquitur:* "The thing speaks for itself" so why isn't evidence enough for enactment? *Fam Community Health Suppl 1.* 2008;31(16):S5–S14.

Retsas A. Barriers to using nursing research evidence in nursing practice. *J Adv Nurs.* 2000;3(3):599–606.

Roberts K. Evidence-based practice: An idea whose time has come. *Collegian.* 1998;5(3):24–27.

Ruland CM, Moore SM. Theory construction based on standards of care: A proposed theory of the peaceful end of life. *Nurs Outlook.* 1998;46(4):169–175.

Sackett DL, Rosenberg WMC, Gray JAM, Haynes RB, Richardson WS. Evidence-based medicine: What it is and what it isn't. *Br Med J.* 1996;312(7023):71–72.

Sampselle CM. Nickel-and-dimed in America: Underserved, understudied, and underestimated. *Fam Community Health Suppl 1.* 2007;50(15):S4–S14.

Schwartz O, Lellouch J. Explanatory and pragmatic attitudes in therapeutical trials. *J Chronic Dis.* 1967;20:637–648.

Schwartz-Barcott D, Patterson BJ, Lusardi P, Farmer BC. From practice to theory: Tightening the link via three fieldwork strategies. *J Adv Nurs.* 2002;39(3):281–289.

Shojania KG, Grimshaw JM. Evidence-based quality improvement: The state of the science. *Health Affairs.* 2005;24(1):138–150.

Smith CE, Pace K, Kochinda C, Kleinbeck SVM, Koehler J, Popkess-Vawter S. Caregiving effectiveness model evolution to a midrange theory of home care: A process for critique and replication. *Adv Nurs Sci.* 2002;25(1):50–64.

SNOMED International. SNOMED Clinical Terms. 2017.

Stevens KR. *Star Model of EBP: Knowledge Transformation.* San Antonio, TX: Academic Center for Evidence-Based Practice, The University of Texas Health Science Center at San Antonio; 2012. Thompson C. A conceptual treadmill: The need for "middle ground" in clinical decision making theory in nursing. *J Adv Nurs.* 1999;30(5):1222–1229.

Turley JP. Toward a model for nursing informatics. *Image.* 1996;28(4):309–313.

van Achterberg T, Schoonhoven L, Grol R. Nursing implementation science: How evidence-based nursing requires evidence-based implementation. *J Nurs Scholarsh.* 2008;40(4):302–310.

Wald HL, Fink RM, Makic MB, Oman KS. Catheter-associated urinary tract infection prevention. In: Boltz M, Capezuti E, Fulmer T, Zwicker D, eds. *Evidence-Based Geriatric Nursing Protocols for Best Practice.* 4th ed. New York, NY: Springer Publishing Company; 2012, pp. 388–408.

Walker LO. Is integrative science necessary to improve nursing practice? *West J Nurs Res.* 1999;21(1):94–102.

Zerenstein M, Treweek S. What kind of randomized trials do we need? (Commentary). *Can Med Assoc J*. 2009;180(10):998–999.

Zerhouni EA. Translational and clinical science—Time for a new vision. *N Engl J Med*. 2005;353:1621–1623.

补充阅读

Adams T. The idea of revolution in the development of nursing theory. *J Adv Nurs*. 1991;16:1487–1491.

Alpay L, Russell A. Information technology training in primary care: The nurses' voice. *Comput Inform Nurs*. 2002;20(4):136–142.

Bailey J. Reflective practice: Implementing theory. *Nurs Stand*. 1995;9(46):29–31.

Bakken-Henry S, Holzemer WL, Tallberg M, Grobe S, eds. *Informatics: The Infrastructure for Quality Assessment & Improvement in Nursing*. San Francisco, CA: UC Nursing Press; 1994.

Barker PJ, Reynolds W, Stevenson C. The human science basis of psychiatric nursing: Theory and practice. *J Adv Nurs*. 1997;25:660–667.

Bjornsdottir K. Language, research and nursing practice. *J Adv Nurs*. 2001;33(2):159–166.

Bliss-Holtz J. Using Orem's theory to generate nursing diagnoses for electronic documentation. *Nurs Sci Q*. 1996;9(3):121–125.

Bostrom I, Hall-Lord M, Larsson G, Wilde B. Nursing theory based changes of work organisation in an ICU: Effects on quality of care. *Intensive Crit Care Nurs*. 1992;8(1):10–16.

Bowles KH, Naylor MD. Nursing intervention classification systems. *Image*. 1996;28(4):303–308.

Brieskorn-Zinke M. The relevance of health sciences for nursing [in German]. *Pflege*. 1998;11(3):129–134.

Broome ME. Outcomes research: Practice counts! *J Soc Pediatr Nurses*. 1999;4(2):83–84.

Chalmers KI. Giving and receiving: An empirically derived theory on health visiting practice. *J Adv Nurs*. 1992;17:1317–1325.

Cook SH. Mind the theory/practice gap in nursing. *J Adv Nurs*. 1991;16:1462–1469.

Eldh A. Monograph review: Critical appraisal: Nursing theories in practice, education and research. *Theoria J Nurs Theory*. 2001;10(3):17–19.

Emden C. Nursing knowledge: An intriguing journey. *Aust J Adv Nurs*. 1987–1988;5(2):33–45.

Evans AM. Philosophy of nursing: Future directions. *Aust N Z J Ment Health Nurs*. 1995;4(1):14–21.

Gould D. Teaching theories and models of nursing: Implications for a common foundation programme for nurses. *Recent Adv Nurs*. 1989;(24):93–105.

Gray G, Pratt R. *Scholarship in the Discipline of Nursing*. Melbourne, Australia: Churchill Livingstone; 1995.

Gray G, Pratt R. *Towards a Discipline of Nursing*. Melbourne, Australia: Churchill Livingstone; 1991.

Greenwood J. Reflective practice: A critique of the work of Argyris and Schon. *J Adv Nurs*. 1993;18:1183–1187.

Grobe SJ. The infrastructure for quality assessment and quality improvement. In: Bakken-Henry S, Holzemer WL, Tallberg M, Grobe S, eds. *Informatics: The Infrastructure for Quality Assessment & Improvement in Nursing*. San Francisco, CA: UC Nursing Press; 1994.

Grobe SJ, Pluyter-Wenting ESP, eds. *Nursing Informatics: An International Overview for*

Nursing in a Technological Era. Amsterdam, The Netherlands: Elsevier; 1994.

Hauge S. From focusing on illness to focusing on health in nursing [in Norwegian]. *Värd i Norden.* 1997;17(1):18–24.

Hopkins S, McSherry R. Debate: Is there a great divide between nursing theory and practice? *Nurs Times.* 2000;96(17):16.

Kyriacos U, van der Walt A. Attitudes of diploma-prepared and graduate registered nurses towards nursing models: A comparative study. *Curationis.* 1996;19(3):2–6.

Laschinger HK, Duff V. Attitudes of practicing nurses towards theory-based nursing practice. *Can J Nurs Adm.* 1991;4(1):6–10.

Lewis T. Leaping the chasm between nursing theory and practice. *J Adv Nurs.* 1988;13:345–351.

Matney S, Avant K, Staggers N. Toward an understanding of wisdom in nursing. *Online J Issues Nurs.* 2015;21(1):9.

Mulholland J. Assimilating sociology: Critical reflections on the "sociology in nursing" debate. *J Adv Nurs.* 1997;25:844–852.

Muller E, Reipschlager C. The drawing up of a classification system for nursing science for the University Library in Bremen—A contribution to the development of nursing as a science [in German]. *Pflege.* 1997;10(5):292–298.

Norberg A, Wickstrom E. The perception of Swedish nurses and nurse teachers of the integration of theory with nursing practice. An explorative qualitative study. *Nurse Educ Today.* 1990;10(1):38–43.

Oud N, ed. *ACENDIO 2002: Proceedings of the Special Conference of the Association of Common European Nursing Diagnoses, Interventions and Outcomes in Vienna.* Bern, Switzerland: Verlag Hans Huber; 2002.

Prowse MA, Lyne PA. Clinical effectiveness in the post-anaesthesia care unit: How nursing knowledge contributes to achieving intended patient outcomes. *J Adv Nurs.* 2000;31(5):1115–1124.

Quiquero A, Knights D, Meo CO. Theory as a guide to practice: Staff nurses choose Parse's theory. *Can J Nurs Adm.* 1991;4(1):14–16.

Scott H. More clinical skills but not at the expense of theory. *Br J Nurs.* 1999;8:910.

Smith JP. *Models, Theories, and Concepts.* London, England: Blackwell Scientific; 1994.

Smith M, Cusack L. The Ottawa Charter—From nursing theory to practice: Insights from the area of alcohol and other drugs. *Int J Nurs Pract.* 2000;6(4):168–173.

Tornstam L. Caring for the elderly: Introducing the theory of gerotranscendence as a supplementary frame of reference for caring for the elderly. *Scand J Caring Sci.* 1996;10(3):144–150.

Wang Y, Li X. Cross-cultural nursing theory and Chinese nursing today [in Chinese]. *Chin Nurs Res.* 2000;14(6):231–232.

Warren J, Hoskins L. *NANDA's Nursing Diagnosis Taxonomy: A Nursing Database.* ANA Steering Committee on Databases to Support Clinical Nursing Practice. Washington, DC: ANA Publishing; 1995.

Zielstorff RD, Hudgings CI, Grobe SJ. The National Commission on Nursing Implementation Project Task Force on Nursing Information Systems. *Next-Generation Nursing Information Systems.* Washington, DC: ANA Publishing; 1993.

第三章

理论发展的方法

在开始阅读本章之前，你需要思考的问题：

▶ 你是否在寻求一些指导，以了解如何将你在实践中发现的反复出现的模式的观察结果汇总起来？

▶ 你是否是一名研究生，需要为一篇论文形成一个基于文献的"框架"？

▶ 你是否正在寻找一种方法，以澄清你看到的用于描述护理问题的术语在文献或实践中使用方式的困惑？

　　引言：上述问题是护士和其他健康领域人员寻求指导或方法来发展和完善概念、陈述和理论的原因。经验丰富的研究人员和理论家可能甚至不知道他们是如何把理论组合在一起的。但对于初学者来说，学习一些系统的方法来检验想法并将关系组合在一起，可以让他们不断实践，直到找到适合自己的方法。虽然努力思考、仔细观察和清晰定义是潜在的理论开发者的最佳工具，但是对于初学者来说，这些总是不够的。当你是一个新手或当你试图用一种新的方法来检验一种现象时，结构是有用的。本章对理论的构成要素和理论构建的方法作了简要概述。它包括对概念的思考、概念在理论中的作用，以及近期对于在理论发展中聚焦概念的批评。本章还着重讨论了陈述形成及其在知识发展和理论构建中的作用。除了关注这些要素之外，本章还介绍了派生、合成和分析策略。

引言

　　第一章对护理理论发展的历史回顾显示了护理理论在护理作为一门学术性学科发展过程中发挥的关键作用。然而，在护理实践和一些护理研究领域中，往往存在着理论缺失，或正在使用的一些理论未能纳入护理视角。例如，大多数护士使用的行为改变理论并不包含有关病人与护士或医务人员之间互动的概念。然而，由护士和其他医务人员所做的咨询可能是促进健康或疾病管理行为改变中的一个关键方面。认识到这一疏漏，Cox（1982）开发了一个纳入病人和医务人员之间互动的健康行为模式。这个例子说明了为什么我们过去一直需要、未来将继续需要护士发展理论来丰富实践和研究。最近，护士发展了一些理论来理解实践中出现的挑战。例如，Zandi、Vanaki、Shiva、Mohammadi 和 Bagheri-Lankarani（2016）发展了一个照护成为代孕母亲女性的理论模式。

　　清晰和明确的理论构建方法可以促进概念、陈述和理论在护理背景下的发展。在这一章中，我们提出了理论构建策略的基本框架。在接下来的章节中，主要从中域理论的角度阐述了构建理论的具体策略，例如概念合成。这些策略关注理论构建。对理论评价感兴趣的读者可以参考 Hardy（1978）、Fawcett（2005）和 Parse（2005）的著作。

我们并不打算在这本书中提出一套滴水不漏的理论构建规则。我们提出的是一套相当全面的策略，可以增强理论家在形成概念、陈述和理论时已经使用的直觉过程。我们把这些策略视为行动指南。作为指南，这些策略能够给予理论家们自己的方向，但并不能免除理论家们创造性工作的负担。

系统的理论构建方法既有支持者也有反对者。当然，我们相信，使用明确的理论构建方法可以促进理论的发展。其他人则不这么认为。反对者认为理论发展是一种不受规则约束的活动。对他们来说，成功的理论建立在理论家创造力的基础上。我们同意创造力是成功构建理论的关键因素。在这方面，Hempel（1966，p.15）认为，尚无规则能够让我们从数据中机械地派生出假设或理论。我们也同意这种说法。

然而，即使是好的方法也无法挽救一个糟糕的想法。反过来，盲目地遵循一种并不合适的方法可能会毁掉最佳想法。本书读者应该尝试在他们的直觉过程和这里的策略之间取得一种现实的平衡。作为指南，这些策略在创造之旅中起着参考作用。它们是沿途的标记，能够让旅行者保持在合理的路线上。

为了以一种有意义的方式讨论理论构建，我们必须对将在后续章节中用到的某些术语的含义有一些基本了解。本章致力于解释这些基本术语，并大体说明它们之间的关系。在我们的讨论开始时，对这些术语的含义达成一致是非常重要的。本章将着重讨论理论构建的 3 个基本要素和处理这些要素的 3 种基本方法。这 3 个要素是概念、陈述和理论。这 3 种方法是派生、合成和分析。我们将在本章的"策略的选择"部分展示这些要素与方法之间的关系。

理论构建的要素

概念

任何理论的基础都依赖于对其所关注概念的识别和解释。然而，许多人在试图描述、解释或预测现象时，都是在对将要描述、解释或预测的事物没有明确理解的情况下开始的。因此，在任何发展理论的工作中，健全的概念发展都是一个关键的任务。正如 Hardy（1974）所指出的，概念是理论的基本构建模块，我们将在本节的最后对这一观点的批评进行评价。**概念**是对关于一件事或一个行为的现象、想法或构想形成的心理形象。它不是事物或行为本身，而是它的形象（Kaplan，1964）。概念形成始于婴儿期，因为概念帮助我们对环境刺激进行分类或组织。概念通过对所有相似事物进行分类来帮助我们明确我们的经历是如何相似或相同的。因此，概念形成是一种非常有效的学习方式。

概念具有不同层次的抽象性（Reynolds，1971）。**初始概念**是指在一种文化中的所有个体之间具有共同含义的概念。例如，像蓝色这样的初始概念只能通过给出蓝色和非蓝色的例子来定义。**具体概念**是指可以由初始概念定义、受时间和空间限制、可观察的概念。**抽象概念**也可以被初始概念或具体概念定义，但它们是独立于时间和空间的（Reynolds，1971）。例如，温度这个概念是抽象的，而"Kansas 城今天的温度"这个概念是具体的，因为它依赖于一个特定的地点和时间。

语言是我们表达概念的方式。我们用来表达概念的语言名称（术语或单词）有助于我们与他人交流我们的想法。这些名称或术语并不是概念本身，而是我们交流概念的方式。因此，当我们试图让别人理解我们的想法或试图定义一些全新的东西时，这些名称或术语可能会被认为是充分或不充分的。如果用来定义概念的名称或术语不够充分，我们可能需要完善或更改名称，但概念本身保持不变。

一些作者和研究人员认为概念和变量这两个术语是等同的，从而会交替使用它们。当概念被进行操作性定义，即定义中包含了测量概念的方法时，它们可以被视为研究的变量。然而，在关于理论发展的讨论中，想法及其名称仍然是概念。

概念使我们以一种对自己和他人都有意义的方式对我们的经验进行分类。分类经验是一种非常有用和有效的能力。具有表达两个或更多概念之间关系的能力则更加有用和有效。

尽管清晰的概念在交流中很有用，但概念是理论基本组成部分的观点受到了批评。根据Bergdahl 和 Berterö（2016）的说法，"概念不是理论的基石"（p.2559）。在做出这一论断时，他们的大部分论证是基于与先进自然科学相关的哲学分析，而不是像护理这样的实践学科。因为护理是一门以理解和加强照护过程的多种维度为目的来发展知识和理论的学科，所以我们认为从这个更大的视角而非简单地从一种自然科学的视角考虑概念是非常重要的。哲学家Dickoff、James 和 Wiedenbach（1968）的工作反映了这一更广阔的视角，他们为护理实践假设了多个层次的理论，包括因素分离、因素关联、情境关联和情境生成或处置性理论。这些理论的一些形式与传统的非实践学科相似，而另一些则不然。

只有在这种更广阔的视角下，概念在护理中的地位和价值才能被理解。例如，在林业应用领域，涉及物种分类（比如从概念上区分物种）的分类学工作被描述为"对生物多样性及其保护工作的基本理解来讲至关重要"（Sunderland，2012，para.1）。对于非洲的藤条物种来说，"这类分类学工作不是纯粹的学术工作……（它）是保护、开发和管理资源本身的必要基础"（Sunderland，para. 6）。因此，即使在从应用角度研究物质世界的科学中，区分物质现象的概念也很重要。同样，我们认为描述护理现象和护理实践的概念对于提供、记录、交流和研究护理过程也是必不可少的。

陈述

陈述是表达概念之间关系的结果。发展陈述是理论发展的一个重要方面。定律和经验总结都是科学陈述的形式，它们为科学提供了大量工作基础。在实践学科中，许多诊断、干预或实践结果可能都是基于这样的科学陈述。例如，Yeh（2002）假设子女患癌症的父母所经历的压力和心理困扰水平存在性别差异。在她的研究中，母亲的压力和困扰得分显著高于父亲。Yeh 建议，适当的咨询和其他干预措施对父亲和母亲来说可能是不同的。因此，对于实践，陈述发展是理论发展的一个非常重要和有用的层面。当一个理论家希望超越概念（命名）阶段，但并不需要理论提供的全面视角时，就特别合适用陈述。

因此，在任何建立科学知识体系的尝试中，**陈述**都是极其重要的组成部分。在做出解释或预测之前，必须先阐明它。在理论构建的背景下，一个陈述可以以两种形式出现——关联性陈述和非关联性陈述。**关联性陈述**声明了两个或多个概念之间的某种关系。**非关联性陈述**可以是一个宣称概念存在的存在性陈述（Reynolds，1971），也可以是一个理论性定义或操作性定义。

关联性陈述宣称关联（相关）或因果关系（Reynolds，1971）。相关性陈述只是陈述哪些概念同时出现。它们甚至可以陈述概念之间关联的方向，例如，正向、负向或没有关联。正相关表明，当一个概念发生或改变时，另一个概念在同一方向上发生或改变。例如，这个陈述说明了正相关，"随着焦虑增加，手掌出汗增加"。负相关表明，当一个概念发生或改变时，另一个概念在相反方向发生或改变。例如，陈述"随着焦虑增加，注意力降低"是负相关。"没有关联"关系意味着一个概念的出现不会告诉我们另一个概念是否出现。

因果关系陈述说明了一种原因和结果的关系。引起另一个概念变化的概念在研究中可以称为自变量，而被改变或影响的概念称为因变量。"在有色棉布上使用未经稀释的漂白剂（NaOH）会导致布料褪色"就是一个因果关系陈述的例子。

非关联性陈述附加于关联性陈述上。非关联性陈述是理论家阐明理论含义的方法。**存在性陈述**通常是关于一个概念的简单陈述。当理论家处理高度抽象的资料时，它们尤其有用。例如，"有一种现象被称为母性依恋"是一种存在性陈述。如果人们对这种现象的存在所知甚少，那么理论家为他或她的概念命名并将其作为理论的起点，将对读者很有帮助。

理论家通过使用理论性**定义**来向读者介绍每个概念关键的定义属性。这些定义通常是抽象的，并且可能无法测量。操作性定义反映了理论性定义，但是它们必须包含测量说明（Hardy，1974）。理论性定义和操作性定义在理论构建中是至关重要的。没有它们，就没有办法在现实世界中检验并验证理论。

理论

完善的理论是通过系统地组织相关概念和陈述来提供对现象的全面理解。因此，一个被普遍接受的定义是，**理论**是一组内部一致的关联性陈述，这些陈述对一个现象提出了一个系统的观点，并且有助于对现象的描述、解释、预测和处置或控制。与理论相关的可能是一组专属于该理论中概念的定义。理论通常是为了表达对一种感兴趣现象本质的新观点或新见解而构建的。护理专业具有明确的知识体系。由于具有预测和处置的潜力，理论是在这个体系中实现护理专业目标的主要手段（Meleis，1997）。这些知识是循证护理和政策制定中人们决策过程的重要组成部分。一些作者不同意将处置和控制作为护理理论的合理目的，认为这违反了护理的整体性和人文性本质。我们仍然相信，在一个以循证实践为实践主流范式的世界里，理论的这两种功能仍然合理。然而，我们也相信，仅因为科学理论允许通过假定关系来预测或控制某些现象，并不意味着这些理论提供了将这些知识作为控制手段的充分依据。正是人类对和谁一起以及为谁制定护理计划的目标、义务和权利的判断，才是护士在实践中使用理论的最终依据。

描述、解释、预测和处置代表了理论发展的不同阶段。理想的理论会同时做好所有这些事情。但是，在任何学科中都很少有一个理想的理论能够同时实现所有这4种功能。因为科学是逐渐发展的，并且因为人类作为生物体本质上容易犯错，所以理论总是在变化。在一门学科所有发展阶段的任何时间点，都可能有理论被发现。有些理论是专门为解释而设计的，没有任何预测意图，例如进化论。还有一些是专门为预测而设计的，但不提供处置或控制。事实上，有时处置或控制是不可能或不符合伦理的。例如，大地震可以被预测，但还不能被控制，虽然人们希望，但也从来不能被处置。我们不应该对这个理论构建的明显不完美的世界感到绝望。科学思想是通过自我修正过程发展起来的。一个人将自己的想法提交给同行进行评判和分析，会导致对任何给定理论的修订、验证和拓展。

理论的图形展示称为模型。正如 Baltes、Reese 和 Nesselroade 所指出的，模型是"用来展示自身以外事物的任何装置"（1977，p.17）。模型的各个部分都应该与它们所展示理论的各个部分相对应，或者是同构的（Brodbeck，1968，p.583）。一个模型可以用数学的方法画出来，例如用方程，也可以用符号和箭头示意。一个数学模型可以是这样的：

$$Y = {}_{a1}X^{(1)} + {}_{a2}X^{(2)} + {}_{a3}X^{(3)} + E$$

在这个方程中，Y 代表一个因变量，X 代表一个自（预测）变量，每个 a 代表应用于各自的 Xs 的数学权重，E 代表一个误差项（未解释的方差）。一个原理图模型可能看起来更像图 3-1。

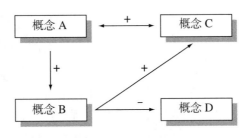

图 3-1　理论图模型

在图 3-1 中，框代表不同的概念 A、B、C、D。模型中的箭头代表关系的方向（概念 A 与概念 B 有关）。箭头上的 + 或 – 代表关系的效价（概念 A 与概念 B 正相关）。模型既可以在理论之前发展，又可以在理论之后发展。理论前模型（pretheoretical model）既可以作为一种启发式方法，也可以是理论家在早期理论中发现缺失关联的一种尝试。理论后模型（posttheoretical model）是在理论之后发展起来的，它揭示了理论的内部和形式结构——概念之间相互关系的系统。

基于本书的目的，模型（model）这个术语将只用于数学或示意图中。在本书任何关于理论的讨论中，这样规定模型的用法对于量化和澄清概念之间的关系是必要的。但是在一些护理文献中，模式（model）被赋予一个特定的意义："整个领域的形象及其所有主要单元的概念，例如目标、耐心等"（Riehl & Roy，1980，p.7）。在有些护理文献中，模式这个专业术语被用来指代我们所说的"广域理论"。有关模式层次和类型的进一步说明，请参阅本章末的"补充阅读"。

要素的相互关联

理论发展可以从概念和陈述的层次开始。例如，在简化的、完整的理论发展过程中，理论家可能会从概念发展开始。当这一目标完成后，他们将追求陈述发展和最终理论发展的目标。例如，在发展一种病人倡导理论时，Bu 和 Jezewski（2007）从概念层次开始（使用将在本章后面描述的概念分析），并发展到中域理论层次。

只有像理论所提供的那样，对一组关系有了统一的解释，才能实现科学中描述、解释和（或）预测的目标（Hempel，1966）。当然，理论需要通过研究和实践来检验和验证。检验可以反过来强调理论中需要修订的地方。至此，理论发展的过程再次重新开始。理论发展的这些阶段如图 3-2 所示。因此，理论发展、研究和实践是一门学科更长的科学发展过程中的一部分，而不是以自身为目的的独立过程。虽然这本书将侧重于理论发展，但读者应该记住理论与研究、理论与实践之间的相互依存关系。正如我们在第二章中所讨论的，如果没有彼此之间的相互关联，那么它们没有一个是完整的。

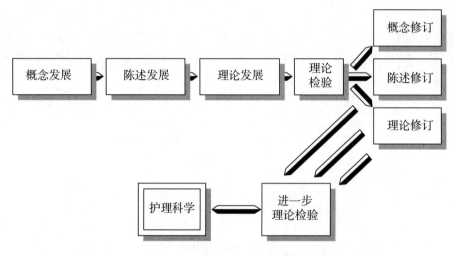

图 3-2　护理科学发展的阶段

理论构建的方法

　　派生、合成和分析是我们在本书中用于理论构建的 3 个基本方法。一个理论开发者可能会在这些方法之间来回切换；但是，我们将分别展示它们，以帮助初学者更好地理解每一种方法。

派生

　　类比或比喻是派生的基础。派生允许理论家将一个概念、陈述或理论从一个情境或领域转置到另一个领域并重新定义。我们的派生策略深受 Maccia 和 Maccia（1966）在教育理论模式工作的影响。这种理论构建的方法可以应用于没有理论基础的领域。派生也可用于现有理论已经过时和需要新的创新观点的领域。通过将术语或结构从一个情境或领域转移到另一个情境或领域，派生提供了理论构建的一种方法。例如，人们可以从化学中提取一个概念，比如化学平衡，并通过类比，使用它来派生出关于一组专业人员之间如何进行信息交换的描述。

合成

　　在合成中，基于观察的信息被用来构建一个新概念、新陈述或新理论。合成允许理论家将迄今为止在理论上没有联系的、离散的信息片段结合起来（Bloom，1956，p.206）。当理论家在没有明确理论框架的情况下收集数据或试图解释数据时，合成的方法就很适用。许多描述性临床研究包括对大量数据的收集，并希望筛选出重要的因素和关系。合成有助于这个筛选过程。例如，学校的护士可以利用学业和家庭信息，尝试确定与青少年药物滥用或怀孕相关的因素。研究人员可以使用合成来命名因子结构中的集群，或者在定性资料分析中命名主题。由于大型数据库的数据挖掘已经成为产生基于实践的证据的信息学过程之一（Horn & Gassaway，2007），合成将会成为理解挖掘数据所需的主要策略。

分析

使用分析可以让理论家把一个整体分解成它的组成部分，以便更好地理解它们（Bloom，1956，p.205）。正如 Newman 等所说（Newman，Smith，Pharris，& Jones，2008），我们往往通过理解部分才能理解整体。因此，在分析中，理论家检查每个部分与每个其他部分及其与整体的关系。在有大量理论文献的领域，分析尤其有用。分析能够使人澄清、提炼或明晰概念、陈述或理论。分析作为一种提高知识准确性、时效性或相关性的手段，能够使理论家反复检验关于现象的现有知识。

策略的选择

我们在理论 3 个要素之上叠加了理论构建的 3 种方法。9 种理论构建策略来自于对要素和方法的交叉分类。这些策略及其在理论构建中的具体应用如表 3-1 所示。通过仔细地确定理论所需的要素及在一个主题上可用文献和信息的性质，理论家可以使用表 3-1 作为策略选择的指南。要确定一个合适的理论构建策略，理论开发者首先必须清楚自己感兴趣的领域。接下来，理论开发者必须决定是关注概念、陈述还是整个理论。这将取决于感兴趣领域已经存在的概念、陈述和理论发展的质量。为了确定哪个要素最适合他们的需要，理论家们可能会问自己几个问题。

1．关于这个感兴趣的话题，现有理论发展的程度如何？
2．现有理论发展是否充分？
3．现有理论中哪个要素是最薄弱的：概念、陈述还是整个理论？
4．关于这个主题下需要的理论发展类型，文献综述有什么建议？
5．在我感兴趣的主题上，我认为选择哪种理论发展要素最富有成效？

仔细考虑这些问题。你的答案应该有助于澄清你应该从哪里开始理论构建：概念、陈述或整个理论。

方法选择在很大程度上取决于可用的文献和数据的范围和类型。至此，理论家可能会提出另一组问题。

1．有关于这个主题的文献吗？
2．如果有文献，它是基于研究还是纯粹的推理（未经检验的）？
3．这些文献是否被共同的概念框架或理论框架连结在一起？
4．"最新进展／科学"文章对该主题现有理论工作的充分性提出了什么建议？是否需要新的视角、组织或改进？
5．我可以直接获取哪些类型的信息或数据：临床观察、专业笔记、计算机数据文件、去身份识别的病人电子数据?

6．作为理论开发者，我有哪些独特的资源来帮助自己的理论构建工作：广泛的文献收集、计算机设备、对多个数据库的访问权限，或可以随时访问相关主题的临床研究项目?

7．在我感兴趣的主题上，我认为哪种理论构建方法最富有成效?

表 3-1　基于理论要素和理论构建方法交叉分类的理论构建策略

理论要素	理论构建方法		
	派生	合成	分析
概念	策略：概念派生（第四章）应用：将概念从一个领域转移到另一个领域并重新定义	策略：概念合成（第七章）应用：从一组资料或观察数据集中提取或总结出一个或多个概念	策略：概念分析（第十章）应用：澄清或重新定义一个现有概念
陈述	策略：陈述派生（第五章）应用：将陈述的内容或结构从一个领域转移到另一个领域并重新表述	策略：陈述合成（第八章）应用：从一组资料或观察数据集中提取或总结出一个或一组陈述	策略：陈述分析（第十一章）应用：澄清或完善一组现有陈述
理论	策略：理论派生（第六章）应用：将理论的内容或结构从一个领域转移到另一个领域并重新表述	策略：理论合成（第九章）应用：从一组资料、一组观察数据集或一组实证陈述中总结出一个理论	策略：理论分析（第十二章）应用：澄清或完善一个现有理论

仔细检查你对这些问题的回答。尽管可能有不止一种方法，但你应该首先考虑总体上最可行的方法。如果一种方法在日后不能令人满意，可以考虑另一种方法。同时使用两种或两种以上的策略也可能有帮助。

通过将关于理论要素和最适合感兴趣主题方法的决策放在一起，理论构建具体策略的选择就应该清晰了。例如，假设"绝望"是一个感兴趣的话题，需要在概念层面上进一步研究，以将其与"抑郁"的概念区分开来。此外，假设分析似乎最适合处理关于这一概念的大量文献（Dunn，2005）。那么，概念分析将是进一步构建关于绝望的理论的合理策略。

每一种策略将在后面的章节中得到更充分的描述。其中一种策略——概念分析——一直是一个争议性的主题，我们将在第十章讨论。

策略之间的相互关系

将自己局限于一种方法或策略可能不利于理论的成功发展。当一个理论正在构建时，使用一种策略可能会直接导致第二种策略，从而进一步发展新理论。我们在这里提出了9种策略：概念、陈述和理论派生；概念、陈述和理论合成；概念、陈述和理论分析。尽管它们是大多数方法所固有的，但这9种方法并没有包含全部的可用策略 [参见 Aldous（1970）、Burr（1973）、Hage（1972）和 Zetterberg（1965）的理论发展的经典方法]。它们是我们在护理理论发展现状下所设想的最佳策略。

没有一种策略能够满足理论构建的所有需要，这些需要可能出现在自己的视野范围内，或者在学科范围内。在选择使用策略之前，理论家需要确定知识库的现状。策略一旦被选中，就应该被使用，直到它不能产生关于感兴趣主题的额外信息。当一种策略达到极限时，就该转向另一种策略了。例如，不愉快症状理论（Lenz，Suppe，Gift，Pugh，& Milligan，1995）和实践中的智慧理论（Matney，Avant，& Staggers，2015）的发展就是在理论演化过程中依次应用不同策略的例子。

理论构建是反复迭代的。换言之，理论家必须持续和重复使用策略，直到达到理论中所期望的复杂程度。Hanson（1958）将这种迭代过程称为"逆推法"（retroduction）。他把这个过程描述为依次使用归纳法和演绎法得出一个恰当的理论表述。实际上，Hanson 提出理论家要首先确定几个相当具体的命题，然后从这些命题中归纳出一个更普遍的命题。"逆推法"的第二阶段是用新的命题演绎出一些新的、更具体的命题。这个过程大大增加了理论知识体系。事实上，这就是现实世界中理论发展的方式。

我们没有试图将这些策略归类为归纳法或演绎法。在我们看来，唯一纯粹的归纳策略是合成策略，因为它们显然是基于数据的。其他的策略，即派生和分析，可能包括理论的归纳和演绎。虽然一些人认为我们在理论发展方法中强调定量方法，但事实并非如此。这些策略中有许多本质上是定性的，涉及创造性判断，在许多情况下，还需要逆推性思考。然而，为了使策略尽可能清晰和实用，我们宁愿在策略章节中弱化归纳和演绎的概念。鉴于护理的发展水平和理论的本质，逆推的思路对我们来说更有意义。同样地，虽然在一些情况下区分定性方法和定量方法是有用的（例如，参见第七章概念合成和第八章陈述合成），但这并不是我们的主要关注点。

在这里举一些例子也许能够说明如何相互配合地使用这些策略。让我们假设一位理论家读了一篇提出新理论的文章。理论分析有助于理论家发现该理论中的概念没有任何操作性定义。理论家决定使用概念分析来发展更好的操作性定义。当使用这两种分析策略时，理论家开始看到一些概念之间新关系的可能性。当他最终决定形成反映这些新关系的陈述时，就会使用陈述合成策略。

第二个例子可能是一个博士生在研究期间开始发展一个他/她希望在学位论文中使用的概念。学生最初对这一概念的兴趣是在临床实践中产生的。经过几次小规模的实地研究，这个概念得到了合成。随后，当其他概念需要与这个新概念相关联时，陈述派生策略就为概念之间提供了一个恰当的结构。最后，在学生毕业后，最终完成了一个理论合成策略。另一个理论家读了这个学生对这个理论的讨论，决定将它用在另一个学科，所以使用了理论派生。

最后一个真实世界的例子是上面提到的 Lenz 等（1995）的研究。Pugh 和 Milligan 分别研究了产时和产后的疲乏。Pugh 的研究是演绎性的，Milligan 的研究是归纳性的。在讨论中，他们开始意识到这两种现象有许多相似之处。他们随后合成了两组数据，再加上来自文献的数据，开发了一个研究分娩期疲乏的框架。与此同时，Gift 和 Cahill（Lenz et al.，1995）正在研究慢性阻塞性肺疾病（COPD）病人的呼吸困难。呼吸困难和疲乏并存。研究人员意识到生育时的疲乏概念与 COPD 中的疲乏概念有相似之处，因此分析了他们构想的疲乏概念，并系统地比较了它们的异同点。随后，经过大量的研究，他们能够从 3 个数据集、他们的分析和他们对文献的综述中合成一个关于不愉快症状的理论。因此，在不愉快症状理论的发展中，理论发展的所有 3 种方法——合成、派生和分析——都被使用了。

从这个例子可以看出，每种策略都是独立的，但每种策略又都相互依存。每种策略都为理论家提供了独特的信息，但它们都为进一步的理论发展产生了富有成效的想法。

成功理论家的标志是，他们允许自己与想法或策略自由地"共舞"，直到这些想法或策略符合其需要。当你使用各种策略时，你将会对它们的使用感到更加自如。你甚至可以修改其中的一些策略，或者为你的理论构建知识库开发新的策略。

小结

在本章中，我们讨论了理论构建的要素、方法和策略。理论要素是概念、陈述和理论。理论构建方法是派生、合成和分析。通过将这些要素与方法相结合，我们构建了一个九格的理论构建策略矩阵。在理论发展过程完成之前，可能会经常使用多种策略。

参考文献

Aldous J. Strategies for developing family theory. *J Marriage Fam.* 1970;32:250–257.

Baltes PB, Reese HW, Nesselroade JR. *Life-Span Developmental Psychology: Introduction to Research Methods.* Monterey, CA: Brooks/Cole; 1977.

Bergdahl E, Berterö CM. Concept analysis and the building blocks of theory: Misconceptions regarding theory development. *J Adv Nurs.* 2016;72(10):2558–2566.

Bloom BS, ed. *Taxonomy of Educational Objectives. Handbook 1: Cognitive Domain.* New York, NY: McKay; 1956.

Brodbeck M. Models, meaning, and theories. In: Brodbeck M, ed. *Readings in the Philosophy of the Social Sciences.* New York, NY: Macmillan; 1968, pp. 597–600.

Bu X, Jezewski MA. Developing a mid-range theory of patient advocacy through concept analysis. *J Adv Nurs.* 2007;57(1):101–110.

Burr JW. *Theory Construction in Sociology of the Family.* New York, NY: Wiley; 1973.

Cox CL. An interaction model of client health behavior: Theoretical prescription for nursing. *Adv Nurs Sci.* 1982;5(1):41–56.

Dickoff J, James P, Wiedenbach E. Theory in a practice discipline, part I. *Nurs Res.* 1968;17:415–435.

Dunn SL. Hopelessness as a response to physical illness. *J Nurs Scholarsh.* 2005;37(2):148–154.

Fawcett J. Criteria for evaluation of theory. *Nurs Sci Q.* 2005;18:131–135.

Hage J. *Techniques and Problems of Theory Construction in Sociology.* New York, NY: Wiley; 1972.

Hanson NR. *Patterns of Discovery.* Cambridge, England: Cambridge University Press; 1958.

Hardy ME. Theories: Components, development, evaluation. *Nurs Res.* 1974;23:100–107.

Hardy ME. Perspectives on nursing theory. *Adv Nurs Sci.* 1978;1(1):37–48.

Hempel CG. *Philosophy of Natural Science.* Englewood Cliffs, NJ: Prentice Hall; 1966.

Horn SD, Gassaway J. Practice based evidence design for comparative effectiveness research. *Med Care.* 2007;45(10):S50–S57.

Kaplan A. *The Conduct of Inquiry.* San Francisco, CA: Chandler; 1964.

Lenz ER, Suppe F, Gift AG, Pugh LC, Milligan RA. Collaborative development of middle-range nursing theories: Toward a theory of unpleasant symptoms. *Adv Nurs Sci.* 1995;17(3):1–13.

Maccia ES, Maccia GS. *Development of Educational Theory Derived from Three Educational Theory Models.* Project No. 5-0638. Columbus, OH: Ohio State University; 1966.

Matney SA, Avant K, Staggers N. Toward an understanding of wisdom in nursing. *Online J Issues Nurs.* 2015;21(1):9.

Meleis AI. Theoretical nursing: Definitions and interpretations. In: King I, Fawcett J, eds. *The

Language of Nursing Theory and Metatheory. Indianapolis, IN: Sigma Theta Tau Honor Society in Nursing; 1997.

Newman M, Smith M, Pharris M, Jones D. The focus of the discipline revisited. *Adv Nurs Sci.* 2008;31(1):E16–E27.

Parse RR. Parse's criteria for evaluation of theory with a comparison of Fawcett's and Parse's approaches. *Nurs Sci Q.* 2005;18:135–137.

Reynolds P. *A Primer in Theory Construction.* Indianapolis, IN: Bobbs-Merrill; 1971.

Riehl JP, Roy C. Theory and models. In: Riehl JP, Roy C, eds. *Conceptual Models for Nursing Practice.* 2nd ed. New York, NY: Appleton-Century-Crofts; 1980.

Sunderland T. Why taxonomy is important for biodiversity-based science. *Forest News.* 2012. Accessed at http://blog.cifor.org/8746/why-taxonomy-is-important-for-biodiversity-based-science?fnl=en

Yeh C. Gender differences of parental distress in children with cancer. *J Adv Nurs.* 2002;38(6):598–606.

Zandi M, Vanaki Z, Shiva M, Mohammadi E, Bagheri-Lankarani N. Security giving in surrogacy motherhood process as a caring model for commissioning mothers: A theory synthesis. *Jpn J Nurs Sci.* 2016;13(3):331–344.

Zetterberg HL. *On Theory and Verification in Sociology.* Totowa, NJ: Bedminster Press; 1965.

补充阅读

如果想额外阅读理论和理论发展方法相关文献，可以查找以下资源，许多都是读者们感兴趣的经典著作（星号表示读物）。

*Blalock HM. *Theory Construction: From Verbal to Mathematical Formulations.* Englewood Cliffs, NJ: Prentice Hall; 1969.

*Broudy H, Ennis R, Krimerman L, eds. *The Philosophy of Educational Research.* New York, NY: Wiley; 1973.

Chinn PL, ed. *Advances in Nursing Theory Development.* Rockville, MD: Aspen; 1983.

Chinn PL, Kramer MK. *Integrated Theory and Knowledge Development in Nursing.* 7th ed. St. Louis, MO: Mosby; 2008.

Dubin R. *Theory Building.* 2nd ed. New York, NY: Free Press; 1978.

Fawcett J. The relationship between theory and research: A double helix. *Adv Nurs Sci.* 1978;1(1):49–62.

Fawcett J. A framework for analysis and evaluation of conceptual models of nursing. *Nurs Educ.* 1980;5:10–14.

Hardy ME. Perspectives on knowledge and role theory. In: Hardy ME, Conway ME, eds. *Role Theory.* New York, NY: Appleton-Century-Crofts; 1978:1–15.

Jacox A. Theory construction in nursing: An overview. *Nurs Res.* 1974;23:4–13.

King I, Fawcett J. *The Language of Theory and Metatheory.* Indianapolis, IN: Sigma Theta Tau International Honor Society of Nursing; 1997.

*Kuhn TS. *The Structure of Scientific Revolutions.* 2nd ed. Chicago, IL: University of Chicago; 1970.

*Lakatos I, Musgrave A, eds. *Criticism and the Growth of Knowledge.* Cambridge, England:

Cambridge University Press; 1970.

Meleis AI. *Theoretical Nursing: Development and Progress.* 5th ed. Philadelphia, PA: Lippincott Williams & Wilkins; 2012.

Newman M. *Theory Development in Nursing.* Philadelphia, PA: Davis; 1979.

Newman MA. *Health as Expanding Consciousness.* 2nd ed. New York, NY: National League for Nursing; 1994.

Suppe F. *The Semantic Conception of Theories and Scientific Realism.* Urbana, IL: University of Illinois Press; 1989.

Suppe F, Jacox AK. Philosophy of science and the development of nursing theory. In: Werley HH, Fitzpatrick JJ, eds. *Annual Review of Nursing Research.* 1985;3:241–267.

Wallace WL. *The Logic of Science in Sociology.* Chicago, IL: Aldine-Atherton; 1971.

第二部分

派生策略

本部分介绍了一种使用派生策略发展概念、陈述和理论的方法。这些策略促进了新概念、新陈述或新理论的发展。作为一组策略，它们可能非常适合于理论工作尚不存在或已经过时的情况。对于派生策略，我们借鉴了 Elizabeth Maccia 等富有洞察力的方法学研究（Maccia，1963；Maccia & Maccia，1963），但我们将其放在护理情境中。派生方法的核心是使用类比来培养一种新的思考现象的方式——无论是在概念层面、陈述层面还是理论层面。在这里，感兴趣的现象就像一些已知事物，马上就要出现了。啊哈！在每一章中，我们分别在概念、陈述和理论层面介绍派生的机制，以说明一个学术领域的理论工作如何可以作为产生另一个领域理论工作的载体。

派生策略（例如概念派生）的使用总是有目的的。新创造的概念使我们能够指出以前无法识别或很难理解的事件。例如，"社会资本"一词在引入时即引起人们对某些个人拥有的资源和影响力的关注，这些资源和影响力加强了这些人与其他人的联系（Coleman，1988）。相比之下，缺乏社会资本的人被认为无法获得可能特别重要的资源和关系，例如，在克服影响健康和福祉的社会条件阻碍方面。尽管在财经领域中，从资本的根（源）概念派生出社会资本的概念是显而易见的，但在概念派生的许多案例中，却忽略了对派生的正式说明。因此，如果根据护理文献中的正式引用来判断，概念派生以及与陈述派生和理论派生相关的策略似乎是护理理论发展中较少使用的策略之一。尽管如此，派生方法的非正式应用无疑更为普遍。

谨慎的概念、陈述和理论发展是任何试图描述或解释现象的基础。这也是任何合格理论的先决条件。一般而言，当理论家在实践层面对某个感兴趣的领域有所了解，但认为在实践或科学论著中缺乏表述这一现象的语言时，使用派生方法可能是有用的。如果要判断派生方法是否适合你试图描述或解释的现象，那么思考一些问题可能会对你有所帮助，例如第三章"策略的选择"部分列出的问题。评估诸如理论发展水平、现有文献类型以及感兴趣领域的文献进展方向等问题将帮助你确定派生方法是否适用于你的项目。

另外，如果你已经确定派生是一种合适的方法，那么花一些时间来思考你的目标是否是：

- 针对你想深入研究的现象提出一个或多个概念
- 在陈述中关联两个或多个概念

- 构建一个更全面和更具理论性的现象图景

根据你的目标，你可以分别关注概念派生（参见第四章）、陈述派生（参见第五章）或理论派生（参见第六章）。

参考文献

Coleman JS. Social capital in the creation of human capital. *Am J Sociol.* 1988;94:S95–S120.

Maccia ES. Ways of inquiring. In: Maccia ES, Maccia GS, Jewett RS, eds. *Construction of Educational Theory Models.* Cooperative Research Project No. 1632. Washington, DC: Office of Education, U.S. Department of Health, Education, and Welfare; 1963, pp. 1–13.

Maccia ES, Maccia GS. The way of educational theorizing through models. In: Maccia ES, Maccia GS, Jewett RE, eds. *Construction of Educational Theory Models.* Cooperative Research Project No. 1632. Washington, DC: Office of Education, U.S. Department of Health, Education, and Welfare; 1963, pp. 30–45.

第四章

概念派生

在开始阅读本章之前，你需要思考的问题：

▶ 你是否有兴趣找到一种方式来表达研究问题或临床现象的新思想？

▶ 你是否有兴趣在自己的研究领域之外看看别人是如何表达类似观点的？

引言： 通过类比或隐喻进行推理是创造性工作中一种很有效的经验。当试图表达新想法时，从其他探究领域中寻求洞见和灵感非常常见。在介绍概念派生的这一章中，我们试图给读者一些明确的指导，以指导读者如何在实践、教学或研究中派生出可以丰富他们理论的概念。我们鼓励读者同时阅读第四章、第五章和第六章，以便掌握整个派生过程。

定义和描述

概念派生的基础在于两个探究领域中现象之间的类比。概念派生的过程建立在 Maccia（1963）以及 Maccia 和 Maccia（1963）早期工作的基础上。通过从已定义的**源领域**或**根领域**中寻求类比有助于发展新的感兴趣领域，新领域中的概念可能由此派生。此外，通过从根领域中重新定义概念以适应新领域，可以创建一组新的概念。如此，新定义概念的含义不再依赖于根领域。根领域可能属于更广泛的护理学科或其他学科。

概念派生策略适用于在一个概念被定义领域与另一个概念未被定义领域之间进行有意义的类比。更准确地说，概念派生包括将概念（概念1）从一个探究领域（领域1）移动到另一个领域（领域2）。在转置概念的过程中，有必要将概念（概念1）重新定义为适合新探究领域（领域2）的新概念（概念2）。此过程如图4-1所示。因此，由概念1引出了概念2，但领域1和领域2是不同的。对概念1的重新定义会得出一个基于概念1但又不同于概念1的概念（概念2）。（注意概念派生策略中的概念重新定义通常是在理论层面上，不要与研究中的操作性定义概念相混淆。）

乍一看，概念派生似乎是一个机械过程。但是，这一过程是需要创造力和想象力的。首先，理论家必须选择一个概念的根领域（领域1），该领域与新探究领域具有相似之处。要掌握两个领域的相似特征，就需要先花一些时间沉浸于潜在的根领域中。在一些案例中，自然科学中的概念已经扩展至社会科学和行为科学。例如，生物学的"系统"和物理学（源或根领域）的"能量"等概念在社会科学、行为科学和护理学（使用派生概念的领域）中都很常见。然而，并没有任何规定说明在哪里可以找到一个丰富的概念视角来进行概念派生。理

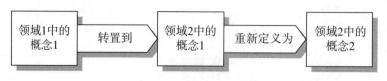

图 4-1　概念派生过程

论家的洞察力非常重要。

　　需要创造力和想象力的第二个原因是：在将概念转置到新的探究领域时，需对概念进行有意义的重新定义。重新定义不仅是将略作修改的定义赋予一个词汇。在有效的概念派生中，重新定义需要通过定义将派生的概念与新领域（领域 2）相关联，从而产生观察领域 2 中现象的真正的创新方式。概念派生的一个最有效的用途是在领域 2 中派生出一种新的现象分类学或分类法。这个新的分类学或分类法不仅提供了对领域 2 中现象进行分类的新词汇，更重要的是，提供了对领域 2 进行观察的新方法。Roy 和 Roberts（1981，p.55）的理论著作提供了一个将分类法引入护理学的经典案例。运用 Helson 在心理物理学中提出的主要刺激、相关刺激和固有刺激的概念，Roy 在护理学中重新定义了这些概念，形成了人的适应水平相关因素的分类法（pp.53-55）。此派生过程如图 4-2 所示。

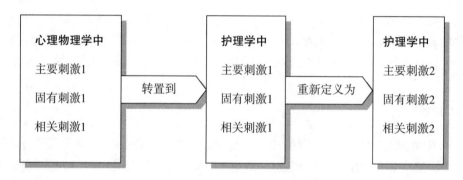

图 4-2　从 Helson 的概念到 Roy 的概念派生

　　概念派生不仅是简单地将一个概念以不变的形式应用于以前从未应用过的现象。相反，为了适应新的现象，概念含义必须有所发展和改变。例如，假设"角色转变"的概念从未应用于从住院病人到门诊病人的状态转变中。进一步假设将角色转变用于病人状态的转变，但是不改变角色转变概念的含义。尽管这一角色转变的应用可能具有科学趣味性，但这并不是一个真正的概念派生案例。因为这个角色转变只是简单地与一种新现象相连，而我们已知这二者具有关联性且有意义。因此，角色转变在此并没有被用作隐喻或类比，而是保留了其含义。

目的和应用

　　概念派生的目的是产生思考和观察某些现象的新方法。它为探究领域提供新词汇，依靠的是两种现象之间的类比或隐喻关系：一种现象已被定义且为人所知，另一种现象未被定义且尚在探索之中。与较慢的方法（例如概念合成）相比，通过依靠根领域（领域 1）来探讨和理解另一个领域（领域 2）可以加快概念发展过程。概念合成策略依赖于对观察结果和数据的分析，因此是一种较慢的概念发展方法。

在两种情况下，概念派生可能特别有用：①在尚无概念发展的潜在领域中；②在现有概念对推动对感兴趣现象的研究贡献很小的领域，无论是实践层面还是理论层面。换句话说，这个领域陷于困境，需要一个新的视角。

就第一种情况而言，护士遇到缺乏现有概念的新情况并不罕见，例如，有些百岁病人除了孙辈和曾孙，没有其他亲属在世。关于亲子关系的现有概念就不适合于理解这些隔代亲属关系。在这种情况下，概念派生可能很有用。

对于第二种情况，现有的概念可能已经过时，因此，可能需要更多创新的方法来对领域中的现象进行分类。例如，将护理实践领域划分为内科、外科、妇产科、儿科和精神科护理的传统概念，在今天已不如从前那么贴切了。现在，随着人们越来越多地了解了生长发育因素、环境因素和遗传因素如何相互作用，从而在整个生命周期中使人们产生健康或疾病，这个分类不太有用了。因此，需要一种新的视角来划分护理专业及其各自的知识领域。概念派生可能有助于构建更恰当的分类系统。

概念派生的过程

概念派生策略由4个基本步骤或阶段组成。虽然这些步骤在实际操作中可能会同时发生，但是为了解释清楚，我们还是按照逻辑顺序进行介绍。此外，此策略的使用者可能会发现，随着工作的推进，他们需要返回到前面的步骤来澄清或验证前期工作。当使用者从初始阶段（熟悉他们感兴趣的主题）进入紧张的工作阶段时，这种情况尤其会发生。我们强调这些点是为了避免引起读者误解。概念派生是概念发展的一种有效策略，但要充分实现这一点，并不一定是一个快速的、机械的过程。

1. 概念发展者需要充分熟悉与感兴趣主题相关的现有文献。这不仅包括阅读文献，还包括评判现有概念发展的水平和有用性。如果关于你感兴趣主题的现有文献缺乏相关概念，或者如果概念存在但它们已经无助于对该主题的进一步理解，那么概念派生可能是恰当的理论发展策略。

2. 探寻其他领域以寻找看待感兴趣主题的新方法。在相关领域和不同领域中都进行广泛阅读。因为你不能预先确知在哪里可以找到最丰富的类比，所以明智的做法是先撒一张大网。从实践的角度来看，不要仓促地迈出这一步是很重要的；通常，类比会在意想不到的时间和地点出现或变得明显。因为这一步在某种程度上依赖于创造性洞察力，所以可以通过保持放松、耐心的态度来促进这一步，而非试图强制采取即刻解决方案。

3. 从另一个领域中选择一个根概念或概念集以用于派生过程。根领域概念应该提供一种新的和富有洞察力的方式来看待感兴趣主题。例如，假设你对医务人员在压力下反常行为的意外发现感到困惑，你可能会在潜艇设计领域进行类比，以理解似乎正在发生的分隔。选择根领域可能是瞬间完成，也可能是对新领域和根领域仔细匹配的结果（Lenz，Suppe，Gift，Pugh，& Milligan，1995）。

4. 最后，概念发展者需要根据感兴趣主题重新定义根领域中的概念或概念集。在步骤3中提到的例子中，医务人员的反常行为被概念化为"潜艇综合征"，它是指封闭员工正在承受压力的区域，以使这些区域不会干扰其他功能区域——类似于防止潜艇沉没的设计。此外，如果根据感兴趣主题重新定义一组概念，则它可以提供用于描述组成感兴趣主题的基本类型的初步分类法。一旦初步确定了定义，请与熟悉感兴趣主题的同行审查这些定义。即使暂时感到痛苦，所收到的任何建设性批评都可能有助于进一步完善最初的工作。此时，请务必给自己一个鼓励！

Sameroff 关于父母对亲子关系的思考层次的著作中包含了概念派生过程的经典案例（Sameroff，1980，pp. 348-352）。作为一名儿童发展专家，Sameroff 从熟悉有关人类发展和家庭关系的文献开始，他想寻找一种新的方式来理解父母的思维过程，以解释父母在育儿行为上的差异。他回顾了与理解父母思维相关的现有概念：父母的态度和期望以及社会规范。但是，这些概念本身仅提供了理解父母思维的有限方式。总之，需要一个新的视角。Sameroff 对"父母用来理解发展的抽象层次"感兴趣（p.349）。他转向关注法国心理学家 Piaget（1963）的开创性工作，其中详细阐述了儿童认知发展的各个阶段。Sameroff 发现了儿童认知发展和父母思维之间的类比：

> 对儿童认知能力发展的研究表明，婴儿必须经历多个阶段才能实现具有成年特征的逻辑思维过程。同样，父母在思考与儿童的关系时可能会使用不同的层次。（p. 349）

根据 Piaget 认知发展的 4 个阶段（感知运动阶段、前运算阶段、具体运算阶段、形式运算阶段），Sameroff 通过类比提出了父母思维的 4 个层次。简言之，在 Piaget 感知运动阶段的经典著作中，语言的出现标志着认知与行动联系在一起的阶段，学习基于感觉和动作。随着进入下一个阶段，即前运算阶段，儿童在认知过程中除了动作外还使用图像和符号，不过只是根据单一分类方法来理解物体，例如大小。进入到具体运算阶段，儿童根据逻辑运算或规则进行思考，例如等价和序列化——如按大小将对象分组。在 Piaget 最后的形式运算阶段，儿童的逻辑运算不再局限于具体事物，而是发展到可以提议和评估的抽象可能性（Biehler，1971；Mussen，Conger，& Kagan，1980；Piaget，1963）。

Sameroff 在他的著作中提出了 4 种类比的父母思维层次：共生层次、分类层次、补偿层次和透视层次（图 4-3）。从共生层次回应儿童的父母，其行动是基于此时此地的。父母不会将儿童或婴儿的反应与他们自己的行为分开。在分类层次上，父母认为自己与儿童是分开的。儿童的行为源于其自己的特质。例如，儿童很固执。从补偿层次看待儿童的父母会认为儿童的行为与年龄有关——例如，儿童很固执，因为他是一个蹒跚学步的儿童。在透视层次上，父母认为儿童的行为"源于在特定环境中的个人经历。如果这些经历不同，儿童的性格也会不同"（Sameroff，1980，p.352）。有趣的是，Sameroff 发现，他研究的大多数父母都在分类层次上发挥作用。

回顾 Sameroff 的研究过程，他在儿童发展领域的专业知识使他轻松完成了概念派生的前两个步骤。他了解文献并能够评判该领域中现有概念的作用。这种专业知识还使他容易获得派生父母思维层次概念所需的另一个视角，也导致其选择 Piaget 的工作作为最有希望的途径。然后他进一步充实了与 Piaget 阶段相似的父母思维层次。在概念派生的最后一步，Sameroff 转置了 Piaget 的概念，并以与父母思维相关的方式对其进行了重新定义。他还在 4 个阶段创建了新标注，以便使新框架中的术语更适合育儿现象。

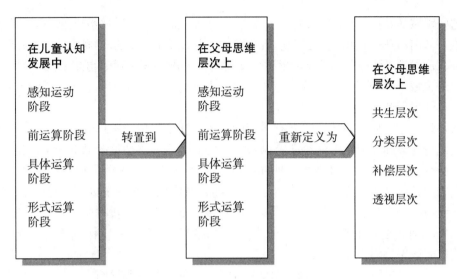

图 4-3　从 Piaget 的概念到 Sameroff 的概念派生

概念派生在护理中的应用

我们可以在 Braun、Wykle 和 Cowling（1988）的工作中找到护理领域中概念派生的例子。他们派生了"老年人发育迟滞"的概念。关注到一些长期生活在养老机构的老年人中存在体重减轻现象，他们提出"老年人发育迟滞，也许对应了（已经明确的）儿童现象"的发育迟滞（p. 809）。为了进一步发展老年人发育迟滞概念，他们对文献进行了详细回顾，以发现儿童和老年病在症状和病因之间的异同。他们得出的结论是，儿童发育迟滞是"一个整体概念，具有多种可能的……病因"，包括体重减轻、生长发育问题和抑郁症状（p. 811）。在老年人中，该概念可以被"视为一个广泛的综合症状，可能源于各种生理、心理或综合的复杂因素"，表现为体重减轻、身体和认知能力下降以及抑郁症状，例如绝望（p. 812）。

Braun 等（1988）的派生建立在这两个发育阶段中显现出的某些体重减轻表现的相似性上。尽管现象不完全相同，但根领域（儿科文献）被用于进行老年人发育迟滞的概念发展。这两个概念的不同之处在于，儿童发育迟滞与生长和发育迟缓有关，而在老年人中，该概念代表着体重减轻和功能下降的过程。

Lillekroken（2014）从社会学领域的慢动作思想派生出"慢护理"是另一个例子。Lillekroken 建议，"慢动作解开了时间和空间的某些问题，促进了一种注重质量而不是数量的生活方式"（p. 42）。在快节奏的环境中刻意地慢是慢动作的基本理念。在概念派生中，她将自己的新概念定义为："慢护理是一种重视尊重病人作为一个人的观点，强调质量，通过关注和反思病人的需求和资源，利用理论和实践知识、承诺、创造力和直觉来了解何时、为什么以及如何护理"（p. 43）。

在将概念派生应用于护理时，应牢记以下几点。首先，由于护士的关注点可能与其他健康职业的关注点重叠，概念派生的第一步不必局限于护理文献。医学、教育、发展和社会工作方面的文献，仅举几例，都可能有助于找到与感兴趣主题有关的现存概念。如果这些相关领域的概念看似已经足够，则无需进一步研究。反之，如果广泛的文献检索显示相关领域尚未关注感兴趣主题，或者如果其他领域的概念工作似乎有限，那么护理领域的概念派生可能也会使这些领域受益。

其次，如前所述，在哪里寻找护理现象的丰富类比或隐喻是没有规则的。除了护理的探究领域外，还可以考虑自然科学（物理学、动物学和化学）和行为科学，以及法律、工程和教育等应用领域。与护理同行以及其他领域的专家进行讨论可能有助于确定潜在有用的可以派生出概念的根领域。

再次，理论家不应急于选择一套有希望的概念，从中派生出护理现象的概念。通常，需要有同化或孵化时间才能了解两个研究领域之间的契合度。这种见解通常会突然出现，在此之前可能会有一段令人沮丧的缺乏进展的时期。

最后，概念派生的最后一步，即根据感兴趣领域中的现象重新定义概念，可能会很费力。在达到最终令人满意的结果之前，可能需要多次重新定义。暂时搁置一段时间可能有助于产生所需的有创造性的新观点。过早地批判性地判断一个人的工作成绩也可能扼杀创造力。理论家应该保持耐心，但要坚持不懈。

表 4-1 列出了护理文献中一些概念派生的例子。在其中一个案例中，派生了护理剂量这个概念，以更好地理解"护理作为一种干预措施"（Manojlovich & Sidani，2008，p.310）。在另一个案例中，护理人力资本和护理结构资本的概念是作为一个更大项目的一部分而派生的，在该项目中派生了护理智力资本理论（Covell，2008）。

表 4-1 使用概念派生的研究举例	
作者	概念派生的应用
Lenz 等（1995）	运用疼痛的概念把呼吸困难作为一种主观感觉来"重新定义"（p.6）
Brauer（2001）	派生出类风湿关节炎病人的整体功能模式
Manojlovich 和 Sidani（2008）	运用剂量这个多学科概念派生出护理剂量这个概念，该概念具有纯度、数量、频率和持续时间等属性
Covell（2008）	运用商业中的概念派生出护理人力资本和护理结构资本的概念
Lillekroken（2014）	运用慢动作的概念派生出慢护理的概念

优势和局限性

概念派生作为一种策略的优势是让理论家避免从零开始。其他领域概念的使用加速了创新过程。事实上，Maccia（1963）已经提出，一般来讲，概念派生所采用的视角可能是理论发展的基础来源。用新派生的概念来表达新的潜在思想可以引发新的评估方法或实践工具开发。新派生的概念也可以引导新的研究方向。

应牢记将概念派生作为理论发展策略有两个局限性。首先，尽管派生的概念可能提供有用的标签，但是概念本身的科学有用性是有限的。概念本身并不提供对现象的解释、预测或控制。只有关联性陈述和理论才具有这种潜力（参见第三章）。但是，概念发展是陈述和理论发展的第一步。概念可以标注现象的维度，但是要实现更大的科学和实践目标，我们还需要更多。

其次，尽管来自根领域（领域 1）的概念（概念 1）在该领域中有用，但从其派生的概念（概念 2）可能不会自动地同等有用。不幸的是，"出身名门"并不保证成功。因此，在实践和研究中对其进行检验之前，派生概念的科学有用性是未知的（参见第十三章）。新思想科学有用性的不确定性并不局限于作为一种策略的概念派生。提出任何新想法都存在风险。在想法被检验之前，它们的价值仍然未知。

应用概念派生的结果

在研究和理论发展中，用派生策略发展的概念至少可以通过两种方式被使用：①派生概念可以为临床工作提供工作概念，例如护理诊断发展；②派生概念可以提供护理现象的初步分类方案，以用于进一步的研究、理论发展和临床实践。在这些应用中，确定派生概念在新领域中是否具有实证效度非常重要。

为了检验派生的诊断性概念的有效性，请读者参考护理诊断领域的经典方法学文献（例如，Gordon & Sweeney，1979）和第十三章的"概念检验"部分。在研究和理论发展中，应重新评估派生概念在描述现象时的有用性，以促进研究领域目标的达成，并将相关研究的结果综合在一起。当派生概念是描述需要系统测量的新现象时，它们可以作为测量工具开发的基础［参见 Waltz，Strickland，& Lenz（2005）的测量护理概念］。

此外，概念派生可以在教学过程中用作启发式教学。当向学生介绍陌生的概念时，类似物可以促进概念引入。应用概念派生策略需要有可用的并且已经被学生理解的类似物。

小结

概念派生策略采用类比或隐喻将概念从一个探究领域转置到另一个探究领域。没有选择派生概念来源领域的确切规则。概念派生适用于感兴趣主题没有现成的概念发展或现有概念停滞不前。概念派生的步骤包括熟悉和评判有关某个主题的现有文献，从其他领域中寻找概念观点，选择一组有希望的概念以从中派生新概念，然后通过类比从根领域中产生新概念。概念派生策略可以加速概念发展过程。该策略受到所达到的理论水平以及所派生概念不确定的最终有用性的限制。

实践练习

你可以使用以下实践练习来尝试概念派生的步骤。由于不可能全部完成每个步骤，因此我们假设准备步骤已经完成，以方便练习。

首先，假设你对在初级卫生保健机构中理解护患沟通的一种新方式感兴趣。另外还假设，在广泛回顾了有关护患沟通的文献后，你的怀疑被证实，文献缺乏与初级卫生保健机构中护患沟通相关的创新概念。在检索了行为科学并没有发现什么有希望的内容之后，你碰巧在一个社交场合中与一位地理学家交谈。他正在讨论地图设计和使用的基本概念。在对话过程中，你会发现地图概念与初级卫生保健中护患沟通的概念之间有惊人的相似之处。你将病人视为"旅行者"，而护士则是到达"目的地"的"旅行信息"的来源。

在本练习中，取出你所在地区的地图。列出地图提供给旅行者的信息种类。列出你在本地区两个城市之间旅行时如何使用地图。列出你可能旅行的不同原因，以及这可能如何影响你在地图上查阅的内容。彻底检查这些列表。现在，从这些列表中选择你认为似乎可以描述旅行者使用地图到达目的地的方式的关键思想。现在想想初级卫生保健机构中的病人和护士。把你关于旅行者使用地图方式的关键思想（即概念）转移到初级卫生保健机构中。运用这些关键思想来思考护患沟通。在初级卫生保健机构中觉察到这些关键思想之后，你就可以记下简短的定义，以描述护患沟通的概念。不必担心你的定义和概念是否有意义。暂时搁置你的工作。再次查看你的关键概念和定义。澄清任何模糊的措辞或想法。现在，试着向一些会给予建设性批评意见的同行提出你的想法。从他们的反应中，进一步完善你的概念和定义。

请记住，没有一组正确的概念或定义是你本应该派生出来的。如果你有一个同行同时进行相同的练习，那么该人的概念和定义可能会与你的有所不同。为了进行比较，表4-2给出了我们通过此练习派生出的两个概念举例。在举例2中，还提供了派生概念的定义特征。你可能会发现，你派生出的概念和定义比我们呈现的更有趣！

表 4-2　两个派生概念的举例

根领域：地图对旅行者的信息功能	新的感兴趣领域：初级卫生保健护士的信息功能
举例 1　根概念	**举例 1　派生概念**
1. 方向	1. 定位
2. 兴趣点	2. 可用设施
3. 替代路线	3. 诊断和治疗的替代方法
4. 里程估算	4. 照护时间
5. 地理基准点	5. 进展参考点
6. 目的地	6. 照护目标
举例 2　根概念和定义特征	**举例 2　派生概念和定义特征**
1. 商务旅行——用于特定目的	1. 重点照护——对特定问题的照护
1.1 高效的旅行速度	1.1 快速关注提出的问题
1.2 主干道上的直达路线	1.2 专注于提出的问题
1.3 路线上接入点的具体信息	1.3 有关治疗时间和地点的具体信息
1.4 可靠的住宿	1.4 可靠的人员和设施
1.5 仅限于特定商务目的的时间框架	1.5 通过提出的问题来确定照护时间框架
2. 令人愉快的旅行——为了娱乐和成长去旅行	2. 康复护理——促进健康的照护
2.1 悠闲地旅行	2.1 认真考虑病人的担忧和问题
2.2 风景名胜路线	2.2 注意整体健康状况
2.3 可进行其他行程的备选接入点	2.3 健康促进替代法的信息
2.4 令人愉快的住宿	2.4 合格的且人性化的照护
2.5 基于意愿的可协商的时间框架	2.5 基于健康促进需求和愿望而协商的时间框架

参考文献

Biehler RF. *Psychology Applied to Teaching.* Boston, MA: Houghton Mifflin; 1971.

Brauer DJ. Common patterns of person–environment interaction in persons with rheumatoid arthritis. *West J Nurs Res.* 2001;23:414–430.

Braun JV, Wykle MH, Cowling WR. Failure to thrive in older persons. *Gerontologist.* 1988;28:809–812.

Covell CL. The middle-range theory of nursing intellectual capital. *J Adv Nurs.* 2008;63:94–103.

Gordon M, Sweeney MA. Methodological problems and issues in identifying and standardizing nursing diagnoses. *Adv Nurs Sci.* 1979;2(1):1–15.

Lenz ER, Suppe F, Gift AG, Pugh LC, Milligan RA. Collaborative development of middle-range nursing theories: Toward a theory of unpleasant symptoms. *Adv Nurs Sci.* 1995;17(3):1–13.

Lillekroken D. Slow nursing—The concept inventing process. *Int J Hum Caring.* 2014;18(4):40–44.

Maccia ES. Ways of inquiring. In: Maccia ES, Maccia GS, Jewett RS, eds. *Construction of Educational Theory Models.* Cooperative Research Project No. 1632. Washington, DC: Office of Education, U.S. Department of Health, Education, and Welfare; 1963, pp. 1–13.

Maccia ES, Maccia GS. The way of educational theorizing through models. In: Maccia ES, Maccia GS, Jewett RE, eds. *Construction of Educational Theory Models.* Cooperative Research Project No. 1632. Washington, DC: Office of Education, U.S. Department of Health, Education, and Welfare; 1963, pp. 30–45.

Manojlovich M, Sidani S. Nurse dose: What's in a concept? *Res Nurs Health.* 2008;31:310–319.

Mussen PH, Conger JJ, Kagan J. *Essentials of Child Development and Personality.* Philadelphia, PA: Harper & Row; 1980.

Piaget J. *Psychology of Intelligence.* Paterson, NJ: Littlefield, Adams & Co.; 1963.

Roy C, Roberts SL. *Theory Construction in Nursing: An Adaptation Model.* Englewood Cliffs, NJ: Prentice Hall; 1981.

Sameroff AJ. Issues in early reproductive and caretaking risk: Review and current status. In: Sawin DB, Hawkins RCB, Walker LO, Penticuff JH, eds. *Exceptional Infant.* Vol. 4. *Psychosocial Risks in Infant–Environment Transactions.* New York, NY: Brunner/Mazel; 1980, pp. 343–359.

Waltz CF, Strickland OL, Lenz ER. *Measurement in Nursing Research.* 3rd ed. New York, NY: Springer/Davis; 2005.

第五章

陈述派生

在开始阅读本章之前，你需要思考的问题：

▶ 你是否在寻找一种方法来产生关于研究问题或临床现象的新想法和关联？

▶ 你是否愿意在自己感兴趣的直接领域之外，看看别人的想法会如何启发你？

▶ 你是否特别有兴趣发展关于感兴趣现象的陈述？

引言：如果你对上述三个问题中的任何一个都回答了"是"，那么陈述派生可能符合你的需求。陈述派生建立在源字段中的根陈述和新探究领域中的陈述之间的类比之上。这两种陈述的相似性可以在灵机一动中获得，也可以在有条不紊的探究过程中被发现。和概念派生一样，陈述派生也是更大的理论派生过程的基础，这是一种更常用的策略。对于希望从事理论派生活动，或仅希望能更清晰地理解陈述表述过程的读者来说，牢固地掌握陈述派生这一策略是十分有用的。因此，我们鼓励读者依次阅读第四章、第五章和第六章，以便掌握整个派生过程。需要注意的是：理论家有时会使用"陈述派生"这个术语来简单地指代陈述发展。在本书中，"陈述派生"这一术语仅指通过类比法派生的陈述。

定义和描述

陈述派生是一种通过使用两个探究领域之间的潜在类比，来开发一个或一组关于某一现象的陈述的策略。陈述派生中的陈述采用陈述句的形式呈现，句中的两个或多个概念之间被设定某种关系。这种关系也可以用示意图来表示。

陈述派生借鉴了 Maccia 和 Maccia（1963）通过不同模式进行教育理论化的早期工作。使用一个感兴趣领域（领域 1）的陈述（陈述 1）派生出第二个领域（领域 2）第二个陈述（陈述 2）的内容或结构。这样，新创建的一个（或一组）陈述与现有的一个（或一组）陈述有共同的结构或内容特征。不过，尽管结构或术语相似，新陈述和现有陈述是不同的，因为每个陈述均涉及一个独立的感兴趣领域（图 5-1）。

确定两个不同领域现象之间的类比（或相似性）是陈述派生的基础。这种类比的形式可以是内容上的，也可以是结构上的。

- 在内容类比中，相似之处在于两个领域的内容或概念。例如，心理健康素养概念最近成为提出孕期体重增加健康素养概念的模板（Champlin, Walker, & Mackert, 2016）。

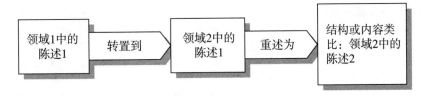

图 5-1　陈述派生过程

- 在结构类比中，相似之处在于逻辑结构，陈述中的概念因逻辑结构而联系在一起；通过类比，根陈述成为领域 2 陈述中相关概念的结构。请思考下面这个虚构的陈述：当达到临界值时，对学习者的进一步指导会导致成绩下降。从结构上看，该陈述可以理解为：当达到 _____ 时，进一步的 _____ 导致 _____ 下降。

从表面上看，这两个感兴趣的领域并不一定要显得相似。我们所需要的是在这两个领域的现象之间存在类似的维度。例如，让我们假设以下陈述在物理学中成立：

对于任何两个相互靠近的运动物体，既存在相互吸引的力量，也存在相互排斥的力量。

以此类比，我们可得出以下理论：

对于任何两个彼此有密切身体接触的人来说，既存在相互吸引的力量，也存在相互排斥的力量。

尽管这两个领域的现象存在显著差异，但这两种陈述在结构和内容上都有相似之处。

陈述内容和结构的派生过程对于理解陈述派生至关重要。从现有源陈述或根陈述中派生新陈述的内容和结构涉及两个逻辑上独立的派生。一个理论家无疑会同时进行一个陈述的内容和结构的派生，但我们将分别进行以便更清楚地加以说明。

派生新陈述的内容类似于概念派生（参见第四章）：理论家指定了新陈述中要包含的术语或概念及其在新领域中的伴随定义。新陈述结构的派生需要指定新派生的概念或术语之间的关联类型。关联可以是单向因果关系、简单正相关、负相关或更复杂的代数关系（参见第十一章陈述分析中有关陈述中概念之间可能存在的关联类型）。理论家的实际目的和对派生陈述的预期用途决定了它是理论发展的终点还是更大计划中的一部分。在后一种情况下，陈述派生可以作为理论派生的一部分而为理论发展奠定基础。

让我们看下面的陈述举例，它将用于派生关于家庭互动的陈述。

当气体的体积保持恒定时，温度和压力呈正相关。

内容派生的重点是指定与这一陈述中气体、体积、温度和压力这些关键化学概念或术语进行类比的家庭术语。例如，术语家庭、互动量、评论量和回应量可分别与化学术语类比。

在研究一个新陈述的结构派生时，引用现象特性（例如压力）的内容术语可能会被删除，并被简单的占位符（例如 A、B 和 C）所代替。因此，开头的陈述可以重写为：

当 B 的 A 保持恒定时，C 和 D 呈正相关。

这个非内容陈述只呈现了我们未指明的概念或术语 A、B、C 和 D 之间关系的框架或结构。正如所写，这个陈述具有逻辑意义，但就实际现象而言没有任何意义。也就是说，除非 A ~ D 通过与现实关联的术语被赋予实质内容，否则该陈述就无法凭经验解释。为了明确 A ~ D 的含义，让我们用早期为家庭互动开发的术语来代替。

当一个家庭的互动量保持恒定时，评论量和回应量呈正相关。

尽管大多数陈述派生都需要内容派生和结构派生，但情况并非总是如此。如果一个理论家已经勾勒出了描述一个现象的相关概念，并且只是缺乏一种将它们联系起来的清晰模式，那么只需要陈述派生中的结构派生。

当理论家掌握了两个感兴趣领域之间隐含的相似性时，就会派生出跨领域的类比的陈述结构或陈述内容。因此，陈述派生的成功在很大程度上取决于理论家对现有领域富有洞察力的选择，这些现有领域与他感兴趣的领域有很多相似之处。对于如何选择及时且富有成效的源领域或根领域来开始陈述派生，并没有一个固定规则。理论家对感兴趣领域中现象的感知或认识无疑是重要的因素。因此，在与理论家的兴趣相关或无关的领域进行阅读时，可以建立一系列可选择的领域，从这些领域开始陈述派生。只有当理论家试图从根领域真正开始派生陈述时，才能确定根领域的启发价值。

目的和应用

陈述派生的目的是针对目前尚未十分了解的现象制定一个或多个陈述。陈述派生尤其适用于以下情况：①不存在可用的数据库或文献体系；②当前的思想已经过时；③现有陈述不能充分捕捉到感兴趣的现象。因此，需要新的视角。

类比是形成创新性假设的基础之一。陈述派生很大程度上是基于对类比的应用，即对两种不同现象之间关系结构中潜在相似性的认识。正是这种认识或类比的使用，可能成为发展新的有趣关系的基础，而这些关系以假设的形式表达出来。例如，William McGuire 报告了他如何利用生物接种的理念，通过类比形成心理学领域中"态度免疫"的假说（1976，p.41）。

当一个理论家希望澄清关于一个现象的两个或多个概念是如何关联的，或者想要一组关于一个现象的派生陈述，然后从中建立一个整合的理论模式时，陈述派生就显得尤为重要。例如，假设一位理论家希望阐明临床护理专家的电话支持如何影响前列腺癌病人术后的应对。该理论家对 CINAHL 数据库的初步文献检索显示已经有关于临床护理专家角色和前列腺癌病人护理的文章发表（例如：Higgins，2000；McGlynn et al.，2014；Ream et al.，2009）。进一步检索发现，只有少数研究关注临床护理专家对前列腺癌病人提供的电话支持

（Anderson，2010；Lynch，2012）。护理理论家认为，需要进一步关注癌症护理的这一重要领域。陈述派生似乎是发展一个或多个有关临床护理专家电话支持和对男性前列腺癌病人应对陈述的最合理和最快捷的方法。在下一节中，我们将继续以临床护理专家电话支持为例。

陈述派生的过程

陈述派生可以分为几个步骤。在实际操作中，理论家可能几乎同时进行几个步骤或偶尔重复步骤以改善最终结果。因此，在陈述派生中，这些步骤是路标，而不是僵硬的齐步走策略。在此基础上，我们在下面列出了陈述派生的步骤。

1．完全熟悉所有感兴趣主题的现有文献。这不仅包括阅读，还包括批判性地评估关于感兴趣话题陈述的有用程度。此步骤应确定是否需要使用陈述派生策略。如果明显需要一个新的视角，或者缺乏相关文献，那么陈述派生可能是合适的策略。

2．搜索其他领域以寻找感兴趣主题的新方法。阅读多个领域的文献，包括与感兴趣主题和领域相似或不同的领域。请注意文献中具体表达每个领域主要关联性陈述的那些方面。

3．选择要在派生过程中使用的源领域或根领域，并仔细识别要在派生过程中使用的根陈述的结构和内容特征。确保在根领域中分别考虑陈述的结构适用性和内容适用性。由于派生不是一个机械的过程，理论家可以自由地修改根领域中的陈述以增加其对派生过程的适用性。因此，可以重述根领域中的陈述以增强其清晰度，并更清晰地显示概念之间的关系结构。

4．从根领域中陈述的内容和结构形成有关感兴趣主题的新陈述。简单地说，此步骤就是根据新领域的主题（即理论家感兴趣的主题）重新描述根陈述。

5．重新定义派生陈述中的任何新概念或术语，以适合感兴趣领域的特定主题。如果陈述派生仅用于为感兴趣的领域中已经存在的相互关联的概念提供结构，那么此步骤的大部分工作可能已经完成了。即便如此，当被置于新陈述的结构中时，谨慎的做法是重新评估术语定义的适用性。术语的含义可能需要调整。

陈述派生在护理中的应用

为了说明这些操作步骤，我们将继续探讨护理理论家感兴趣的有关临床护理专家电话支持及其与男性应对前列腺癌关系的假设案例。为了说明这一点，理论家已经将临床护理专家电话支持和应对确定为感兴趣的概念。因此在陈述派生时，只需要指定这两个概念之间的结构关系。在其他领域寻找临床护理专家-病人电话互动类似的方式时，理论家把文献定位在倒 U 形函数上。在心理学文献中，自变量（例如焦虑）与结果（例如表现）之间呈曲线或倒 U 形的关系。因此，高水平和低水平的焦虑与低效表现有关，而中等水平的焦虑与高水平表现有关。倒 U 形函数已被证明在其他领域也是有用的，例如母亲和高危婴儿之间的互动（Field，1980）。因此，护理理论家选择倒 U 形函数作为临床护理专家电话支持与前列腺癌病人应对的陈述的结构。护士对此选择的理由是，低度支持可能不足以增强应对能力，高度支持可能会抑制新生的应对能力，而适度支持可能会最大限度地提升应对能力。在将倒 U 形函数应用于感兴趣的概念时，得到了以下陈述：

临床护理专家电话支持与病人应对前列腺癌呈倒 U 形函数关系：高度和低度的临床护理专家电话支持与病人低水平应对相关，而中等程度的临床护理专家电话支持与病人的高水平应对相关。

临床护理专家电话支持与病人应对之间的倒 U 形函数关系如图 5-2 所示。

为了完成陈述的开发过程，理论家准备了临床护理专家电话支持和病人应对前列腺癌的定义。理论家还根据文献制定了临床护理专家高、中、低度电话支持的操作性定义。

在我们对临床护理专家电话支持的举例中，理论家仅使用了陈述派生的结构方面。因为已经确定了内容概念，所以只需要一个将它们相互关联的结构。这是由倒 U 形函数提供的。当理论家们在派生新陈述的内容和结构时，派生过程将更类似于本章前面介绍的家庭交互模式的例子。

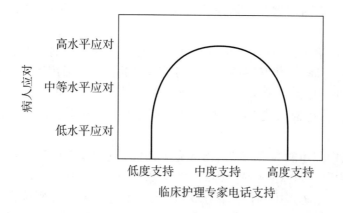

图 5-2　临床护理专家电话支持与病人应对前列腺癌的假设关系

关于临床护理专家电话支持的派生陈述可以预测支持与病人应对的关系。然而，这个陈述或其他任何派生陈述的实证效度在验证之前是无法获知的。检验派生陈述的准确性对护理实践具有重要意义。需要通过检验来查看低、中、高度的临床护理专家电话支持是否确实与病人应对之间呈倒 U 形函数关系。如果研究证实了这个关系，则可以说该陈述与循证实践方法相关。（注：临床护理专家对前列腺癌术后病人进行电话支持只是为了说明而举的例子，不能将其认为是对该主题的权威或全面的综述。）

评估派生陈述潜在合理性的初步方法是检查现有文献以获得证据支持。也许有的研究并非以检验临床护理专家电话支持效果为目的，但是它们包含与所讨论陈述有关的数据。也许相关的研究已经在癌症护理的其他领域进行。尽管这些数据不是对临床护理专家电话支持—应对陈述的直接检验，但它们增加了该陈述的合理性或不合理性。最后，如果发现用备受推崇的理论可以预测临床护理专家电话支持和应对之间的倒 U 形函数关系，则会进一步支持该陈述。这里列出的所有方法都不能取代对派生陈述的最终检验，但是每种方法都有助于估算陈述的合理性。

最终，派生出来的陈述必须经过检验，以确定其可信度。在派生陈述应用于实践之前，检验是必不可少的。关于陈述检验的冗长讨论不是本章的重点。读者可以查阅研究方法文献，以获得有关检验干预效果和相关临床问题的适当研究设计的信息（Pedhazur & Schmelkin，2013；Polit & Beck，2012）。第十三章也简要介绍了陈述检验。

最后，理论家不应该在他们结束派生过程之前就开始评估一个陈述的实证证据支持。即使在早期派生阶段，即当一个理论家选择根陈述时，也不应该严格地判断这些陈述，而应对其进行简单的研究和探索。从长远来看，有时看似不太可能的候选者可能会成为赢家。我们回想起 Maccia 和 Maccia（1963）使用眨眼的生理行为作为框架而派生的关于学生学习的陈述。初步完成派生过程后，最好将其搁置几天，然后再次审查。如果理论家因为这些工作的清晰明了而感到满意，那么就可以开始评估派生陈述的实证证据支持。

优势和局限性

作为一种策略，陈述派生有其自身的优势。这种策略是对现象进行陈述的一种经济快捷的方式。与陈述合成不同，该策略不需要以收集研究数据为出发点。有了对感兴趣现象的想法、来自其他领域的参考资料和一定程度的创造力，理论家就可以开始派生陈述。该策略不局限于任何学科或现象。它可以用于理论家选择的任何主题。陈述派生也有局限性。从另一个领域的可信陈述派生出的新陈述并不能直接支持新派生的陈述。尽管派生可能促进开发有趣的新的科学陈述，但最终仍需要对派生的陈述提供独立的实证证据支持。

应用陈述派生的结果

通过派生过程构建的陈述基本上都未经检验；因此，它们最适合的用途是指导研究工作以对其进行检验。我们看到几个值得关注的研究领域，特别适合于检验派生陈述：①评估前因与临床现象之间关系的相关性研究；②检验护理干预对改善临床问题有效性的研究。派生陈述也可以用于构建研究项目的创新框架。

本章的前面引用了可能有助于陈述检验的研究方法文章。为了估计派生陈述的临时性的实证证据支持，现有研究结果通常会提供一些线索。例如，来自其他研究的相关性数据有时可以提供信息，让我们知道所提出的临床现象的前因是否真正成立。通过检查已发表研究中的数据表格，往往可以找到此类临时证据。如果找到了此类证据，则表明需要进行研究以直接检验派生陈述。

陈述派生也可以作为一种有用的教学策略。作为学生的课堂练习，它可以用作学生开始学习研究过程时产生研究假设的手段。学生通常会陷入每个特定研究主题的细节中。陈述派生提供了一种让学生参与联合课堂练习的方法，使他们可以自由地更广泛地思考与护理有关的现象。

小结

陈述派生以类比为基础构建有关一个现象的新陈述。理论家选择一个根领域作为陈述发展的基础，识别类比陈述。这些可能出现在派生陈述的内容或结构中。对于如何选择要在派生中使用的丰富的根领域，目前没有具体规则。

陈述派生涉及熟悉和评论有关感兴趣主题的文献，搜索根领域，识别根陈述中的内容和结构特征，为派生陈述开发类似的内容和结构，以及在新的感兴趣领域内重新定义新概念。派生陈述需要单独检验以建立其实证效度。作为一种策略，陈述派生既经济又快捷。

实践练习

为了练习陈述派生，我们从各种各样的领域中选择了源陈述或根陈述，包括来自学习和生物学领域的一些经典陈述。在尝试对它们做任何派生之前，先确定要派生新陈述的现象。选择以下一个或多个陈述作为根陈述。确定根陈述的内容和结构，形成派生陈述的类比内容和结构。如果需要，重新定义派生陈述中的任何新概念。如果你想要获得实践练习入门指南，请参阅本节最后的两个例子。

来自几个学科的陈述

1. "人际关系网络有助于病人适应慢性病生活"（Chrisler & O'Hea，2000，p. 330）。

2. "我们对特定刺激做出的特定反应越频繁，我们就越有可能再次对该刺激做出反应"（Hill，1985，pp. 30-31）。

3. "生物体之所以存活是因为它们适应了，它们适应是因为它们在生存"（Burnett & Eisner，1964，p. v）。

4. "伴随或先于已建立的负强化的中性事件变成负强化"（Skinner，1953，p. 173）。

5. "变化发生在物质产生和毁灭的小爆炸中"（Wheeler，2001，p. 41）。

6. "通过保持内部环境的稳定，温血动物摆脱了外部环境变化的影响"（Cannon，1963，p.178）。

7. "眨眼的作用是保护眼睛不受触碰，并使视网膜和眼部肌肉得到休息"（Maccia & Maccia，1963，p. 34）。

8. "胰腺不断被轰炸……大量糖和脂肪最终会耗尽器官中产生胰岛素的'胰岛'……"（Critser，2001，p. 146）。

这里有两个例子，可帮助读者开始实践练习。在下文中，斜体字构成内容派生，而非斜体字构成内容概念所在的派生结构形式。

在第一个例子中，Maccia 和 Maccia（1963）从陈述 7 开始得出下列关于教育过程的陈述：

> *分散注意力的功能是保护自己免受精神压力，并使精神得到休息。*（p. 34）

对于第二个例子，我们从陈述 6 开始。我们希望描述个人在社会环境中的优势。我们定义陈述 6 的结构如下：

> *通过保持 A 的恒定，B 不受 C 的影响。*

我们定义了 A ~ C 的内容：A 是自尊，B 是人类，C 是社会压力源。通过在结构形式中插入我们的内容术语，就形成了以下新陈述：

通过保持自尊不变，人类摆脱了社会压力源的影响。

如果你选择陈述 6 做派生，你的内容概念可能与我们所使用的概念大不相同。尽管如此，你仍应该能够识别派生的内容和结构，并查看它们是否与此处的举例相似。如果你的派生陈述看起来合理，请尝试查找文献来支持这些陈述。如果你愿意，可以制定一个计划，对你的陈述进行实证检验。

参考文献

Adam B. *Timewatch: The Social Analysis of Time.* Cambridge, England: Polity Press; 1995.

Bekhet AK, Zauszniewski JA. Theoretical substruction illustrated by the Theory of Learned Resourcefulness. *Res Theory Nurs Pract.* 2008;22(3):205–214.

Condon EH. Theory derivation: Application to nursing . . . the caring perspective within professional nurse role development. *J Nurs Educ.* 1986;25(4):156–159.

Covell CL. The middle-range theory of nursing intellectual capital. *J Adv Nurs.* 2008;63:94–103.

Cronkite RC, Moos RH. Determinants of the post-treatment functioning of alcoholic patients: A conceptual framework. *J Consult Clin Psychol.* 1980;48:305–316.

Erickson HC, Tomlin EM, Swain MAP. *Modeling and Role Modeling: A Theory and Paradigm of Nursing.* Englewood Cliffs, NJ: Prentice Hall; 1983.

Hempel CG. *Philosophy of Natural Science.* Englewood Cliffs, NJ: Prentice Hall; 1966.

Indiana University. Plant tropic responses. Accessed online on November 26, 2009, at http://plantsinmotion.bio.indiana.edu/plantmotion/movements/tropism/tropisms.html.

Jones AR. Time to think: Temporal considerations in nursing practice and research. *J Adv Nurs.* 2001;33(2):150–158.

Maccia ES, Maccia GS, Jewett RE. *Construction of Educational Theory Models.* Cooperative Research Project #1632. Columbus, OH: Ohio State University Research Foundation; 1963.

Marsh DR, Schroeder DG, Dearden KA, Sternin J, Sternin M. The power of positive deviance. *Br Med J.* 2004;329:1177–1179.

McQuiston CM, Campbell JC. Theoretical substruction: A guide for theory testing research. *Nurs Sci Q.* 1997;10(3):117–123.

Miller JG. *Living Systems.* New York, NY: McGraw-Hill; 1978.

Mishel MH. Reconceptualization of the uncertainty of illness theory. *Image.* 1990;22(4):256–262.

Neuman B. The Betty Neuman health care systems model: A total person approach to patient problems. In: Riehl JP, Roy C, eds. *Conceptual Models for Nursing Practice.* 2nd ed. New York, NY: Appleton-Century-Crofts; 1980.

Nierenberg GI. *The Art of Negotiating.* New York, NY: Hawthorne; 1968.

Nierenberg GI. *Fundamentals of Negotiating.* New York, NY: Hawthorne; 1973.

Pedro L. Theory derivation: Adaptation of a contextual model of health related quality of life to rural cancer survivors. *Online J Rural Nurs Health Care.* 2010;10(1):80–95.

Roy C, Roberts SL. *Theory Construction in Nursing: An Adaptation Model.* Englewood Cliffs, NJ: Prentice Hall; 1981.

Rudner R. *Philosophy of Social Science.* Englewood Cliffs, NJ: Prentice Hall; 1966.

Wewers ME, Lenz E. Relapse among ex-smokers: An example of theory derivation. *Adv Nurs Sci.* 1987;9(2):44–53.

补充阅读

Maccia ES, Maccia GS. *Development of Educational Theory Derived from Three Educational Theory Models*. Project No. 5-0638. Washington, DC: Office of Education, U.S. Department of Health, Education, and Welfare; 1966.

Maccia ES, Maccia GS, Jewett RE, eds. *Construction of Educational Theory Models*. Cooperative Research Project No. 1632. Washington, DC: Office of Education, U.S. Department of Health, Education, and Welfare; 1963.

第六章

理论派生

在开始阅读本章之前，你需要思考的问题：

▶ 你是否在寻找一种方法来产生一个关于研究问题或临床现象的新的组织框架或理论？

▶ 你是否有兴趣在你感兴趣的领域之外寻找其他有可能启发你想法的人？

引言：如果你对以上两个问题回答"是"，那么理论派生可以满足你的需求。在理论派生中，理论家通过类比现有的理论来创造新的理论。这种策略对于护士和其他医务人员来说可能很容易掌握，因为在他们对病人及其家属的教育中经常使用类比和隐喻。由于派生策略直观且易于掌握，因此，这种策略非常受学生欢迎。牢固掌握概念和陈述派生对那些希望进行理论派生的读者很有用。因此，鼓励读者同时阅读第四章、第五章和第六章，以便掌握整个派生过程。需要注意的是：理论家有时可能会使用"理论派生"这一术语，而他们只是指理论的发展。在这本书里，理论派生这个术语是指通过类比发展理论或模式。

定义和描述

20世纪60年代，最早的一些派生基础出现在教育领域（Maccia，Maccia，& Jewett，1963）。我们在这项工作上花了很多精力。利用类比从一个领域的解释或预测中获得对另一个领域现象的解释或预测是理论派生的基础（Maccia et al.，1963）。因此，来自一个感兴趣领域（领域1）的理论（理论1）为理论家提供了一些新的见解，然后理论家将某些内容或结构特征转移到他或她自己感兴趣的领域（领域2）中，形成一个新的理论（理论2）。理论派生是在新领域发展理论的一种创造性的和目的明确的方式，它需要：①从两个不同的感兴趣领域中看到现象的相似维度的能力；②以增加对领域2中某些现象的重要见解的方式，重新定义和转置领域1中的内容和（或）结构到领域2的能力（图6-1）。Hempel（1966）描述了Kekulé对苯的六边形结构的见解，这是使用类比最传奇的例子之一。当Kekulé在火前做梦时，他想象着原子以蛇形的方式旋转。接下来，正如Hempel所描述的，"突然，其中一条蛇抓住自己的尾巴形成了一个环，在他面前旋转着嘲弄。Kekulé在一瞬间醒来：他突然有了一个现在很有名也被大家熟知的想法，即用六边形来代表苯的分子结构"（p.16）。虽然在这个例子中，类比的来源是Kekulé自己的思想，但它仍然举例说明了类比在推进理论理解方面可以发挥的作用。

能够看出类比是需要想象力和创造力的，这不是机械练习。理论派生要求理论家能够重新定义概念和陈述之间的关系网络，以使它们在新的领域中有意义，但理论派生超越了陈述派生。首先，在理论派生中，一个由相互关联的概念组成的整体关系网络或整体结构从一个领域转移到另一个领域，并进行修改以适应新的领域。其次，在陈述派生中，你只能将单个独立的陈述从一个领域转移到另一个领域并修改它们。因此，陈述派生的规模比理论派生小，但是理解概念转置的过程以及在陈述中关联概念的结构形式（参见第五章）对理论派生至关重要。此外，我们希望帮助读者区分理论派生、理论调适和理论解构这 3 个有时会混淆的概念（Bekhet & Zauszniewski，2008；McQuiston & Campbell，1997）（表 6-1）。

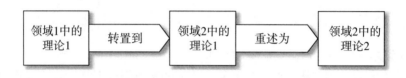

图 6-1　理论派生过程

表 6-1　理论派生、理论调适和理论解构的比较

理论派生	理论调适	理论解构
目的：通过类比其他领域的现有理论来创造新的理论	目的：对现有的理论稍作修改，以更好地适应研究的关注点	目的：明确从理论中的"结构"或"概念"到情境关注点的"实证指标"之间的关联
横向移动：从一个领域的理论层次到另一个领域的理论层次	理论的"层次"不变：例如，可以增加或重新定义一个术语（概念）；修改关系	"向下"移动：从非常抽象的理论层次到最终的操作层次
举例：运用生物学的适应理论，通过类比，发展出母亲心理适应的理论	举例：在社会支持和应对理论中加入"网络支持"的概念，以更新该理论	举例：通过逐步确定更具体的概念，将一般理论中的"支持"概念具体化，从而得出儿科研究情境中有效的测量量表

目的和应用

在没有可用数据或需要对一个现象有新见解以启发研究和检验的情况下，理论派生特别有用。当一个理论家有一组概念，这些概念在某种程度上相互关联，但没有结构化的方式来表示这些关系时，理论派生也很有用（参见第五章陈述派生中有关结构派生的更详细描述）。在这种情况下，理论家可能会发现其他一些感兴趣领域的理论中有一个结构，类似于他或她感兴趣的概念之间的关系。理论家可以使用派生策略将这个结构转置到他或她的领域，以系统地组织正在关注的概念。这就以一种重要而快速的方式丰富了理论家领域的知识体系，如果没有派生策略，这在一段时间内可能不会发生。一个经典的例子是 Nierenberg（1968，1973）使用马斯洛的需求层次结构派生出谈判理论。

当一个理论家对一个现象的基本结构有了一些想法，但正在努力用清晰的概念来描述它时，理论派生也是非常有用的。另一个不同领域的理论可以为理论家提供一组类似的概念，如果对感兴趣的领域进行适当的重新定义，这些概念可以帮助描述这一现象。同样，这个过程创造性地增加了理论家自己领域的知识体系。我们在第四章中使用了这个策略的一个例子，Roy 和 Roberts（1981）从 Helson 的心理物理学理论发展了病人评估中的主要刺激、相关刺激和固有刺激的概念。

当我们考虑系统理论（例如，Miller，1978）时，很快就会想到几个理论派生的例子。我们许多原始形式的护理模式都是直接从系统理论中派生而来——Roy 和 Roberts（1981）；Neuman（1980）；Erickson、Tomlin 和 Swain（1983）；而其他模式中也有来自于理论派生的重要方面。

理论派生的过程

虽然理论派生的实际过程可能不是按顺序进行的，但是可以作为一系列连续步骤来讨论。不过，理论派生实际上更多的是一个迭代过程。也就是说，理论家往返于某些或所有步骤之间，直到理论达到可以接受的成熟程度为止。

理论派生有以下几个步骤或阶段，总结在表 6-2 中。

1．了解自己感兴趣领域的理论发展水平，并评估任何此类发展的科学有用性。这意味着你正在或将要彻底熟悉感兴趣主题的文献。如果你的评价让你相信现有的理论都不合适或没有用，那么就可以进行理论派生。

2．广泛阅读护理学和其他领域的知识，同时自由发挥想象力和创造力。广泛阅读使你能够理解将理论结合在一起的方法，并能洞察到你以前可能从未想过的新概念和新结构。自由发挥你的想象力和创造力，让你的头脑对可能的类比敞开大门。发现类比往往是在偶然之间，或者是创造性地而非系统性地直觉跳跃。

3．选择用于派生的根理论。选择的根理论应该可以为解释或预测理论家感兴趣领域中的现象提供一种新的、有见地的方法。根理论可能是，而且常常是来自另一个领域或学科，但也可能使用护理理论。任何为你提供有用类比的理论都可以选择。然而，不是任何理论都能做到。许多理论根本无法阐明感兴趣的概念，或者不能为这些概念提供有用的结构，因此对理论家来说毫无价值。这里要记住，可能不需要用整个根理论来形成新的理论，而是仅需要使用那些类似的并且因此相关的部分。

4．从根理论中找出要使用的内容和（或）结构。也许只有概念或陈述是类似的，但不是全部结构。或许结构是完美的，但是根理论中的概念和陈述不是。也许理论家是概念、陈述和结构都需要。在派生策略中，理论家可以自由选择最能满足需要的部分。

5．根据理论家感兴趣的现象，从根理论的内容或结构中发展或重新定义任何新的概念或陈述。这不仅是理论派生中最难的部分，也是最有趣的部分。这需要理论家的创造力和深思熟虑。基本上，从根领域借用的概念或结构要以这样的方式被修改，才能使它在理论家的领域中有意义。有时理论很少修改，但有时需要被大量修改，才能在新环境中变得有意义。

表 6-3 给出了使用理论派生策略开发或修改理论的举例。所选示例借鉴了广泛的根理论，并应用于各种现象。这种多样性说明了理论派生可能被应用的范围。

表 6-2　理论派生的步骤或阶段

步骤或阶段	相关活动
1	广泛阅读感兴趣的话题
2	在其他领域寻找类比
3	选择"根"理论
4	确定根理论的概念和结构
5	在派生理论中发展新的陈述和定义"新"概念

表 6-3　理论派生举例

作者	理论派生
Condon（1986）	从道德发展这个根理论派生出护士关怀发展理论
Wewers 和 Lenz（1987）	从酗酒者治疗后功能理论派生出戒烟者复吸理论
Mishel（1990）	疾病不确定感理论（根据混沌理论修订）
Jones（2001）	基于时钟／日历时间的替代方案派生出护理时间理论
Covell（2008）	运用智力资本理论派生出护理智力资本理论
Pedro（2010）	农村癌症幸存者的健康相关生活质量
	（注：Pedro 采用理论派生和理论调适相结合的方式）

理论派生举例

　　图示往往比语言更能清楚地解释理论派生，因此我们提供了几个简单的理论派生的例子。让我们从一个经典的例子开始。Maccia 等（1963）利用眨眼理论的概念和结构派生出教育理论。由于他们是最早明确使用派生进行理论发展的学者之一，我们把他们的工作作为一个例子。下面列出了一些原理以及 Maccia 等的派生（表 6-4）。

　　前面的图示将派生过程表示为一组相互关联的陈述，该策略也可以应用于以图表形式描述的根理论或理论模式。为了说明这一点，在图 6-2 中，我们呈现了一个（虚构的）简单的植物向性理论模式 [此模式的资料基于印第安纳大学网站上的资料（2009）]。我们构建的植物向性理论模式表明，当生长条件不理想时，植物可以使用方向性刺激来改变其反应，从而获得更有利的生长条件。这种反应的常见例证是将植物放在窗户边，它的生长方向朝向光线更充足的室外。

　　有时在社区和公共卫生护理中可以见到我们派生理论所关注的现象：尽管环境充满挑战，但一些人的健康状况令人惊讶。我们创建的派生理论（图 6-3）处理的是正向偏差这种现象，即一些生活在资源不足环境中的个体尽管面临不利的环境，仍能找到办法茁壮成长（Marsh, Schroeder, Dearden, Sternin, & Sternin, 2004）。为了说明这一现象，我们用植物的热带反应作为类比来帮助我们构建一个正向偏差现象的理论模式。（请注意，我们的模式主要是为了说明理论派生的过程，而不是为了表示正向偏差的全部复杂性。）

　　在派生出的模式中，我们使用了与根模式相同的结构形式，只有一处修改。我们在非常规的对发展必需品的获取与非传统的必需品来源之间添加了双向箭头。我们这样做是为了展示正向偏差者在资源不足环境下为蓬勃发展而努力的积极形象。因此，该模式表明，正向偏差者尽管发现自己处于次优的发展环境中，但仍能够寻求并使用不寻常的方法来获得发展的必要条件，从而创造更有利于蓬勃发展的环境。这方面的一个经典案例是在资源不足地区食用当地人通常不吃的可用植物。

表 6-4 理论派生举例	
根理论陈述 [*]	**Maccia** 等的派生 [*]
1．是否闭上眼睛	1．学生分心或专心
2．眨眼的功能是保护眼睛免受触碰，并使视网膜和眼肌休息	2．分心的功能是保护学生免受精神压力，并让脑力得到休息
3．眨眼可以是反射性的或非反射性的	3．分心可以是自愿的或非自愿的
4．反射性眨眼可被注视物或药物抑制	4．非自愿分心可被注意力提示或药物所抑制
5．如果不想看到，则可能发生非反射性眨眼	5．如果不想学习，则可能发生自愿分心

[*] 除少量修改外，以上均是直接引用 Maccia 等的原话（1963，p.34）。为了便于说明，我们省略了引号，但在此承认这些材料是引用的。

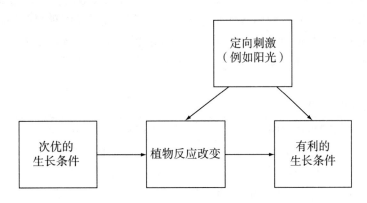

图 6-2 热带植物生长反应模式

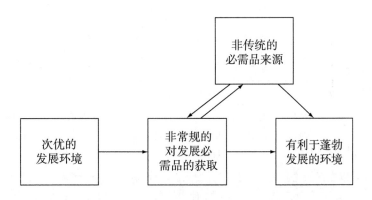

图 6-3 （虚构的）正向偏差者对资源不足环境反应的派生模式

理论派生在护理中的应用

在早期护理领域的理论派生实例中，Wewers 和 Lenz（1987）从 Cronkite 和 Moos（1980）关于酗酒者治疗后功能理论（表 6-5）中得出了一个早期护理理论派生的案例：戒烟者复吸理论。Wewers 和 Lenz 不仅主要使用了内容派生，而且还派生了一个简化的结构。表 6-5 列出了 Cronkite 和 Moos 的 3 个命题，以及 Wewers 和 Lenz 的派生。在某些情况下，我们调整了命题的措辞，以便更清楚地显示派生。由于已经有大量关于吸烟的文献，Wewers 和 Lenz 在他们的派生中采用了适合吸烟知识的命题。这个例子很好地说明了如何在理论构建工作中灵活运用策略。

理论派生可以选择两个密切相关的领域进行，就像前面 Wewers 和 Lenz（1987）派生的例子那样。或者洞察力可以来自广泛的不同领域。正是理论家的创造力和直觉提供了对类比的洞察力。Mishel（1990）对疾病不确定感理论的重建就是一个在广泛的不同领域之间派生的例子。Mishel 使用混沌理论的内容和结构来帮助他更清楚地描述疾病不确定感理论的结果部分（表 6-6）。我们选择了 3 个陈述来说明派生过程。为了尽可能清晰和简洁，我们有时会重新阐述命题，使类比更加明显。请注意下面的派生并不符合根理论的直接对称形式，但类似的转换相对清晰。

理论家不必同时派生概念和结构。派生可以只用于概念或结构。让我们来研究一个只使用概念的例子。Jones（2001）利用概念派生了一个关于护理时间的理论，该理论基于 Adam（1995）提出的时钟/日历时间的替代方案。Adam 的根理论概念及其定义和 Jones 的理论派生见表 6-7。其他举例见表 6-3 和本章末尾"补充阅读"下的参考资料。

表 6-5　理论派生举例	
根理论陈述（Cronkite & Moos，1980）	Wewers 和 Lenz（1987）的派生
1．治疗前症状例如饮酒量、饮酒者类型、抑郁和职业功能与酒精治疗结果有关（p.48）	1．治疗前症状例如吸烟量和吸烟者类型与复吸有关（p.48）
2．"压力性生活事件与康复的某些方面呈负相关"（p.49）	2．"主要生活事件的社会背景压力源以及渴望的内部压力源"都与复吸有关（p.49）
3．家庭环境"与酒精康复弱相关"（p.49）	3．"长期戒烟与家中有不吸烟或曾经戒烟的家庭成员有关"（p.49）

表 6-6　理论派生举例	
根理论陈述（Mishel，1990）	Mishel（1990）的派生
1．"在远离平衡的条件下，初始状态的敏感性是指微小变化会产生巨大影响，而且系统以多种方式自我重组"（p.259）	1．"持久的不确定感可以摧毁赋予日常事件意义的现有认知结构……这种意义的丧失使人陷入混乱和无组织的状态"（p.260）
2．"系统中的波动可以变得如此强大……以至于它们破坏了原有的组织"（p.259）	2．如果疾病或病症的不确定性因素迅速增加且超过临界值，就不能再把个人系统的稳定性视为理所当然（转述，p.259）
3．"自动催化过程生成产物，产物会促进自身的进一步生产"，从而产生无序（p.259）	3．"在某一疾病领域存在的不确定感通常会反馈到自身，并在其他疾病相关事件中产生进一步的不确定感"（p.260）

表 6-7　理论派生举例

根理论陈述（Adam，1995）	Jones（2001）关于护理时间的派生
1．时间性—"在单向时间背景下发生的生死循环"（p.155）	1．时间性—"护士同时存在于无限数量的平行和循环的时间框架中，我们在每个框架内组织、计划和管理我们的生活"（p.154）
2．时机—是"何时"的时间，但时钟和日历时间不是确定"何时"进行计划、同步、资源分配等的唯一参照物	2．时机—"护理中的……时机取决于多种考虑因素，基于过去、现在和未来的时间"（p.156）
3．节奏—时间似乎以不同的速度前进，例如，"当我们谈到时间在快速或缓慢移动时"（p.156）	3．节奏—"在行动计时和存在的时间性上，卫生服务的过程与在给定时间范围内取得的成就相互关联"（p.156）

优势和局限性

　　理论派生是在新的感兴趣领域中发展理论的一种有针对性和创造性的方式。这是一项令人兴奋的工作，因为它需要理论家运用想象力从一个领域中看到类比，并修改它们以用于新领域。此外，理论派生提供了一种方式来解释和预测一个现象，有关这一现象的可用信息、文献或正式研究可能很少或没有。

　　理论派生的一个不足之处是理论家必须熟悉自己感兴趣领域以外的许多其他领域。这意味着要广泛阅读，并时刻关注新的和有益的类比。此外，理论家必须完全熟悉他感兴趣的特定领域的文献和最新思想。否则，当需要类比时，理论家将很难为新理论选择合适的边界。

　　派生理论是在发现的背景下构建的（Rudner，1966）。因此，在理论验证和检验的背景下对其进行实证检验之前，这些理论缺乏有效性的证据。即使该理论与实践或研究极为相关，也必须先验证其有效性才能使用。第十三章介绍了检验理论的方法。

　　新手理论家常常对他们的新理论感到兴奋，以至于他们没有考虑到根理论的任何差异或不同。至少应该考虑到这些不同，以获得它们可能在新理论中提供的任何有价值的信息。这些不同可能会对该现象有进一步的洞察，或者为未来的麻烦提供有用的危险信号。

　　最后，理论派生只是研究项目的第一步。为了在实践应用中有用和可信，通过派生开发的理论需要通过研究进行检验。

应用理论派生的结果

　　作为开始理论发展的有效方法，理论派生的用途是当只有概念可用时提供结构，当只有结构可用时提供概念，或者同时提供概念和结构。理论派生的结果易于在护理教育、实践、研究和理论发展中应用。

　　理论派生是在教育工作中获得课程设置理论框架的绝佳途径。此外，它还可以作为研究生的教学工具，从总体上介绍理论化。分组练习相对容易学习并且有趣。（为了让理论构建的想法对初学者而言不那么令人恐惧，我们经常要求他们首先派生出一个与日常生活有关的新理论，而不是与护理有关。当他们在这方面取得成功时，我们会让他们派生出一个护理理论。)

理论派生可以为临床实践提供有意义的新见解。医务人员可以利用理论派生的结果为自己提供一个有用的理论框架来指导自己的实践。

理论派生也是为研究项目设计概念模式的一种方式。正如 Wewers 和 Lenz（1987）所证明的那样，将概念和（或）结构从根领域进行适当修改，会产生丰富的潜在研究假设。这是获得有关现象的知识体系的有效策略。

小结

理论派生是将新发展的理论添加到一个领域中的一种手段。在使用它时，理论家采用类比方法从另一个领域的解释或预测中获得关于这一个领域现象的解释或预测。概念和结构都可以从根领域转置到新领域，并在此过程中进行修改。

理论派生有 5 个步骤：①完全熟悉感兴趣的话题；②广泛阅读其他领域的内容，让你的想象力帮助你找到有用的类比；③选择一个根理论用于派生；④确定根理论中将被使用的内容和（或）结构；⑤根据感兴趣的现象修改或重新定义新的概念和（或）陈述。新理论一旦形成，就必须进行实证检验以验证新的概念和结构确实反映了新领域的事实。

理论派生是构建新理论的创造性手段。它的一个不足之处是理论家必须在几个领域以及他自己的领域中广泛阅读。此外，理论家必须记住既要考虑根领域和新领域之间的差异，又要考虑它们的相似之处。

在我们发展护理知识库的过程中，理论派生是一种非常可行的护理策略。它提供了一种发展具有创新内容的理论的方法。如果认真完成和仔细检验，派生的理论将在护理科学知识的发展中发挥直接作用。

实践练习

练习 1

使用表 6-4 中有关眨眼的理论陈述来构建一套你自己感兴趣的特定临床领域中病人教育的陈述。请随意使用表中的派生陈述作为指导。

练习 2

使用图 6-2 中关于热带植物生长反应图表，派生出野外环境中紧急救护情况下应对设备短缺的模式。由于这是一项练习，因此主要关注的是制定出最适合根模式的并行概念。完成这一步后，你可能希望进行进一步的修改，以使其具有真实模式的感觉。

参考文献

Adam B. *Timewatch: The Social Analysis of Time.* Cambridge, England: Polity Press; 1995.

Bekhet AK, Zauszniewski JA. Theoretical substruction illustrated by the Theory of Learned Resourcefulness. *Res Theory Nurs Pract.* 2008;22(3):205–214.

Condon EH. Theory derivation: Application to nursing . . . the caring perspective within professional nurse role development. *J Nurs Educ.* 1986;25(4):156–159.

Covell CL. The middle-range theory of nursing intellectual capital. *J Adv Nurs.* 2008;63:94–103.

Cronkite RC, Moos RH. Determinants of the post-treatment functioning of alcoholic patients: A conceptual framework. *J Consult Clin Psychol.* 1980;48:305–316.

Erickson HC, Tomlin EM, Swain MAP. *Modeling and Role Modeling: A Theory and Paradigm of Nursing.* Englewood Cliffs, NJ: Prentice Hall; 1983.

Hempel CG. *Philosophy of Natural Science.* Englewood Cliffs, NJ: Prentice Hall; 1966.

Indiana University. Plant tropic responses. Accessed online on November 26, 2009, at http://plantsinmotion.bio.indiana.edu/plantmotion/movements/tropism/tropisms.html.

Jones AR. Time to think: Temporal considerations in nursing practice and research. *J Adv Nurs.* 2001;33(2):150–158.

Maccia ES, Maccia GS, Jewett RE. *Construction of Educational Theory Models.* Cooperative Research Project #1632. Columbus, OH: Ohio State University Research Foundation; 1963.

Marsh DR, Schroeder DG, Dearden KA, Sternin J, Sternin M. The power of positive deviance. *Br Med J.* 2004;329:1177–1179.

McQuiston CM, Campbell JC. Theoretical substraction: A guide for theory testing research. *Nurs Sci Q.* 1997;10(3):117–123.

Miller JG. *Living Systems.* New York, NY: McGraw-Hill; 1978.

Mishel MH. Reconceptualization of the uncertainty of illness theory. *Image.* 1990;22(4):256–262.

Neuman B. The Betty Neuman health care systems model: A total person approach to patient problems. In: Riehl JP, Roy C, eds. *Conceptual Models for Nursing Practice.* 2nd ed. New York, NY: Appleton-Century-Crofts; 1980.

Nierenberg GI. *The Art of Negotiating.* New York, NY: Hawthorne; 1968.

Nierenberg GI. *Fundamentals of Negotiating.* New York, NY: Hawthorne; 1973.

Pedro L. Theory derivation: Adaptation of a contextual model of health related quality of life to rural cancer survivors. *Online J Rural Nurs Health Care.* 2010;10(1):80–95.

Roy C, Roberts SL. *Theory Construction in Nursing: An Adaptation Model.* Englewood Cliffs, NJ: Prentice Hall; 1981.

Rudner R. *Philosophy of Social Science.* Englewood Cliffs, NJ: Prentice Hall; 1966.

Wewers ME, Lenz E. Relapse among ex-smokers: An example of theory derivation. *Adv Nurs Sci.* 1987;9(2):44–53.

补充阅读

Challey PS. Theory derivation in moral development. *Nurs Health Care.* 1990;11(6):302–306.

Comley AL, Beard MT. Toward a derived theory of patient satisfaction. *J Theory Construct Test.* 1998;2(2):44–50.

Henderson JS, Hamilton P, Vicenza AE. Chaos theory in nursing publications: Retrospective and prospective views. *Complexity Chaos Nurs.* 1995;2(1):36–40.

Olson RW. *The Art of Creative Thinking: A Practical Guide.* New York, NY: Barnes Noble; 1980.

Teel CS, Meek P, McNamara AM, Watson L. Perspectives unifying symptom interpretation. *Image.* 1997;29(2):175–181.

第三部分

合成策略

在这一部分，我们提出了形成概念、陈述和理论的合成策略。接下来的三章将集中讨论如何系统地发展这些理论的不同层次。合成策略的核心是以观察和文献中基于观察的发现作为概念、陈述和理论发展的基础。判断哪种合成策略最有用时，应考虑目前的理论发展水平、该主题可用文献的类型，以及现有文献的质量和完整性等问题。第三章中具体描述了策略选择的方法，欢迎读者进一步阅读。

当需要收集新的观察结果以加深对现象的理解时，根据理论开发者的目的可以选择定量、定性或混合方法。对这些观察结果的合成可以形成新概念（第七章）、新陈述（第八章）或新理论（第九章）。合成策略也可以用于合成现有的数据或文献。根据关于现象的现有知识状况和理论开发者的目的，合成策略可以用于形成概念、陈述和理论（第七章、第八章或第九章）。虽然在书中分别介绍了概念、陈述和理论的合成方法，但是三者的主题是相关的。因此，建议选择合成策略的读者将这三章一起阅读，以便更好地理解合成策略。如果你还不能确定合成策略（即概念、陈述或理论合成）是否适用于你希望描述和解释的现象，思考一些问题可能会有所帮助，例如第三章中"策略的选择"部分列出的问题或每一章开头部分的问题。

书中介绍定量或定性研究方法相关的合成策略主要是为了在基于合成的理论发展策略中应用这些研究方法。我们的目的不是讲解定性或定量方法。读者可参考定性（Corbin & Strauss，2015；Denzin & Lincoln，2018）或定量（Hebel & McCarter，2011；Plichta & Kelvin，2013；Polit，2010；Polit & Beck，2017；Tabachnick & Fidell，2014；Warner，2013）研究方法的书籍以充分学习这些方法。

参考文献

Corbin J, Strauss AC. *Basics of Qualitative Research: Techniques and Procedures for Developing Grounded Theory*. 4th ed. Thousand Oaks, CA: Sage Publications; 2015.

Denzin NK, Lincoln YS. *The Sage Handbook of Qualitative Research*. 5th ed. Thousand Oaks, CA: Sage Publications; 2018.

Hebel JR, McCarter RJ. *A Study Guide to Epidemiology and Biostatistics.* 7th ed. Gaithersburg, MD: Aspen; 2011.

Plichta SB, Kelvin E. *Munro's Statistical Methods for Health Care Research.* 6th ed. Philadelphia, PA: Lippincott Williams and Wilkins; 2013.

Polit DF. *Data Analysis and Statistics for Nursing Research.* 2nd ed. Boston, MA: Pearson; 2010.

Polit DF, Beck CT. *Nursing Research: Generating and Assessing Evidence for Nursing Practice.* 10th ed. Philadelphia, PA: Lippincott Williams & Wilkins; 2017.

Tabachnick BG, Fidell LS. *Using Multivariate Statistics.* 6th ed. Boston, MA: Pearson, Allen & Bacon; 2014.

Warner RM. *Applied Statistics: From Bivariate to Multivariate Techniques.* 2nd ed. Los Angeles, CA: Sage Publications; 2013.

第七章

概念合成

在开始阅读本章之前，你需要思考的问题：

▶ 你是否在观察一种临床现象，但却无法命名？

▶ 你是否有相关资料集，但却无法汇总？

▶ 你是否需要解释一种现象，但目前的解释不充分或令人困惑？

如果你正面临着这些情况中的任何一种，那么概念合成可能是帮助你解决它的方法。概念合成是一种将不同资料或观察结果组合成新的事物并命名，使之能清晰地交流的方法。在实际工作中，命名和描述现象非常有用。

引言： 对护理实践所依据的证据的需求日益迫切。然而，证据必须是关于某些事情的。那是什么事情？护士关注的现象就是他们在日常工作中要处理的事情。然而，由于无法以易于沟通或记录的方式命名那些能够代表或捕捉这些现象的概念，对这些现象的描述、解释和预测就受到了限制。当我们能够描述我们如何思考、做什么以及我们所做的事情多有效时，就会发现自己在与实践相关的证据方面不再被动。对发展一种与实践有关的标准语言来讲，概念合成是一种非常有用的策略。

定义和描述

正如在所有的合成策略中一样，概念合成是基于观察或实证证据。资料可能来源于直接观察、定性或定量证据、文献或它们的组合。概念合成的过程是开始理论构建的令人兴奋的方式之一。它允许理论家将临床经验作为起点。

从某种实际意义上讲，实施概念合成必须从头开始。概念是关于一个或多个事物属性的有序信息，使我们能够区分它们（Wilson，1963）。因此，当相关维度不清楚或未知时，使用这种策略的理论家必须发明一种新的方式来对有关某个事件或现象的信息进行分组或排序。

每个人实际上都在实施概念合成。新概念往往是从非常普通的活动中发展而来的。一个新概念的创造不需要天赋。实际上，随着我们在世界上的经验越来越丰富，所有会思考的人都会形成新的概念或类别。当儿童知道物品有名字的时候，他们就开始对物品进行分类。起初，这些类别并不总是合乎逻辑，但当儿童学会将在某些方面相似的事物联系起来时，类别就会变得合乎逻辑。随着儿童经验的增加，他开始将新信息与已经学到的事物的概念或类别进行比较。如果新信息符合先前存在的一种概念或类别，则很容易被同化。如果新信息不符合任何先前存在的概念或类别，则儿童必须发展一种处理新信息的策略。他有 3 种选择：①将信息归类为旧类别而使其错误命名；②完全否认新信息；③发展新概念（Breen，2002；Hunt，1962；Spitzer，1977；Stevenson，1972）。

家长、教师或儿童所处环境中的其他人可能会对此有所帮助。如果一个儿童总是将有四条腿和一条尾巴的动物归类为"狗"，然后遇到一只有四条腿、一条尾巴和一个乳房，发出"哞"声，而且有 4 英尺高的动物，那么新动物和熟悉的狗之间就会有一些差异。家长可能会说"那是一头牛"，以此来帮助孩子解决问题。作为成年人，我们并不总是那么幸运。当我们在自己的经历中遇到一个新现象时，并不总是有人在身边告诉我们新概念是什么。我们必须自己发明名称来解释这一新现象。实际上，这就是概念的形成，是概念合成的前身。

概念合成有几种方法：①通过发现旧概念或现有概念的新维度；②通过检验一组相关概念的相似性或差异性；③通过观察以前未描述的新现象或现象群。当一个新概念被发现时，人们就会选择或发明一个名称来展示其含义，用于相关交流。我们应该定义新概念并描述其定义属性，以使新概念的读者或使用者可以确定这个新概念意指什么而非什么。

目的和应用

概念合成用于产生新想法。它提供了一种检验资料的方法，可以为理论发展提供新见解。新概念丰富我们的词汇并指明新的研究领域。

从历史上看，Dray（1959）提出的"解释性概括"的经典思想与概念合成非常相似。他说这些解释性概括是在一个合成过程中发生的，这个过程"允许我们将 x、y 和 z 统称为'某某'"。实际上，它是通过为所研究现象找到适当的分类来解释和命名的。Gordon（1982）称这个过程为"模式识别"，这是发展护理诊断特别有用的一个策略。事实上，几乎任何新的诊断、新的综合征或新的分类法都代表了概念合成的一种尝试。每当一个新现象或现象群被实证描述或从资料中生成，概念合成的过程就已经开始了。

概念合成在以下几个领域中有用：①在很少或根本没有概念发展的领域；②在存在概念发展但对理论或实践没有实际影响的领域；③在可以观察到现象但尚未分类或命名的领域。概念合成还可以与其他策略结合使用，作为更大的理论发展项目的一部分。这种多策略方法在不愉快症状这个中域理论的发展中得到了体现（Lenz，Suppe，Gift，Pugh，& Milligan，1995）。

概念合成的方法

定性方法、定量方法和文献法可以单独使用或结合使用来进行概念合成。概念合成的每一种方法都需要使用资料——定性、定量或文献资料。我们将描述每种方法，并给出一些相关例子。然后，我们将概述概念合成的步骤。无论使用哪种资料，这些步骤都是相同的。

定性合成

定性合成需要使用聆听或观察等方法获得的感官资料来获取信息。它讲述事物的性质，但不给性质的数量赋值。在收集资料时，就像使用扎根理论方法那样对它们的相似性和差异进行检验（Benoliel，1996；Corbin & Strauss，2015；Eaves，2001；Gaser，1978，1992；

Gaser & Strauss，1967；Kirk & Miller，1986；Mullen，1994；Stern，1994）。从根本上说，定性合成涉及从观察结果中识别模式。（参见第八章陈述合成中对定性方法的进一步讨论。）

Denham（2002）对家庭日常生活的研究是定性合成的一个很好的例子。在阿巴拉契亚地区进行了 3 项关于家庭日常生活和习惯的民族志研究。第一项针对学龄前儿童家庭的研究得出了 7 类健康习惯：饮食习惯、睡眠和休息模式、活动模式、回避行为、依赖性照护活动、医疗咨询和康复活动。第二项研究针对失去家庭成员的家庭得出了 5 种类别：自我照护常规、家庭成员照护、医疗咨询、习惯性高危行为和心理健康行为。第三项针对弱势家庭的研究得出了 6 种类别：自我照护常规、饮食习惯、心理健康、家庭照护、预防性照护和疾病照护。从这 3 组类别中，Denham 合成了 6 个描述家庭健康习惯的新概念。这 6 个新概念是自我照护、安全与预防、心理健康行为、家庭照护、疾病照护和家庭成员照护。

Kolanowski（1995）的研究是定性合成的一个比较古老但仍然很好的例子。Kolanowski 使用定性资料来提取痴呆症病人表现出的有意义的异常行为分类。这项研究得出了 5 类不同的行为。Kolanowski 将这 5 类行为命名为攻击性精神运动行为、非攻击性精神运动行为、言语攻击性行为、被动行为和功能受损行为。

最后，Elo 和 Calltorp（2002）使用概念合成来发展"公共卫生护理实践中医疗服务的分类"（p.201）。该概念合成项目的资料来源是瑞典病人记录中记载的由公共卫生护士提供的卫生保健服务。该项目的更大目标是发展公共卫生护理服务的模式。他们的概念合成过程包括以下步骤：首先提取"名词和动词短语"（p.202），其次为护理行动生成 186 个标签，在附加记录中寻找新行动，最后发展"暂定分类系统中的主要类别"（p.202）。随后的步骤包括通过参考文献和专家评审来确认和修订类别。结果获得 6 个服务类别：健康促进、健康保护、诊断、治疗、康复和临终健康照护（p.202）。

定量合成

定量合成需要数据或统计资料。你可以使用任何研究——实验性研究或非实验性研究、个案或群组设计，只要它们提供有关感兴趣现象的定量数据即可。可以采用统计方法来提取新概念的属性群，以及描绘不属于该概念的那些属性。例如 Q 分类、因子分析和德尔菲法等方法对于生成有意义的群组特别有用。Oldaker（1986）对正常青少年的心理症状学研究是定量合成的一个很好的例子。Oldaker 运用主轴因子分析法，从心理症状和个性特征的几个指标出发，合成了与认同混淆有关的 4 个概念：亲密感、消极认同、时间视角扩散和精力分散。

关于概念合成的经典定量研究是 Kobasa（1979a，1979b）的研究，她研究了生活压力对中高层管理者的影响。她的发现使她感到惊讶——在被高压力级别确定为有患病风险的管理人员中，约有三分之一的人没有或至少很少患病。是什么使这些高管与众不同？Kobasa 对压力的了解都表明他们应该生病。高管对压力事件的反应是否使他们免受疾病困扰？带着这些问题，Kobasa 开展了几项研究来收集关于对变革的开放性、参与度和对事件的控制等类别的数据。随着数据分析，类别略有减少，分别为挑战、承诺和控制。最后，使用"坚韧"这个概念名称来准确地反映这 3 个组合类别。此后的其他研究验证了该概念在某些职业中的作用，但并不完全适用于其他职业。但是，这一概念对压力理论产生了重大影响（Cataldo，1993；Kobasa，1979a，1979b；Kobasa，Hiker，& Maddi，1979；Lambert & Lambert，1987；Nichols & Webster，1993；Pietrzak et al.，2010；Pines，1980；Wagnild & Young，1991）。

文献合成

为了获得对感兴趣现象的新见解，在**文献合成**中需要仔细研究文献。这种研究可能会产生以前未识别的研究概念。文献概念合成的特殊之处在于让文献本身成为数据库。Colling（2000）对阿尔茨海默病病人被动行为的研究就是文献合成的一个例子。她从 15 项研究中获得了 82 种行为。然后将这 82 种行为分为 6 个初始分组：认知能力减弱、精神运动活动减弱、对情绪的感知减弱、对情绪的反应减弱、与人互动减弱、与环境互动减弱。接下来，Colling 使用这 6 个类别编制了一个工具，并定义了所有类别和行为。她又请老年医学专家小组将这些行为归类。根据小组分析结果对类别进行了精炼和简化。这 6 位专家随后参与了第二轮独立评级。最终的分析结果产生了包含 5 个独立类别的分类法：认知能力减弱、精神运动活动减弱、情绪减弱、与人互动减弱、与环境互动减弱。最后，她评估了新概念或类别在评分者间使用的一致性，及其与需求驱动的痴呆症受损行为框架的一致性（Algase et al., 1996）。

第二个例子是 Smith、Swallow 和 Coyne（2015）合成的 2 个关于儿科家庭护理的框架，即以家庭为中心的护理和护理伙伴关系。作者利用 1999—2014 年发表的与这 2 个概念有关的 30 项研究，制定了一个与慢性病患儿父母合作的新框架。他们的合成在名为"父母—专业合作—参与框架"的框架中产生了 3 个新概念（p.20）。这 3 个概念是"重视父母的知识和经验""支持父母作为照顾者的角色"和"将父母的专业知识纳入临床和心理社会照护"（p.20）。作者提供了一个表格，使读者可以概览为合成而选择的这 30 项研究，从而为读者提供了遵循这个过程的方法。此外，作者还描述了支持每一个新概念的合作过程，并提出了实现这些过程所需的护理行动。对于合成方法的新手来说，该文是一个值得学习的好例子。

文献合成的最后一个例子是 Finfgeld-Connett（2008）对护理艺术性的研究。她利用 1982—2006 年的文献，为这个概念构建了一个全面的定义。结果发现护理艺术性的前因是实证和形而上学知识。具有艺术性的护理的属性是以关系为中心、专业的实践和创造力，结局是旨在改善健康和减轻痛苦的有益行动。病人和护士都因具有艺术性的护理而受益。Finfgeld-Connett 最终的理论性定义是："护理艺术性似乎包括对实证和形而上学知识以及价值观的专业化使用和调适。它以关系为中心，涉及敏感地调整护理措施以满足病人的个体需求。面对不确定性，可以充分发挥创造力。具有艺术性的护理促进有益的实践，提高病人的身心健康。它似乎也可以提高护士的专业满意度和促进个人成长"（p.383）。

混合方法

三种概念合成方法中的任何一种都可以单独使用或使用。对于如何使用或何时使用它们，没有严格的规定。因此，理论家的需求和科学现状是选择和决定方法的驱动力。一些研究使用概念合成的一种方法或多种方法（Anderson & Oinhausen, 1999；Beitz, 1998；Bunting, Russell, &Gregory, 1998；Colling, 2000；Goldberg, 1998；Kolanowski, 1995；Polk, 1997；Wendler, 1999）。以下举例将显示如何依次使用或组合使用各种方法来呈现有用的新概念。

Goldberg（1998）使用两种概念合成方法探讨了灵性的含义。文献中关于灵性的属性包括意义、存在、共情、同情、给予希望、爱、宗教或超越、触摸和治愈。这些属性先被合并为更少的类别。然后，Goldberg 研究了这些类别的总体相似性——它们都隐含着各种关系，无论是身体上的还是情感上的或是二者兼有。对这 3 个类别的回顾帮助 Goldberg 认识到，心理—躯体二分法是没有帮助的。因此，这 3 个类别被合并为一个概念，并被命名为"连接"（connection）。

在一项经典研究中，Clunn（1984）使用扎根理论和问卷调查相结合的方法，研究护士用于制定潜在暴力护理诊断的线索，以及护士是否会去区分暴力行为的程度。利用访谈、文献和量表，从 Clunn 的研究中合成了 11 个概念：病史、言语内容、同伴关系、社会史、背景因素、有目的的动作、无目的的动作、言语的强度或情绪性、普遍的情感状态、不稳定的情绪反应和不平衡的认知指标。从这 11 个概念中，Clunn 合成了 3 个主要因素——交互作用、行动和意识——作为最常用于诊断潜在暴力的线索类别。这 3 个因素同时出现在研究的定性和定量部分。她的研究表明，护士在评估服务对象潜在暴力时使用的实际线索和线索类别相似，但在某些护士群体（例如急诊室）中的独特模式与其他群体（例如公立医院）的模式有所不同。

最后，Burke、Kaufmann、Costello 和 Dillon（1991）提供了一个使用多个资料来源的概念合成的极好的例子。在对长期住院慢性病儿童抚养压力的研究中，他们形成了 2 个新概念。第一个概念是"危险的秘密"，它反映了父母对父母—医护人员互动的看法。父母认为这些秘密（例如，错误的信息、护理差距以及工作人员的经验不足）可能会对孩子造成危害。第二个概念反映了父母管理压力的过程，被称为"勉强接管"，包括警惕、协商规则、叫停和持续寻求信息。

概念合成的过程

我们将依次讨论概念合成的步骤，但与大多数策略一样，它们实际上是迭代的。也就是说，并不总是一步一步地前进，而是可能会循环在多个步骤或在各个步骤之间来回移动。Glaser 和 Strauss（1967）将这一过程的目的称为达到理论饱和。为此，你必须通过使用许多资源，包括文献综述和个案研究，来完全熟悉感兴趣的领域。所有这些都提供了可用资料的潜在来源。

在逐渐达到理论饱和的这段时间，开始对你获取的资料进行分类。分类系统不必严格。事实上，如果系统在此阶段能够保持适当松散会更好。在对资料进行分类时，寻找似乎彼此密切相关或有相当重叠的现象群，并将它们合并在一起。为此，聚类仅要求将每个分类的类别与其他类别进行比较。这可以在计算机上使用因子分析来完成，但是如果理论家通过直观观察来完成也并不困难。

一旦你对所有类别都被发现并尽可能地被组合而感到满意，就要检查类别的层次结构。如果存在看起来非常相似的类别，但一个类别的性质比另一个类别更广泛，则将两个类别简化为一个高阶概念可能会有所帮助。当新概念已经被尽可能地减少时，应为其选择能够准确描述并且便于交流的名称。

一旦概念被命名，下一步就是实证验证新概念并根据需要对其进行修改。验证涉及回溯文献、实地研究、资料收集和同行讨论，以发现该概念是否得到了实证支持。也就是说，这些资料来源是否提供了扩展、阐明、否定或限制该概念的附加信息？这个过程一直持续到理论家确信没有新信息出现为止。此时，该过程停止并且新概念被认为是充分的。然后，应在理论性定义中描述新概念，包括其定义属性。

最后，如果可能，确定新概念与该领域现有理论的契合之处。但是应考虑到独特的见解以及研究和实践新概念的潜在方法。有时甚至会出现某个概念与当前的理论立场截然不同，以至出现了一个全新的研究领域。这方面一个很好的例子是人类发现了微生物，于是催生了细菌学。有时，现有的思维体系会被彻底改变，比如相对论的概念彻底改变了物理学领域的方向，或者人类基因组图谱彻底改变了人类健康和疾病的研究。

持续更新对你所关注现象的最新思考是促进概念合成的一个关键因素。完全熟悉自己的感兴趣领域非常重要。同样重要的是你要记住这些大量的知识。记下你的想法并集中精力工作有助于保持头脑清醒。这样一来，那些用现有思维方式无法计算的现象就更容易被发现。

然而，记忆容易出错，因此对于理论家来说建立备忘笔记本或电子文档就非常有用。在这些备忘录中，应仔细记录观察结果。它们可以是直接观察到的现象、统计结果或来自文献的信息汇总。无论是在撰写备忘录时，还是在阅读备忘录文件时，理论家都应添加对资料的见解和解释。这些解释性注释构成了在初始概念合成工作中以及在后续发展更高阶概念工作中进行分类的基础（Schatzman & Strauss，1973）。

观察力是促进概念合成的另一个关键因素。显然，敏锐的观察者比从未观察过的人更可能看到新现象。这个技能不是与生俱来的，它是通过实践获得的。例如，观察临床实践可能会让你发现新现象。又例如，通过询问有关实践的问题，你可以提出对干预措施的新想法（如果你觉得自己不是一个细心的观察者，请尝试本章末尾的实践练习1）。

评价证据的技能是观察技能的必然结果。这种观察资料、确定资料价值以及提取新想法的能力也是可以学习的。循证实践文献中有丰富的关于如何评价证据的例子。另外，请参见本章末尾有关评价研究的"补充阅读"或任何好的科研书籍，以磨炼这种能力。

对新想法的开放态度是影响概念合成的最后一个关键因素。这至少意味着摆脱了发现新事物的恐惧。许多护士完全按照他们所学的方式进行护理工作，很少有质疑或尝试新的工作或思考方式的意愿。改变对许多人来说是具有威胁性的，并且合成一个新概念肯定会引发一些改变，即使只是在思维方面。因此，在进行概念合成之前，护士必须愿意接受出现新想法的可能性。

新想法来自我们所有的感官。我们大多数人都经过语言和数学方面的训练，但很少有依靠味觉、嗅觉、视觉或触觉来帮助我们获得新想法的实践。通过强迫自己使用语言或数学技能之外的其他技能来对现象产生新想法，从而进行发散性思考，这通常是有帮助的。

结合使用所有感官来帮助我们产生新概念的想法，这就是告诫我们需要花费大量时间。合成过程是创造一些新事物。这不能一蹴而就。想法需要时间来发展或孵化。放松，不要强迫自己。

优势和局限性

概念合成提供了一种从现有资料中创造新内容的方法。它提供了新的见解，并为发展理论的结构增添了质感和丰富性。鉴于电子病历和护理信息的使用越来越多，对护理现象和护理活动的命名使概念合成显得尤为重要。概念合成过程作为生成和命名潜在的护理诊断、干预措施和结局的方法特别有用。

概念合成确实需要时间，并且需要理论家敢于承担风险。理论家必须从原始资料开始，并尝试从中提出一个新的想法。有时这会很快发生。通常，它只发生在经过大量的时间和思考之后。

验证概念也需要时间。这是理论家感到最不舒服的时候。如果无法验证新概念怎么办？对错误的恐惧是强烈的，特别是当理论家可能将新概念视为一个脑力劳动成果并且对此非常执着时。在此时，理论家必须保持客观和科学。如果该概念是真正基于资料的，则仅进行较小的修订即可通过验证。

最后，概念本身仅对描述现象有用，它们不提供解释、预测或处置。只有当概念通过相关陈述相互关联时，我们才有可能提出假设或理论。

应用概念合成的结果

当需要通过分类来解释某些事物时，或者当我们需要全新的概念或旧概念的新用法时，概念合成非常有用。但是，一旦合成了一个新概念，你将如何处理？

有几件事可以做而且应该去做。首先是检验、支持或验证新概念（参见第十三章）。这非常类似于在研究中确定内容效度或可转移性，并且对任何任务都可以使用相同的方法。一旦该概念获得了足够的支持，就应该写一个包含定义属性的完善的理论性定义。完成后，应通过发表新概念来分享它。

护理学科知识发展需要有效的新概念。新概念对科学和实践都有用。在教育中，新概念可用于以有意义的方式向学生描述护理现象，或对病人需求或护理行动进行分类。在实践中，新概念可以让医务人员对病人问题、新的护理诊断以及可能的新护理措施有新见解。在研究和理论构建中，新概念可能会提供丰富的新假设，或者让人们改变对某种关注现象的思考方式，从而产生更多研究。

小结

概念合成将资料的各种要素整合到一个以前没有清楚看到的模式或关系中，从而形成一个新概念。概念合成的步骤包括完全熟悉感兴趣的领域，对你获得的有关感兴趣领域的资料进行大致分类，寻找并合并似乎紧密相关或重叠的分类现象群，选择可以准确表示该现象群的名称以促进交流，实证验证新概念，以及确定新概念是否适合当前的理论和实践。

概念合成是一项极富创造力的活动，可以为特定的感兴趣领域添加重要的新信息。该策略的局限性是完整概念开发所需时间较长，以及仅凭概念本身无法提供预测潜力。

实践练习

练习 1：观察

在你周围选择一个目标，例如经常使用的设备或每天触摸的物品。花 10 分钟观察该目标。列出你所看到的一切。你的清单有多长？如果你只看到了一些东西，请回去再花 10 分钟观察它。你的清单变得更长了吗？你是否把该物品拆分并分别描述了每个部分？如果没有，为什么不呢？现在，返回并再次查看。花 10 分钟列出该物品的所有可能用途。清单有多长了？你是否描述了该物品每个部分以及整体的用途？如果没有，为什么不呢？学会成为敏锐的观察者，我们必须摒弃模式化形象，并在我们真正看到熟悉的东西时保持开放的和创造性的思维。

练习 2：记忆

先不要看，而是直接绘制一个电话键盘。把字母和数字放在它们该放的地方（Adams，1979）。

很少有人能第一次就做到这一点。该练习证明了我们可能认为自己拥有了所需的全部资料，因为毕竟我们每天都在使用电话，但是对物体的过于熟悉反而使我们不再真正看到它。用你每天在办公室或家里使用的物品再次尝试此练习。先在不看的情况下绘制它，然后回去看着它再绘制一次。两者有何不同？

练习 3：概念聚类

以下是 28 个概念名称。从列表中至少创建 2 个概念分类。

肥皂	汽车	火山	鸭子
网球拍	办公桌	帽子	除味剂
狗	选票	鱼	公共汽车
牙刷	磁盘	草	拖把
政策	大象	指南	柑橘
青蛙	牛油果	旋律	排箫
雨伞	篮子	水桶	萝卜

练习 4：概念合成

为了便于你练习概念合成的步骤，我们安排了比实际情况更多的概念合成练习。事实上，为了帮助你开始，我们在这里所做的是提供一种用于形态分析的矩阵（Adams，1979）。

让我们假设你和你的员工对医院中病人的低效运输方式感到沮丧。你决定探索病人运输的新概念。要构建矩阵，至少需要 3 个参数。让我们假设你选择：①要使用的动力来源，②放置病人的设备；③设备在其中或其上移动的介质。图 7-1 是我们构建的矩阵。请随意添加其他列。

现在，从每一列中随机选择一项并将其组合。例如，如果你有一个靠人力运行的带轮子的床，那么你就拥有了传统的轮床——不太有用。但是，如果你有依靠计算机运行的轨道上的床呢？这是个新想法。现在尝试几次。列出组合。然后选择两个最有可能的新想法。选择一个描述新现象的名称。让你的想象力在这里发挥作用。例如，如果你将吊索、气体动力和管道结合在一起，你会怎样称呼它？气动港怎么样？还是气动吊索？吊帕（Sling-a-Pat）？有很多种可能性。

接下来的两个步骤是实证验证该概念。在此练习中，验证将需要探索是否有技术、行政和经济支持来构建原型模式。模式构建完成后，通过预试验证明其可行性、效率和有效性。最后一步是确定该原型是否适合现有的医院护理系统，或者是否需要全新的系统。

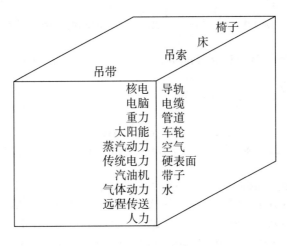

图 7-1　三向矩阵

　　这种简短的练习可能看起来很做作，而且确实如此。但这只是概念合成的一个举例，目的是向你展示基本步骤。记住，熟能生巧！

参考文献

Adams JL. *Conceptual Blockbusting: A Guide to Better Ideas.* 2nd ed. New York, NY: W.W. Norton; 1979.

Algase DL, Beck C, Kolanowski A, Berent SK, Richards K, Beattie E. Need-driven dementia-compromised behavior: An alternative view of disruptive behavior. *Am J Alzheimer's Dis.* 1996;11(6):10–19.

Anderson JA, Oinhausen KS. Adolescent self-esteem: A foundational disposition. *Nurs Sci Q.* 1999;12(1):62–67.

Beitz JM. Concept mapping: Navigating the learning process. *Nurse Educ.* 1998;23(5):35–41.

Benoliel JQ. Grounded theory and nursing knowledge. *Qual Health Res.* 1996;6:406–428.

Breen J. Transitions in the concept of chronic pain. *Adv Nurs Sci.* 2002;24(4):48–59.

Bunting SM, Russell CK, Gregory DM. Computer monitor. Use of electronic mail (email) for concept synthesis: An international collaborative project. *Qual Health Res.* 1998;8(1):128–135.

Burke SO, Kaufmann, E, Costello EA, Dillon MC. Hazardous secrets and reluctantly taking charge: Parenting a child with repeated hospitalizations. *Image.* 1991;23(1):39–45.

Cataldo JK. Hardiness and depression in the institutionalized elderly. *Appl Nurs Res.* 1993;6(2):89–91.

Clunn P. Nurses' assessment of a person's potential for violence: Use of grounded theory in developing a nursing diagnosis. In: Kim MJ, McFarland GR, McLane AM, eds. *Classification of Nursing Diagnoses: Proceedings of the Fifth National Conference.* St. Louis, MO: Mosby; 1984, pp. 376–393.

Colling KB. A taxonomy of passive behaviors in people with Alzheimer's disease. *J Nurs Scholarsh.* 2000;32(3):239–244.

Corbin J, Strauss AC. *Basics of Qualitative Research: Techniques and Procedures for Developing Grounded Theory.* 4th ed. Thousand Oaks, CA: Sage Publications; 2015.

Denham SA. Family routines: A structural perspective for viewing family health. *Adv Nurs Sci.* 2002;24(4):60–74.

Dray W. "Explaining what" in history. In: Gardiner P, ed. *Theories of History.* New York, NY: Free Press; 1959.

Eaves YD. A synthesis technique for grounded theory data analysis. *J Adv Nurs.* 2001;35(5):644–653.

Elo SL, Calltorp JB. Health promotive action and preventive action model (HPA model) for the classification of health care services in public health nursing. *Scand J Public Health.* 2002;30:200–208.

Finfgeld-Connett D. Concept synthesis of the art of nursing. *J Adv Nurs.* 2008;62(3):381–388.

Glaser BG. *Theoretical Sensitivity.* Mill Valley, CA: Sociology Press; 1978.

Glaser BG. *Basics of Grounded Theory Analysis.* Mill Valley, CA: Sociology Press; 1992.

Glaser BG, Strauss AL. *The Discovery of Grounded Theory: Strategies for Qualitative Research.* Chicago, IL: Aldine; 1967.

Goldberg B. Connection: An exploration of spirituality in nursing care. *J Adv Nurs.* 1998;27(4):836–842.

Gordon M. *Nursing Diagnosis: Process and Application.* New York, NY: McGraw-Hill; 1982.

Hunt EB. *Concept Learning.* New York, NY: Wiley; 1962.

Kirk J, Miller ML. *Reliability and Validity in Qualitative Research.* Beverly Hills, CA: Sage Publications; 1986.

Kobasa SC. Personality and resistance to illness. *Am J Commun Psychol.* 1979a;7:413–423.

Kobasa SC. Stressful life events, personality, and health: An inquiry into hardiness. *J Pers Soc Psychol.* 1979b;37:1–11.

Kobasa SC, Hiker RRJ, Maddi SR. Who stays healthy under stress? *J Occup Med.* 1979;21:595–598.

Kolanowski AM. Disturbing behaviors in demented elders: A concept synthesis. *Arch Psychiatr Nurs.* 1995;9(4):188–194.

Lambert CE, Lambert VA. Hardiness: Its development and relevance to nursing. *Image.* 1987;19(2):92–95.

Lenz ER, Suppe F, Gift AG, Pugh LC, Milligan RA. Collaborative development of middle-range nursing theories: Toward a theory of unpleasant symptoms. *Adv Nurs Sci.* 1995;17(3):1–13.

Mullen PD. The potential for grounded theory for health education. In: Glaser BG, ed. *More Grounded Theory Methodology: A Reader.* Mill Valley, CA: Sociology Press; 1994, pp. 127–145.

Nichols PK, Webster A. Hardiness and social support in human immunodeficiency virus. *Appl Nurs Res.* 1993;6(3):132–136.

Oldaker S. Nursing diagnoses among adolescents. In: Hurley ME, ed. *Classification of Nursing Diagnoses: Proceedings of the Sixth National Conference.* St. Louis, MO: Mosby; 1986, pp. 311–318.

Pietrzak RH, Johnson DC, Goldstein MB, Malley JC, Rivers AJ, Morgan CA, et al. Psychosocial buffers of traumatic stress, depressive symptoms, and psychosocial difficulties in veterans of Operation Enduring Freedom and Iraqi Freedom: The role of resilience, unit support, and postdeployment social support. *J Affect Disord.* 2010;120(1–3):188–192.

Pines M. Psychological hardiness: The role of challenge in health. *Psychol Today.* 1980;14(7): 34–42, 98.

Polk LV. Toward a middle-range theory of resilience. *Adv Nurs Sci.* 1997;19(3):1–13.

Schatzman L, Strauss AL. *Field Research: Strategies for a Natural Sociology.* New York, NY: Prentice Hall; 1973.

Smith J, Swallow V, Coyne I. Involving parents in managing their child's long-term condition: A concept synthesis of family-centered care and partnership-in-care. *J Pediatr Nurs.* 2015;30(1):143–159.

Spitzer DR. *Concept Formation and Learning in Early Childhood.* Columbus, OH: Merrill; 1977.

Stern PN. The grounded theory method: Its uses and processes. In: Glaser BG, ed. *More Grounded Theory Methodology: A Reader.* Mill Valley, CA: Sociology Press; 1994, pp. 116–126.

Stevenson HW. Concept learning. In: Stevenson HW, ed. *Children's Learning.* New York, NY: Appleton-Century-Crofts; 1972, pp. 308–322.

Wagnild G, Young M. Another look at hardiness. *Image.* 1991;23(4):257–259.

Wendler MC. Using metaphor to explore concept synthesis. *Int J Hum Caring.* 1999;3(1):31–36.

Wilson J. *Thinking with Concepts.* New York, NY: Cambridge University Press; 1963.

补充阅读

Eakes GC, Burke ML, Hainsworth MA. Middle-range theory of chronic sorrow. *Image.* 1998;30(2):179–184.

Harris CC. Cultural values and the decision to circumcise. *Image.* 1986;18(3):98–104.

Hurley ME, ed. *Classification of Nursing Diagnoses: Proceedings of the Sixth National Conference.* St. Louis, MO: Mosby; 1986.

Klausmeier H. The nature of uses of concepts. In: *Learning and Human Abilities: Educational Psychology.* 4th ed. New York, NY: Harper & Row; 1975, pp. 268–298.

Kleinmuntz B, ed. *Concepts and the Structure of Memory.* New York, NY: Wiley; 1967.

Long KA, Weinert C. Rural nursing: Developing the theory base. *Sch Inq Nurs Pract.* 1989;3(2):113–127.

Moch SD. Health-within-illness: Concept development through research and practice. *J Adv Nurs.* 1998;28(2):305–310.

Rogge MM. *Development of a Taxonomy of Nursing Interventions: An Analysis of Nursing Care in the American Civil War.* Unpublished doctoral dissertation. Austin, TX: University of Texas; April 1985.

Rosenbaum JN. Self-caring: Concept development in nursing. *Recent Adv Nurs.* 1989;24:18–31.

Ryan-Wenger NM. A taxonomy of children's coping strategies: A step toward theory development. *Am J Orthopsychiatry.* 1992;62(2):256–263.

Sandelowski M, Docherty S, Emden C. Qualitative metasynthesis: Issues and techniques. *Res Nurs Health.* 1997;20:365–371.

Whittemore R, Roy C. Adapting to diabetes mellitus: A theory synthesis. *Nurs Sci Q.* 2002;15:311–317.

Williams A. A literature review on the concept of intimacy in nursing. *J Adv Nurs.* 2001;33:660–667.

第八章

陈述合成

在开始阅读本章之前，你需要思考的问题：

▶ 你是否正在寻找一种方法，能够从现有资料中收集有关研究问题或临床实践的一个或多个关联性陈述？

▶ 你是否可以访问数据库，以帮助识别和检索你希望构建陈述的现有研究？

引言：如果你对以上两个问题的回答为"是"，那么陈述合成可能是实现目标的一种策略。与其他陈述开发策略不同，陈述合成需要一些证据作为起点。通过应用证据来发展概念之间的关联性陈述，理论家可以推进我们对感兴趣现象的理解。陈述合成可能有助于了解 2 个因素或 3 个因素之间的关系。风险因素关联和干预效果的合成陈述是对风险因素评估和干预相关循证实践指南的基础。陈述合成也是理论合成这个更大目标必不可少的阶段。因此，陈述合成是理论发展这个渐进过程的一部分，尤其是当一个人把观察或资料转为通用陈述时。然而，就像不起眼的勺子一样，陈述合成可能被低估了，但它却是实践和研究盛宴中的重要工具（注意：在开始阅读本章内容之前，可以对第三章中陈述性质的内容进行回顾）。

定义和描述

作为一种策略，陈述合成的目的是基于证据确定两个或多个概念之间的关系。证据可能有各种来源：①观察或访谈个人或团体的定性或定量方法；②以文献为基础的资源，例如文献综述、从相关研究中得出的结论、实践标准或实践指南。

从逻辑上讲，陈述合成包括 2 个操作：①从证据到推论；②然后从特定推论推广到更抽象的推论（图 8-1）。

在从证据到推论的过程中，证据包括一系列深思熟虑的观察结果，这些观察结果是关联概念的基础。例如，一名护士可以访谈护理院中痴呆症病人的照顾者，了解他们照护病人的感受。通过对访谈笔录的定性分析，可以构造出一系列有关照顾痴呆症病人社会体验的概念。然后，护士将相关概念转化为关联性陈述，例如：

护理院中的痴呆症病人照顾者如果能够对病人入住之前的个人经历有一定的了解，则他们和痴呆症病人之间的关系会更加紧密（图 8-1a）。

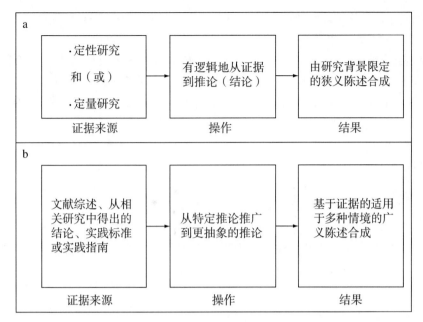

图 8-1　基于证据的陈述合成

　　作为陈述合成的第二个证据来源，护士可以使用统计学方法来总结多个个体的观察或测量结果。定量指标，例如相关系数，可以描述两个变量之间是否存在相关关系及其强度。在这种情况下，陈述合成可以将以数字形式表达的关系转换为语言形式。例如，假设一名护士收集了有关两个变量的数据——文化适应和情绪化进食，并发现它们之间的相关关系为 $r= 0.35$，$p < 0.05$。这个统计信息可以表达为：

随着文化适应的增加，情绪化进食也增加。

　　基于统计的陈述合成可以从描述性（非实验性）研究和实验性研究中提取。

　　在第三个证据来源中，理论家针对一个已有大量文献（图 8-1b）发表的主题进行陈述合成。例如，你可以进行文献检索，找出增加或减少医院中针对护士的暴力行为的机构因素和沟通因素。合成过程可以从对文献中发现的变量间关系进行分类开始。各种机构因素和沟通因素之间的关系被进一步组织和组合，以获得关于这些关系的清晰的通用陈述。因为某些关系可能在研究中反复出现，而另一些关系可能仅在一两个研究中被发现，所以可以根据每个陈述有多少证据支持来分组。理想情况下，这项工作的结果将是几个陈述，这些陈述捕捉到文献中显而易见的变量间的广泛关系模式。这种对陈述的支持（证据）进行排序和权衡是卫生保健领域中系统综述和循证医学方法的基础。

　　这些关于陈述合成的介绍表明，该策略由各种各样的方法组成。但是，这些方法的预期结果是相同的：对两个或多个概念之间关系的清晰陈述。此外，使用陈述合成的理论家把从现实世界，即外部世界获得的信息放在一起、组织或提取关系模式。因此，观察和其他科学测量方法，例如访谈和仪器测量，对陈述合成过程都至关重要。

　　对于感兴趣的读者，本章末尾有统计学概论的自我评估测试。统计学概论知识可能会使从本章定量方法中获得的最大利益进一步加强。读者可以使用这种自我评估来评估或更新统计知识。本章末尾还为感兴趣的读者列出了一些有用的统计学资料。

虽然掌握统计学并不是每种陈述合成方法都必不可少的，但是当收集大量定量资料时，熟悉统计方法是必不可少的工具。统计方法可能有助于将收集的大量信息合并为更易于解释的形式。但是，读者不应将统计与陈述合成相混淆。统计方法仅是确定感兴趣领域中概念之间关系的辅助方法。

目的和应用

陈述合成的目的是从对现象的观察中发展出一个或多个现象之间关系的陈述。如前所述，可以由理论家进行观察，也可以从文献中得出。此外，在进行大量定量观察或测量时，可以对其进行统计分析，以将信息转换为更易于解释的形式。当将陈述合成作为一种策略时，理论家应验证框 8-1 中的 3 个条件，至少有 1 个条件成立。

框 8-1   适合陈述合成策略的 3 个条件

条件 1：目前还没有概念性或实证工作来描述一个感兴趣的主题，但是很容易通过一系列观察来确定这个现象的一些参数（实证性质）。

条件 2：在一个感兴趣的领域中有几个概念在使用，并且可以获得或很容易地收集证据来澄清这些概念是如何相互关联的。

条件 3：对于感兴趣的现象已经有若干研究发表，但其中的信息尚未被整理成有意义的跨研究的结论。

由于研究人员和统计学家经常要明确区分基于假设的发现和偶然发现，因此接下来说一说我们对此证据线索的一些基础的看法。只有对此问题感兴趣的读者才需要阅读这段和下段的内容。尽管可以使用资料或观察法来发展或检验假设，但是这两种用法在逻辑上是截然不同的（Rudner，1966）。然而，由于针对这两种方法可以采用相同的技术，因此这种相似性可能导致混淆。理论家可能无需在陈述发展 / 合成中遵守假设检验规则。例如，在一些探索性分析中，只有把概率水平稍大于 0.05 的统计结果也保留下来，才不会忽略一些重要信息。相反，理论家可能会使用灵活的探索性设计来发现现象之间的关系，但是随后将其视为已经被检验的结论。一般来说，最好将发现（discovery）和验证（justification）[即检验（testing）] 的背景区分开来。也就是说，在使用数据提取关联性陈述的情况下 [发现的背景（context of discovery）]，不应再次使用这些相同的数据来声称该陈述已经被检验过了 [验证的背景（context of justification）]。通常情况下，应使用另一个独立的数据集对原始发现进行交叉验证（验证的背景）。同样，在对假设进行严格检验（验证的背景）之后，可以进行进一步的非理论性分析或数据处理（发现的背景）。后者虽然很重要，但是却没有获得与前一种分析方法相同的证据地位。

用于陈述合成的证据（发现的背景）应该以便于发现的方式被分析。这可能需要改变一些常规（例如传统的概率水平），或使用探索性方法（例如双变量统计描述）（Polit，2010），从而构建出能够有意义地反映数据或观察结果固有关系的陈述。这样的灵活处理是明智且恰当的，它能够在发现的背景下最大程度地利用所收集的现象相关信息。在验证的背景下，也需要更严谨的方法。例如，可以改进测量和概念化方法，从而在科学完善的后期阶段，使初步发现的观察结果得到更恰当和更严格的检验。

陈述合成的过程

陈述合成涉及两个基本的逻辑操作：从观察到推论，然后从特定推论推广到更抽象的推论（图 8-1）。从观察到推论的方法有两大类：定性方法和定量方法。第二个操作，即从特定推论推广到更抽象的推论，这一过程我们称之为文献法。在实际的陈述发展过程中，理论家当然可以在这些步骤之间来回穿梭。

定性和定量方法的内容复杂而丰富，若全面阐述，就超出了本章的范围。在本书中，我们将重点放在这两种方法的策略方面，并且在介绍它们时必须有所选择。需要有关定性方法更深入信息的读者，可以参考专门针对该主题的方法学书籍（例如，Corbin & Strauss，2008；Denzin & Lincoln，2011；Schreiber & Stern，2001）。同样，有关定量方法的更多信息也有成熟的教材（例如，Pedhazur & Schmelkin，2013；Polit & Beck，2012）。考虑到这些局限性，下面我们从感兴趣现象的陈述的发展策略方面，对定性、定量和文献法三种方法进行了处理。

尽管作为一组研究方法，不同的定性研究方法在目的和具体方法上各不相同，但是通常都会使用灵活或可修改的方法收集资料。这使理论家可以探索新现象。定性方法通常依赖于访谈（倾听和提问）和观察作为资料来源。编码类别通常来自于对访谈稿和访谈笔记的阅读和初步编码。扎根理论是一种有助于陈述合成的定性方法，将在后面介绍。

相反，定量方法涉及以数字化量表或其他可量化方法测量变量。定量方法可以应用于实验性和非实验性（描述性或相关性）研究设计。它可用于检验两个或多个因素之间的关系，或对同一个事件的不同反应模式。将统计信息转化为以语言形式表达的结论是陈述合成的一种方法。

最后，文献法旨在组织有关感兴趣主题的现有研究信息。文献法的证据来源在很大程度上取决于已发表的研究。文献法包括筛选可用的信息，并将其变成更简洁和通用的形式。在某些情况下，获得感兴趣主题的全面文献综述、明确的实践标准或实践指南可以加速理论家的文献陈述合成工作。例如，Hess 和 Insel（2007）完成了与化疗相关的认知变化的系统综述，并且合成了以下陈述：

> 在被诊断出患有癌症的个体中，认知功能……可能会通过两种不同且相互作用的途径改变：①癌症诊断……②癌症治疗的直接生理效果……（p.990）

定性方法

扎根理论是早期的定性研究方法之一，可用于陈述发展（Glaser，1978；Glaser & Strauss，1967）。护士用它来研究不同人群，例如乳房切除术后病人（Quint，1967a，

1967b）、继父母家庭（Stern，1980）以及生命周期各个阶段的家庭（Knafl & Grace，1978）。在运用扎根理论的过程中，理论家避免了对资料分类和相互关联的先入为主的观念，在自然环境中观察社会现象，从而获得了对社会现象的理解。尽管理论家可能会从对感兴趣领域的一些一般性想法开始，但是随着与现象相关性更高的类别出现，最初的想法就被放弃了。理论家一直在资料收集和资料分析之间转换，以验证新出现的想法，并在收集新资料时完善概念之间的关系。

扎根理论的优势是理论家将对现象的直接观察作为概念的起点，然后形成陈述（Corbin & Strauss，2008；Glaser，1978；Glaser & Strauss，1967；Quint，1967a；Schatzman & Strauss，1973）。将资料编码和归类是资料分析的一部分。理论家可以进行观察，对它们进行编码，对编码后的观察结果进行解释性注释或备注，然后进行进一步观察，以完善或澄清新出现的想法。理论家构建有意义的通用概念和关联性陈述的创造力是定性研究的关键部分。有关扎根理论方法的完整介绍，请参见 Benoliel（1996）或者 Eaves（2001）的著作。

诠释扎根理论的一个经典案例是 Stern（1980）的继父家庭研究。Stern 开始研究时指出，继父融入现有家庭的过程从未被研究过。

> 我没有检验现有理论的依据，也不能利用已确定的现有变量，因为没有一个变量是确定的。换句话说，首先要了解在这些家庭中发生了什么。(p.20)

在第一阶段**收集实证资料**时，Stern 与来自各个社会阶层和族裔的 30 个继父家庭进行了深入访谈。她把观察和访谈资料根据主要内容进行编码，然后将类似编码的资料聚合成类别。例如，Stern 形成了两个类别：家庭规则和执行技巧。

在第二个阶段**概念形成**中，Stern 开发了一个概念框架，旨在从研究对象的角度看待相关现象。在试图了解家庭如何接纳一名继父融入现有母子系统中时，Stern 选择了家庭中的儿童管教作为框架。选择该框架是因为与这些家庭讨论时，管教话题产生了情感反应。

第三个阶段的**概念发展**涉及几个步骤。需要将类别联系起来以定义关键变量。因此，Stern 将教授、接受和模仿合并为一个更大的类别——从属行为。从属行为的共同点是使继父与子女更加紧密地团结在一起。此时，需要对这个新思想进行进一步的文献回顾。各类别之间的关系也需要关注。在 Stern（1980）的研究中，她问道："在什么条件下，管教和融合这两个变量会并存？"（p.22）。然后，她选择研究资料以阐明这些变量之间的关系。Stern 发现，管教和融合只在有从属行为时才同时发生。这就演示了陈述合成过程。为了进一步巩固思想，需要提出一个核心变量。核心变量汇集了现象相关的核心思想。Stern 提出"融合性管教"作为核心变量，以解释继父家庭如何利用管教问题来加强家庭团结。

在第四个阶段**概念修改和整合**时，新思想被进一步整合和界定。作者根据理论思想进行资料编码。在对资料进行编码时，会制作备忘录或解释性注释，以帮助将研究结果系统化。备忘录随后被重新整理，为第五阶段**研究报告的撰写**提供便利。在最后阶段，作者给出了研究的理论结果，并通过资料例证加以证实。

Stern 关于扎根理论的经典论述，为构建关于社会现象的陈述说明了一种灵活而敏感的方法。这种方法让理论家通过与社会现象的直接而深思熟虑的互动来构建类别及类别之间的关系。

定量方法

概述：在本章中，将在实验性研究和非实验性研究的框架内检验定量研究方法。在实验性研究中，研究者会引入一些新方法来确定其对结果的影响，而在非实验性定量研究中，会观察自然发生的变化。这些用于定量研究的设计均涉及数值数据的收集和分析。通常通过计算统计量（例如平均值、标准差、百分比、相关系数、t 检验和 F 值）来进行数据分析。每一个研究设计在形成有关现象的陈述时都有一些特殊的优势和局限性。后文将首先简要描述每个设计，然后讲授非实验性设计在基于统计的陈述合成中的应用。

在解释定量研究的统计数据时，假设的前提是我们所使用的测量是可信的（Nunnally & Bernstein，1994；Urbina，2004；Waltz，Strickland，& Lenz，2010）。但是，考虑到理论发展与结构效度建立之间的相互关系，测量的效度——尤其是结构效度——可能还不太清楚（Smith，2005）。虽然心理测量学概念超出了本章范围，但是这些概念的信度和效度影响数据的解释，因此我们必须认识到需要提供完整、准确的定量方法。

实验性设计：这些设计用于记录在不同情况下护理干预的效果。例如，表 8-1 和图 8-2 显示了 4 名进行探查手术病人的虚构数据。研究者检验了术前教育这个护理干预措施对减轻病人焦虑的效果。小组平均分描述了每个时间点该组病人的焦虑水平，并估计了干预措施对减轻焦虑的影响。入院前、入院后、术前教育后病人焦虑水平的小组平均分（底行数据）显示，入院导致焦虑增加，然后通过术前教育消除了焦虑。但是，对于个体而言，得分误导了对干预措施效果的估计。

表 8-1　探查手术前病人个体和平均焦虑水平（虚构数据）

病人编号	入院前得分	入院后得分	术前教育后得分
病人 A	50	20	20
病人 B	30	40	60
病人 C	30	50	30
病人 D	30	50	30
小组平均分	35	40	35

从病人个体模式（前四行数据）来看，入院似乎可以缓解病人 A 的焦虑，并将他的焦虑程度降低到远低于入院前的水平。对于病人 B，入院确实提高了一点她的焦虑水平，但更糟糕的是，术前教育适得其反，更提高了她的焦虑水平。只有病人 C 和 D 的个体模式大体上与小组平均分一致。因此，在分析有关护理干预措施的陈述合成时，第二个重要目标是确定哪些人将从干预措施中受益、哪些人不会［读者可能会意识到这与调节作用的相似之处（Bennett，2000）］。现在，假设我们能够进一步查看虚构病人的数据，发现病人 A 的家庭矛盾因为其入院而被解决。与家庭矛盾相比，他认为即将进行的手术是"小菜一碟"。但是，病人 B 入院时，有一个重要的支持者离开了这个地方。病人 B 对独自进行手术感到非常恐惧，并且在术前干预后恐惧增加。

在我们的术前教育案例中，干预前和干预后均对病人进行了检验，以便可以比较同一人在不同时间点的焦虑变化。在另一种形式的实验性设计中，还可以包括不接受干预的对照

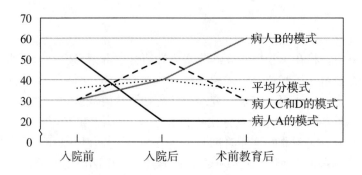

图 8-2　探查手术前病人个体和平均焦虑水平（虚构数据）

组，从而可以将实验条件的作用与对照条件的作用进行对比。在任何情况下，如果不采取某种干预措施会被认为是不道德的，则要将对照组改为接受常规护理，以确保他们也接受了必要的护理措施而不会受到质疑。组间比较是以对照组为参照点，来确定干预措施对实验组干预效果的一种方法。

在各种类型的实验性研究中，陈述合成发生在研究者将影响的数值或统计量转换为语言形式时。根据虚构病人的数据，我们可能会得出以下结论：

术前教育使术前病人的焦虑减轻了 **50%**；一些病人生活中的人际关系变化调节了干预措施的有效性。

大多数读者已经熟悉实验性研究及其主要效果的结论类型。例如，在减轻新移民的抑郁症状方面，支持干预比转诊至初级保健机构的干预更成功。因此，我们还希望发现干预带来的级差效益。在检验级差效益的一个例子中，Kiernan、King、Kraemer、Stefanick 和 Killen（1998）研究了减肥干预的数据。他们使用显著性检验（包括卡方检验）来确定参与者的哪些特征影响了减肥成功（减肥成功定义为至少降低两个体重指数单位）。信号检测法有助于将大组划分为连续的亚组，这些亚组在关键结果上的成功率各不相同。首先，他们发现减肥计划的性质会影响成功率，纯饮食组的成功率不及饮食运动组的成功率。除此之外，Kiernan 等在饮食加锻炼组中识别出成功率较低或较高的亚组。例如，身体形象满意度更低的人更难成功减肥。在对自己的身体形象感到满意的人中，根据他们是否有多次减肥尝试的历史进行了亚组分类。根据 Kiernan 等的工作，对差异影响的陈述可以表达为：

对身体形象高度不满的人不太可能从包括运动课程在内的减肥干预中受益。

这个合成陈述指出需要开发促进关注身体形象者锻炼的新途径，例如不需要集体锻炼环境的居家锻炼（注意：我们引用 Kiernan 等的研究是为了举例说明。由于仅反映了一项研究的结果，因此不应将其视为确定的结论）。

非实验性设计。这些设计通常依赖相关分析或回归分析来说明变量之间的关系。数据可以来自横断面研究（在一个时间点收集数据）或纵向研究（在多个时间点收集数据）。有时，这些数据集可能被视为"数据挖掘"的机会。尽管我们不会讨论非实验性（也称为相关性或回顾性）设计中可能使用的各种统计检验方法，但我们将讨论用于非实验性数据分析和解释的通用策略。现有科研书籍对相关统计和设计问题介绍得很清楚（例如，Pedhazur & Schmelkin，2013；Polit & Beck，2012）。

非实验性设计带来的最棘手的问题之一是，理论家可能会被统计信息淹没。有时在非实验性设计中使用的"散弹法"可以检验每个变量与研究中其他变量的关系。在一项 10 个变量的研究中（例如，社会阶层、年龄、性别、药物数量和住院人数等），如果每个变量都与其他变量相关联，则将产生总共 45 个相关系数。在 100 个变量的研究中，可能有 4950 个变量之间的关联。因此，需要采取策略来消除不必要的统计分析，并将完成的统计分析组织为有意义的信息单元。这是理论家使用定量非实验性证据进行陈述合成所面临的最困难的任务之一。

对于组织数据分析和解释的过程（框 8-2），我们提几个建议。不过这些建议不应被解释为数据分析的规则。在数据分析过程中，对操作步骤及其原因进行日志记录有助于在新的、有条理的方向上指导数据分析。经常查看日志。编写数据分析结果的总结也是有用的。对这些总结进行回顾，与同事讨论，并将其与已发表的研究结果进行比较。有时，阅读与本研究设计无关但相似的研究可能有助于在新的有意义的方向指导数据分析。

框 8-2　陈述合成中非实验性数据分析的建议

1．找到最受关注的变量，即最感兴趣的变量。有些变量本身就吸引人，例如，患病前后的适应水平或幸福感。其他变量仅在可能影响焦点变量时才有意义。

2．检查焦点变量的集中趋势和变异度的统计指标。如果对这些变量进行了多次测量，请了解其中可能发生的变化。

3．查阅相关文献，找出与这些焦点变量相关的变量。

4．确定你的焦点变量是否如预期的那样与文献中的变量相关。

5．如果可能的话，通过因子分析等方法减少看似有共同方向的变量（Tabachnick & Fidel，2013）。这种方法通常可以使社会背景变量更加紧凑。

6．寻求你对数据集中可能与焦点变量有关的新变量的直觉。

7．在数据分析结果中寻找惊喜。这些可能是意料之外的关系或没有关系。假设为什么会出现这些意外情况。尽可能利用现有数据检验你的假设。这些假设即使超越了陈述合成本身，也可能对以后的理论合成有所帮助。

8．你可能已经从非理论性的角度出发（没有任何理论需要检验），但在数据分析和解释阶段，你可能会发现结果与现有理论一致。这些理论可能反过来为进一步分析提供新的或以前未开发的领域。

9．与熟悉该领域的同事以及从个案角度了解研究领域的医务人员共同讨论所获得的结果。

接下来，我们将展示定量数据在陈述合成中的使用。我们将展示其中一项完成的非

实验性研究的部分数据（该数据是在美国公共卫生服务局护理部资助下收集的，项目号NU00677）。该研究中的一部分内容是调查新母亲的态度和信念。由于文献表明，母亲生产次数和婴儿的性别可能会影响她们的态度和信念，因此，按母亲的生产次数（初产妇和经产妇）和婴儿性别（男女）分别对数据进行了亚组分析。尽管亚组划分使得每组的样本量变小，但它更加清晰地展示了新母亲的态度或信念模式。表8-2显示了新生儿期开始和结束时测量的3种态度和信念之间的相关性。这些相关性是针对新母亲四个亚组中的每一个亚组提出的。在所有四个亚组中，母亲对自己作为母亲的态度的相关性都很高（$r=0.62 \sim 0.77$）。因此，你可以得出结论，母亲对自己作为母亲的态度在新生儿期不会发生重大变化，并断言：

> **无论婴儿的胎次或性别如何，母亲对自己作为母亲的总体态度在整个新生儿期都是一个相对稳定的现象。**

表 8-2   新生儿期开始和结束时新母亲态度或信念的相关性

母亲胎次 / 婴儿性别	态度 / 信念相关性		
	对婴儿的信念	对婴儿的态度	对自己作为母亲的态度
初产妇 / 女婴	0.35[a]（28）	0.44[b]（31）	0.62[c]（31）
初产妇 / 男婴	0.41[b]（42）	0.44[b]（43）	0.66[c]（43）
经产妇 / 女婴	-0.06（51）	0.69[c]（51）	0.67[c]（51）
经产妇 / 男婴	-0.12（35）	0.23（38）	0.77[c]（38）

注：括号内为每个亚组的样本量。由于一些数据缺失，这些数据在组内可能会有所不同。
[a] $p < 0.05$。
[b] $p < 0.01$。
[c] $p < 0.001$。

然而，就对婴儿的信念而言，情况并非如此。初产妇对婴儿的信念在新生儿期开始和结束时显著相关（$r=0.35 \sim 0.41$），而经产妇则不相关（$r=-0.06 \sim -0.12$）。因此，你可能会得出结论：

> **初产妇对婴儿的信念相对稳定。经产妇在新生儿末期对婴儿的信念与初期信念无关。**

最后的结果确实令人惊讶。因此，你会假设可能的过程来解释这个结果。例如，一个假设是，初产妇由于经验不足而将婴儿理想化。因此，当婴儿的早期行为与预期不同时，这些行为就会被忽略，并继续保持理想状态。经产妇由于养育过孩子，当母亲将自己孩子的成长和行为与其他婴儿进行比较时，会发现婴儿是非常个性化的。因此，经产妇并不会期望婴儿符合理想。那么结果就是，当经产妇更加了解婴儿个性化的行为后，她们比初产妇更容易改变对婴儿的最初信念。因此，意外的结果可能会引出新的检验假设。

现在看一下表8-2中"对婴儿的态度"这一列。针对4个亚组中母亲对婴儿态度在不同时间的一致性做陈述。在构建陈述时，你应该注意到在所有婴儿组中，母亲对婴儿的态度在整个新生儿期间均显著相关（$r=0.44 \sim 0.69$），但经产的男婴母亲除外（$r=0.23$）。有几种假设可能可以解释这一发现。例如，可以通过分析数据来说明，新生儿期的男婴确实比女婴更多变，并且经产妇母亲更可能注意到这一点。

重要的是要记住，尽管我们给出了分析和解释定量非实验性数据的方向，但是并未说明应用此方法的确切步骤。我们避免描述步骤，是因为不想误导读者，使读者认为陈述合成是一个先分析数据，而后仅仅从数据中形成陈述的机械化过程。基于统计分析的陈述合成策略的一个关键方面就是如何组织数据分析。我们试图强调这一方面，以确保在论文的研究方法部分会充分介绍定量非实验性研究的步骤（Pedhazur & Schmelkin，2013；Polit & Beck，2012）。我们认为在传统科研书籍中并未提及此处所说的在发现背景下定量方法的策略信息。

在我们的介绍中，定量方法包括 3 个阶段：

- 以创新且有条理的方式进行数据分析。
- 用系统的陈述形式来描述结果。
- 如果可以，将从数据中获得的陈述与现有理论或假设解释联系在一起。

尽管第三阶段超越了陈述合成本身，但为了给理论合成和理论检验等其他理论工作奠定基础，在这里加入它还是有意义的。

定量方法需要理论家在数据分析和解释过程中持续而深入地思考，以免理论家迷失在数据中。尽管如此，定量方法通常为理论家获得关于某个现象的清晰数据提供了便利。数据可能缺乏现实意味，但可以帮助识别肉眼可能忽略的关系。关联性陈述终究是对现实的抽象，而不是现实本身。定量方法可以促进抽象过程，因为在现实中应用定量方法会促使理论家从概念和数据的角度思考现实。

文献法

文献陈述合成概述：陈述合成的文献法从现有研究得出的陈述开始。与陈述分析相反，陈述合成的文献法仅利用科研论文中有证据来源或获得支持的陈述，通常不包括理论家推测的关系或未建立在研究基础上的关系。这种陈述的纳入标准并不一定意味着猜想的或未受支持的陈述在理论构建中是无用的。相反，该标准反映了合成策略的方向：从证据开始理论研究。推测的或未获支持的陈述不符合此条件。但是，推测性陈述在其他类型的策略（例如陈述派生）中可能会很有用。

与其他陈述合成方法相比，文献陈述合成虽然很费时，但所需成本和资源却最少。使用适当的图书馆资源对于此方法至关重要。由于所产生的陈述并不局限于任何一项研究结果，因此陈述合成的文献法特别有用。与任何单一研究相比，针对一个感兴趣主题的多项研究结果能够提供更丰富的数据资源。但是，在某个主题的研究数量和质量都不足时，文献法不能完全令人满意。

文献陈述合成方法：为了说明陈述合成的方法，我们研究了 Henthorn（1979）进行的经典研究。Henthorn 对 65 岁及以上成年人进行脱离和社交强化的研究证实了以下陈述：

（老年人报告的）脱离程度越高，（他人对角色行为的）强化和（他人对角色行为的）预期强化水平就越低。（**p.5**）

为了阐明含义，陈述通常需要被重述。在此例子中，该语句实际上描述了两组关系，可以将其重述如下：

老年人报告的脱离程度越高，他人对角色行为的强化水平就越低。

和

老年人报告的脱离程度越高，他人对角色行为的预期强化水平就越低。

有几种等效的形式可以用来表达上述的关系语句：

X 越大，Y 越大。
随着 X 增加（或减少），Y 增加（或减少）。
X 和 Y 共变。
X 与 Y 呈正相关（或负相关）。

上述关联性陈述的表达形式留下了几个问题：

- X 和 Y 之间的关系是否可逆？也就是说，如果 X 的增加与 Y 的增加有关，那么 Y 的增加是否也与 X 的增加有关？
- X 和 Y 这两个变量之间是因果关系还是非因果关系（简单关联）？

仅当陈述所依据的研究设计旨在消除这些问题时，才能回答这些问题。否则，理论家只能简单地认识到这种模糊性，并等待进一步的研究来澄清可逆性和因果性问题的答案。

在某些情况下，实验性研究还包括纵向数据，可以帮助澄清相关或非实验性设计不能解答的问题。当因果性和可逆性问题能够被回答，陈述的表达形式可能更精确。例如，

仅当 X 增加时，Y 才会增加，但反之则不成立（不可逆或单向因果关系）。

或者

仅当 X 增加时，Y 才会增加，反之亦然（可逆或双向因果关系）。

文献陈述合成涉及两种技术：

- 使陈述中概念的含义更笼统
- 扩大边界（涵盖的现象范围）以包括更多情况

第一种可以是将不太通用的概念合并为一个更抽象的通用概念。第二种是重新界定陈述的边界以增加其适用的人群和情况；例如，将小规模组内互动模式的陈述扩展到所有群组，而不考虑群组的规模大小。下面我们将应用这两种文献合成技术。我们把从 Henthorn 研究中摘录并修订的陈述作为起点：

老年人报告的脱离程度越高，他人对角色行为的强化水平就越低。

现在，让我们从 Osofsky 和 Danzger（1974）关于早期母婴互动的重要研究中提取陈述。他们指出：

> 细心的母亲往往会有一个反应灵敏的婴儿，反之亦然。（p.124）

此早期发现得到后续研究的支持，即沮丧的母亲（与婴儿言语交流少）反而使婴儿的语言发育较慢（Field，2010）。为了从 Henthorn（1979）以及 Osofsky 和 Danzger（1974）的研究中合成陈述，我们首先需要从"脱离程度"和"细心的母亲"概念中发展出一个更宽泛的概念。适用于这两个概念的一个更通用的概念是："个人展示出的社交互动行为的数量"。对于"他人对角色行为的强化水平"和"反应灵敏的婴儿"概念，它们共同的高阶概念是"伴随社交互动行为的社交强化"。

通过将界限从老年人或母亲和婴儿转移到与他人进行社交互动的个人，我们进一步扩大了陈述的情境范围。因此，可以从 Henthorn 以及 Osofsky 和 Danzger 的研究中得出合成陈述。

个人表现出的社交互动行为的数量与从他人那里获得的社交强化的数量直接相关。

最后，由于我们不清楚 Henthorn 陈述的可逆性，因此我们选择了保守的解释，并将合成陈述写为不可逆。

在社交互动和强化的例子中，我们试图展示如何合成一个通用陈述。这样做是为了帮助读者掌握将研究成果汇总到合成陈述中的基本方法，这个方法有时也是令人惊讶的方法。当然，要制定一个概括到新的和更广阔边界的陈述，就需要寻求更多数据来证实新概括。尽管如此，随着更多证据即将出现，理论构建可能已经迈出了重要一步。

文献合成在护理中的应用：现在让我们来看护理文献合成的例子。该策略已被证明在构建护理中域处置性理论的过程中是有用的。例如，陈述合成被认为是与下列临床问题有关的处置性理论构建的组成部分：成人镇痛和副作用之间的平衡（Good & Moore，1996）；平静的生命末期（Ruland & Moore，1998）；婴幼儿的急性疼痛管理（Huth & Moore，1998）。在这 3 个理论构建工作中，通过陈述合成和理论合成的策略，将临床指南或实践标准的现有临床知识体系转化为中域理论。Ruland 和 Moore（1998）在开发与临终关怀病人舒适度有关的陈述时所做的工作，就是使用陈述合成来开发此类理论中关联性陈述的一个很好的例子。

首先，Ruland 和 Moore（1998）研究了挪威护理专家制定的与平静的生命末期相关实践标准的 16 个结局标准。然后将这 16 个结局标准重新定义为 5 个高阶概念［称为"结局指

标"（outcome indicators）]，其中之一是"舒适体验"（p.172）。根据三种高阶护理干预措施
[称为"处方"（prescriptors）]，确定并重述了与舒适体验相关标准中的 13 项具体过程标准。
例如，3 种干预措施之一是"预防、监测和缓解身体不适"（p.173）。包含 3 个干预措施的合
成陈述表述如下：

> 预防、监测和缓解身体不适，促进休息、放松和满足，以及预防并发症会改善
> 病人的舒适体验。（p.174）

Rulan 和 Moore 共合成了 6 个关联性陈述，这些关联性陈述随后成为其理论合成的陈述
成分。

Mareno 和 Annesi（2016）报告了陈述合成的另一个实例。他们注意到需要更好地理解
可能对减重干预产生影响的社会心理因素，因此进行了与人的"情绪状态和对身体的感觉"
有关概念的陈述合成（p.1024）。他们使用一种系统方法来查找和识别与这些概念相关的科
研论文，并运用了文献陈述合成策略来形成以下陈述："自我报告的情绪化进食量……与成
年人对她 / 他身材的认可直接相关"（p.1026）。他们提出下一步是使用该陈述来发展和检验
假设。

最后，陈述合成的文献法可能会被赋予更高的精确度。如果针对某种现象已经从护理研
究文献中合成了一系列陈述，则可以根据证据的支持程度对陈述进行排序或分类，例如高度
且一致的支持、中度的支持以及低度且不一致的支持。对于有基于不同人群的多个护理研究
证据支持的陈述来讲，其排名高于证据基础有限的陈述。特别是将研究结果用作公共政策形
成或实践应用的基础时，明确对合成陈述的支持程度非常重要。请参阅第十三章中"陈述检
验"部分的举例。

优势和局限性

由于陈述合成的方法多样，在这里我们仅以最通用的术语来讨论其优势和局限性。而对
陈述合成方法优势和局限性的总体评价取决于下面要讨论的哲学假说。

陈述合成方法认为与现实的对抗是构建理论的有用而富有成效的手段。它假设在没有明
确理论指导的情况下，理论家就可以发现一个现象中最具科学价值的维度。在将这种非理论
性的理论构建方法描述为"先研究后理论"时，Reynolds（1971）指出这些方法假定自然界
中存在真实的模式。然后，研究人员使用实证方法发现了这些模式。从这个角度讲，"研究"
类似于"搜索"。Reynolds 进一步指出，关于科学知识如何与现实世界关联的假说是哲学问
题，因此不适合通过科学方法来解决。我们必须让读者自己决定这个假说是否合理。这个问
题超出了本书的范畴。我们希望读者会发现这些哲学问题与本书中更具程序性特点的问题一
样有趣。

应用陈述合成的结果

陈述合成的目的是根据直接观察（包括定性和定量资料）和其他证据（例如已发表的研
究结果）来制定有关护理现象的陈述。应用该策略的结果将直接导致更大的知识产生过程。
因此，该策略构成了循证实践的实质内容。它还可以用作研究前言中的文献回顾、得出研究

结论以及通过教育过程来传播这些结论。如果临床护士、研究者和教师愿意认真地基于科学观察来开展工作，那么陈述合成就不是被使用的产品，而是每个人工作的核心过程。陈述合成也可以成为理论合成的桥梁（参见第九章"理论合成"）。例如，Murrock 和 Higgins（2009）将陈述合成作为发展一个与音乐及其对活动和健康影响有关理论的其中一步。

　　陈述合成策略可用于研究生和本科教学中，以帮助护理学生提升撰写循证实践陈述的技能。由于表达证据的语言不同，相关资料来源往往会有不同。因此，制定合成陈述来获得和总结护理行动或实践与护理效果之间的关系时，需要对现有语言进行一些调整。例如，研究结果可以用操作性定义的方式来表达（例如，"XXX 量表得分与 YYY 量表评估结果相关"），并需要将其翻译成更通俗的概念性语言。

小结

　　陈述合成是一种基于实证的策略，用于构建两个或多个概念之间关联方式的陈述。该策略包括多种用于构建陈述的方法。具体包括直接观察和分析（定性或定量）资料，以及使用积累的科研文献来构建高阶的概括。

　　定性方法依靠理论家对资料收集和分析中所面临事件背后过程的感知。定量方法始于确定观察现象的量化方法。然后，借助统计分析，这些数据中的固有模式更加清晰。文献法的目的是将现有研究的通用关联性陈述汇总在一起。尽管这些方法各不相同，但是它们都是基于证据来构建科学的陈述，而且在关于科学知识如何反映现实方面有着一致的哲学假说。

实践练习

　　在表 8-3 中，我们提供了本章前面提到的对新母亲信念和态度研究的后续资料。这些资料涉及对婴儿的态度和对自己作为母亲的态度之间的关系，因为每一种态度都与对婴儿的信念有关。这些测量结果之间的关系基于新生儿末期收集的数据。与前面的数据一样，相关性是按母亲胎次和婴儿性别分组报告的。

表 8-3　新生儿末期新母亲态度和信念的相关性

母亲胎次 / 婴儿性别	态度与信念的相关性[a]	
	对婴儿的信念和对婴儿的态度	对婴儿的信念和对自己作为母亲的态度
初产妇 / 女婴	−0.59[b]（28）	−0.67[b]（28）
初产妇 / 男婴	−0.50[b]（43）	−0.26（43）
经产妇 / 女婴	−0.39[c]（49）	0.14（49）
经产妇 / 男婴	−0.28（34）	−0.013（34）

注释：括号内为样本量。

[a] 相关系数前的负号是态度和信念量表得分方向相反的假象；在本练习中，可以忽略相关系数前的负号，而将相关性本质上视为变量之间的正向关系。

[b] $p < 0.001$。

[c] $p < 0.01$。

仔细分析表 8-3 中的信息。针对不同婴儿性别和母亲胎次分组之间关系如何相似或不同来形成一个或多个陈述。按照你的陈述对结果做出解释。

作者的参考答案

在查看数据后，你应该注意到除男婴的经产妇母亲外，所有母亲对婴儿的信念和对婴儿的态度显著相关。但是，除女婴的初产妇母亲外，其他母亲对婴儿的信念和对自己作为母亲的态度都无关。

我们之前已经提供了关于经产妇母亲与男婴关系独特特征的假设，在此不再赘述。该假设将有助于解释对婴儿的信念与对婴儿的态度之间的相关关系。根据胎次和性别组对婴儿的信念和对自己作为母亲的态度的相关模式，我们假设母亲可能会构建自己和婴儿的世界观。如果母亲有信心，她们对自己的看法和她们对婴儿的看法将是相互独立的。由于对自己过去成功作为母亲有信心，经产妇母亲很可能将对自己的看法与她们对婴儿的看法分开。出于不同的原因，例如男婴的行为无法预测，男婴的初产妇母亲也会将对婴儿的信念与对自己作为母亲的态度分开。只有女婴的初产妇母亲不会将自己对自己的态度与对婴儿的信念区分开。和之前一样，你的假设可能与此处提供的假设一样有趣。但是，最重要的是，现在你应该能够查看数据，用陈述来总结发现并假设其背后的原因。

统计学概论的自我评估测试

对希望评估或更新统计学概论知识以从本章中最大获益的读者，我们提供了以下自我评估测试。答案列在评估的末尾。

1. 总体而言，任何个体在测试中得分的最佳预测指标是
   A．方差
   B．标准差
   C．相关系数
   D．平均数

2. 将一个人在多个测试中的原始分数转换为百分比会有什么效果
   A．将个人得分分成四分位数
   B．将个人得分锁定在一个通用单元中
   C．建立群组均值
   D．群组方差的计算结果

3. χ^2 检验旨在分析的数据类型是
   A．定类数据（不连续的）
   B．定序数据（排序的）
   C．定距数据（等间隔的）
   D．定比数据（真零点的）

4. 相关系数反映了
   A．与平均值的平均偏差
   B．两个平均值之差
   C．两个变量之间的关系

　　D．在得分分布中出现次数最多的分数

5．t 检验和方差分析（ANOVA）的相似之处在于二者都

　　A．适用于分类数据

　　B．检验均数之间的差异

　　C．检验变量之间的关系

　　D．可用于计算方差

6．护士 A 收集了 1 个月内病人遵守或中断就诊预约的信息。然后，护士 A 将这些病人分为"青少年"或"非青少年"，以确定青少年在遵守预约方面是否存在特殊问题。要分析护士 A 的数据，以下哪一项是最合适的统计方法

　　A．集中趋势检验

　　B．χ^2 检验

　　C．相关 t 检验

　　D．方差分析

7．在分析临床病人的其他数据时，护士 A 计算出相关系数为 2.19。相关系数的大小表明

　　A．强相关性

　　B．相差很大

　　C．结果具有显著性

　　D．计算错误

8．诊所主管告诉护士 A，需要证据来证明在诊所进行病人教育的有效性。护士 A 决定比较在 1 年前开始的病人教育项目前后高血压病人的收缩压变化。为此，护士 A 应该使用哪种统计检验方法

　　A．均值离散检验

　　B．χ^2 检验

　　C．相关分析

　　D．t 检验

统计学概论的自我评估测试答案

　　1．D；2．B；3．A；4．C；5．B；6．B；7．D；8．D

参考文献

Bennett JA. Mediator and moderator variables in nursing research: Conceptual and statistical differences. *Res Nurs Health.* 2000;23(5):415–420.

Benoliel JQ. Grounded theory and nursing knowledge. *Qual Health Res.* 1996;6:406–428.

Corbin J, Strauss AC. *Basics of Qualitative Research: Techniques and Procedures for Developing Grounded Theory.* 3rd ed. Thousand Oaks, CA: Sage Publications; 2008.

Denzin NK, Lincoln YS. *The Sage Handbook of Qualitative Research.* 4th ed. Thousand Oaks, CA: Sage Publications; 2011.

Eaves YD. A synthesis technique for grounded theory data analysis. *J Adv Nurs.* 2001;35:654–663.

Field T. Postpartum depression effects on early interactions, parenting, and safety practices: A review. *Infant Behav Dev.* 2010;33(1):1–6.

Glaser BG. *Theoretical Sensitivity.* Mill Valley, CA: Sociology Press; 1978.

Glaser BG, Strauss AL. *The Discovery of Grounded Theory: Strategies for Qualitative Research.* Chicago, IL: Aldine; 1967.

Good M, Moore SM. Clinical practice guidelines as a new source of middle-range theory: Focus on acute pain. *Nurs Outlook.* 1996;44:74–79.

Henthorn BS. Disengagement and reinforcement in the elderly. *Res Nurs Health.* 1979;2:1–8.

Hess LM, Insel KC. Chemotherapy-related change in cognitive function: A conceptual model. *Oncol Nurs Forum.* 2007;34:981–994.

Huth MM, Moore SM. Prescriptive theory of acute pain management in infants and children. *J Soc Pediatr Nurses.* 1998;3:23–32.

Kiernan M, King AC, Kraemer HC, Stefanick ML, Killen JD. Characteristics of successful and unsuccessful dieters: An application of signal detection methodology. *Ann Behav Med.* 1998;20:1–6.

Knafl KA, Grace HK, eds. *Families Across the Life Cycle.* Boston, MA: Little, Brown; 1978.

Mareno N, Annesi JJ. A statement synthesis of emotional eating and body size recognition: Advancing nursing science related to obesity research. *J Adv Nurs.* 2016;75(5):1023–1029.

Murrock CJ, Higgins PA. The theory of music, mood, and movement to improve health outcomes. *J Adv Nurs.* 2009;65:2249–2257.

Nunnally JC, Bernstein IH. *Psychometric Theory.* 3rd ed. Burr Ridge, IL: McGraw-Hill; 1994.

Osofsky JD, Danzger B. Relationships between neonatal characteristics and mother–infant interaction. *Dev Psychol.* 1974;10:124–130.

Pedhazur EJ, Schmelkin LP. *Measurement, Design, and Analysis: An Integrated Approach.* New York, NY: Psychology Press; 2013.

Polit DF. *Data Analysis and Statistics for Nursing Research.* 2nd ed. Boston, MA: Pearson; 2010.

Polit DF, Beck CT. *Nursing Research: Generating and Assessing Evidence for Nursing Practice.* 9th ed. Philadelphia, PA: Lippincott Williams & Wilkins; 2012.

Quint JC. The case for theories generated from empirical data. *Nurs Res.* 1967a;16:109–114.

Quint JC. *The Nurse and the Dying Patient.* New York, NY: Macmillan; 1967b.

Reynolds PD. *A Primer in Theory Construction.* Indianapolis, IN: Bobbs-Merrill; 1971.

Rudner R. *Philosophy of Social Science.* Englewood Cliffs, NJ: Prentice Hall; 1966.

Ruland CM, Moore SM. Theory construction based on standards of care: A proposed theory of the peaceful end of life. *Nurs Outlook.* 1998;46:169–175.

Schatzman L, Strauss AL. *Field Research: Strategies for a Natural Sociology.* Englewood Cliffs, NJ: Prentice Hall; 1973.

Schreiber RS, Stern PN. *Using Grounded Theory in Nursing.* New York, NY: Springer; 2001.

Smith GT. On construct validity: Issues of method and measurement. *Psychol Assess.* 2005;17:396–408.

Stern PN. Grounded theory methodology: Its uses and processes. *Image.* 1980;12:20–23.

Tabachnick BG, Fidell LS. *Using Multivariate Statistics.* 6th ed. Boston, MA: Pearson; 2013.

Urbina S. *Essentials of Psychological Testing.* Hoboken, NJ: Wiley; 2004.

Waltz CF, Strickland OL, Lenz ER. *Measurement in Nursing and Health Research.* 4th ed. New

York, NY: Springer; 2010.

补充阅读

统计学读物

如果想学习更多统计学知识，读者们可能会对下面的一些资料感兴趣。

Hebel JR, McCarter RJ. *A Study Guide to Epidemiology and Biostatistics.* 7th ed. Gaithersburg, MD: Aspen; 2012.

Meyers LS, Gamst G, Guarino AJ. *Applied Multivariate Research: Design and Interpretation.* 2nd ed. Thousand Oaks, CA: Sage Publications; 2013.

Munro BH. *Statistical Methods for Health Care Research.* 5th ed. Philadelphia, PA: Lippincott; 2005.

Polit DF. *Data Analysis and Statistics for Nursing Research.* 2nd ed. Boston, MA: Pearson; 2010.

Tabachnick BG, Fidell LS. *Using Multivariate Statistics.* 6th ed. Boston, MA: Pearson; 2013.

Warner RM. *Applied Statistics: From Bivariate to Multivariate Techniques.* 2nd ed. Los Angeles, CA: Sage Publications; 2013.

陈述合成读物

如果想学习更多陈述合成知识，读者们可能会对下面的经典著作感兴趣。

Dubin R. *Theory Building.* New York, NY: Free Press; 1978.

Hage J. *Techniques and Problems of Theory Construction in Sociology.* New York, NY: Wiley; 1972.

Mullins NC. *The Art of Theory: Construction and Use.* New York, NY: Harper & Row; 1971.

Olson S. *Ideas and Data: The Process and Practice of Social Research.* Homewood, IL: Dorsey; 1976.

Pillemer DB, Light RJ. Synthesizing outcomes: How to use research evidence from many studies. *Harvard Educ Rev.* 1980;50:176–195.

Reynolds PD. *A Primer in Theory Construction.* Indianapolis, IN: Bobbs-Merrill; 1971.

Zetterberg HL. *On Theory and Verification in Sociology.* Totowa, NJ: Bedminster Press; 1965.

第九章

理论合成

在开始阅读本章之前，你需要思考的问题：

▶ 你是否正在寻找一种将现有知识组织成一个关于研究问题或临床实践领域框架的方法？

▶ 你是否可以访问数据库，以帮助你识别和获取你希望构建的理论或框架的现有研究？

引言： 如果你对上述两个问题的回答是肯定的，那么理论合成可能是实现你目标的一种策略。理论合成策略体现了将关于某一感兴趣现象的实践研究转化为一个整体的过程。这样一个整体使理论家能够把零散的知识以更有用、更连贯的形式组合在一起。这一策略是理清杂乱事实或使某一护理干预过程变得井然有序的方法。因为理论合成涉及概念与陈述的复杂组合，因此使用此策略的读者也应分别阅读第七章和第八章的概念合成和陈述合成。读者还会发现，在理论合成过程中，第十一章的陈述分析也是形成陈述的有用资源。

定义和描述

理论合成的目的是构建理论，即由证据发展而来的相互关联的思想体系。在此策略中，理论家将与某一现象有关的可用信息汇集在一起。概念和陈述被组织成一个网络或整体，即一个合成理论。理论合成包括 3 个步骤或阶段：

1. 指定焦点概念作为合成理论的基础。
2. 回顾文献，以确定与焦点概念相关的因素，并明确关系的性质。
3. 将概念和陈述组织成关于某一感兴趣现象的完整而有效的呈现形式。

与概念或陈述合成相比，理论合成是对现象的更复杂和更综合的表现。其原因是多方面的。与用来突出感兴趣现象的概念不同，理论展示了概念之间的关系。此外，与陈述相比，理论同时包含现象的更多方面，并且更加彻底地将它们整合在一起。一个陈述只能将两个或三个概念联系在一起（图 9-1a）（参见第八章中一些合成理论陈述的例子）。相比之下，一个理论可以将许多概念联系起来，并且指定概念之间复杂的直接和间接关联（图 9-1b）。理论的好处不仅是将几个概念关联在一起，通过为新的和令人惊奇的发现指明方向，一个精心设计的理论可以超越现有知识（Causey，1969；Hempel，1966，pp.70-84）。因此，理论合成并

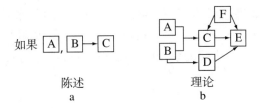

图 9-1　陈述（a）与理论（b）中的关联复杂性示例

不是研究和实践的终点，而是获得新见解的手段。

　　合成理论可以用多种方法来呈现。当陈述内部和陈述之间的关系以图形的形式呈现时，就构成了针对某个现象的模式（参见第三章中有关概念、陈述、理论和模式的更全面讨论）。在本章中，"理论"和"理论模式"这两个术语可以互换，因为同时用图表（模式）和语言（理论）这两种形式来表示初始理论通常是非常有用的。在理论构建的过程中，为了呈现理论，理论家们经常在书面语言和图表之类的视觉手段之间来回切换。在理论构建和完善的最后阶段，理论也可以用数学形式来表达（Blalock，1969）。在此，鉴于这是一本关于理论构建的入门书籍，我们将仅限于用语言和图表来表达理论。

　　与其他的合成策略一样，理论合成也建立在实证证据的基础之上。在理论合成中，理论家可以结合不同来源的信息，包括定性和定量观察、可用的数据库以及已发表的研究结果。当在理论合成中使用定性和统计信息时，首先将它们转换为关联性陈述是很有用的方法（参见第八章"陈述合成"）。

　　因为理论家在理论合成中可以使用各种资料来源，所以我们不会为每种来源提供不同的方法。相反，我们将在理论合成的总体策略中关注每一个资料来源。理论家在构建特定模式时可以利用每一个来源中的证据。在理论合成中，与资料来源相比，模式所代表现象的证据显著性更为重要。尽管如此，根据理论发展项目的性质和重点，理论家们可能会针对一些主题选择使用某一种数据来源。例如，Halldorsdottir（2008）利用大量定性的现象学研究发展了一个关于护患关系的合成理论。相反，Hill（2002）在一个关于早产儿喂养效率的理论合成项目中使用了 50 多个定量研究。他们都根据各自的目的使用了相关资源。

　　读者们还应记住，合成理论的可推广性或外部效度受限于其所依据的证据范围和质量。与基于多个不同来源的理论模式相比，从有限数量来源得出的理论模式通常在关注点上和可推广性上更受限制。但是，与其他策略（例如派生）相比，合成策略更符合现实，因为它们基于证据。与合成陈述一样，合成理论也需要检验或交叉验证以再次确定其实证效度。

　　在理论家直接利用定量数据进行理论合成时，统计概念的实用知识可能是一个有价值的工具。这样的知识使理论家在理论构建中可以直接利用统计信息。此外，熟悉统计的理论家能够更好地对其他统计报告中的陈述和结论进行批判性的评价。然而，由于本章的重点是理论合成的过程，我们将尽量少用统计信息。

理论合成过程应用举例

　　因为通过演示过程可能最容易掌握理论合成的工作原理，所以我们提供了以下图示。我们借鉴了 Ward（2002）关于变革型领导力的文献综述和定性研究。变革型领导力是一种富有远见的领导风格，具有诸如权力共享等有利于组织发展的特质。但我们的图示并不旨在对此主题进行全面介绍。如果读者感兴趣，可以参考 Ward 的著作以获得更完整的细节 [注：我们确定了与变革型领导力相关的因素并指定了字母（A、B 等）。这些字母也包含在根据 Ward 的文献综述（图 9-2）而构建的模型中，这样读者可以追溯从语言到图表的转变过程]。

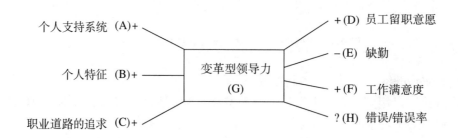

图 9-2　变革型领导力模式 [更完整信息参见 Ward（2002）的著作]

从 Ward 的文章中，我们提取了变革型领导力的前因。这些前因包括拥有个人支持系统（A），具有某些个人特征，例如自信心（B），以及职业道路的追求（C）。研究还表明，变革型领导力（G）在组织层面的结果包括提高员工留职意愿（D）、减少缺勤（E）和提高工作满意度（F）。因为 Ward 没有提到变革型领导力是否减少了错误（H），所以我们不能得出其与这一重要组织结果关系的结论。在确定了一系列与变革型领导力相关的关系之后，我们构建了图 9-2，将这些关系表示为一个相互关联的思维网络。符号"+"、"－"和"？"分别用来表示与变革型领导力有正向、负向和未知关系的因素。为简单起见，我们在说明中将关系视为单向和因果关系（参见第十一章"陈述分析"中对概念的方向性和因果关系的进一步讨论）。

在大多数情况下，我们举的关于变革型领导力模式的例子都是基于已报道的研究结果。如果能访问有关变革型领导力的数据库，我们可能会得出与该模型有关的更多信息。假如我们通过访问数据库，发现变革型领导力与员工积极的生活方式改变相关（$r=0.50$），例如减少吸烟，我们便会在模型中增加生活方式的变化，作为变革型领导力的一个结果。被转化成关联性陈述的统计信息可以像从文献中收集到的关系一样被加入理论模型中。同样，定性研究的结果也可以被添加其中。

目的和应用

根据前面的举例，我们了解了理论合成的目的是通过一组相互关联的概念和陈述来表示一种现象。表 9-1 列出了理论合成的 3 个具体目的。第一个目的是确定可能在护理领域感兴趣现象之前发生的事件，该事件与预测或理解导致该现象的因素有关。第二个目的与某些健康相关事件的结果有关，例如接受特定诊断或护理干预。此目的也有助于提高人们对临床现象（例如产后抑郁症）不良后果的认识。第三个目的是将关联性陈述组织到一个系统中。它可能需要把有关的因素或变量合成更大的概括性概念。为实现第三个目的而进行理论合成是为了描绘与现象有关的各种关系，并提高理论表达的整体形式和质量。理论合成的不同目的都是合理的。理论家从事理论合成的具体目的将取决于理论家的兴趣和所合成理论的预期用途。

现有证据的类型和数量将会决定在特定情况下，理论合成 3 个具体目的中的哪一个最可行。例如，如果关于某一现象效果的可用信息非常少，但关于其前因或决定因素的信息很多，那么理论家开展与前因相关的理论合成可能更有利。一般来说，要开展理论合成，必须有至少 3 个因素之间关系的研究证据。若没有，那么理论家应该考虑另一种策略，例如陈述合成或理论派生。理论家可获得的研究信息越丰富，合成理论就可能越复杂和越精确。

表 9-1　理论合成的具体目的和举例

理论合成的目的	举例
表示预测或影响某一特定健康问题的因素	影响女性接受骨质疏松症筛查，或摆脱虐待关系的因素
表示一些健康相关事件或干预后发生的结果或效果	对农村老年人进行护理干预后，他们的功能性结果得到改善
把不同但相关的科学信息整合成一种更有理论性的组织形式	建立导致移民群体采用文化适应饮食习惯的因素模型

理论合成可广泛应用于各种科学和实践情境。利用它可以形成一个紧凑的图形来表示关于某一主题的研究结果。通过理论合成，关于多种复杂关系的文献综述变得不那么繁琐，而且呈现的信息更加丰富。与传统的书面描述相比，对合成理论进行图形化展示可以更有效地表示复杂关系。理论合成的这种特殊用法可以用于讲授与临床问题相关的复杂内容、设计基于研究的临床干预措施以及为研究项目构建理论框架。

理论合成要求理论家系统地评估与感兴趣主题相关的因素之间的关系。由于理论家是按照一定方法有条不紊地识别变量之间的关系，这个过程有助于突出需要进一步研究的领域。但要注意明确关系的方向是正向的、负向的、中性的还是未知的，并应注意支持这种关系的证据的质量和数量。这些信息有助于确定需要进一步研究的具体问题。

理论合成的过程

不论目的如何，理论合成都具有一套通用的方法。尽管我们将这些方法概括为一组步骤或阶段，但是它们的顺序不是绝对的，理论家为每个步骤投入的时间也不一定。

指定焦点概念

理论合成的第一步是确定一个感兴趣的主题。为此，理论家可以从指定一个焦点概念或变量，例如变革型领导力，或者一个包含若干焦点概念的框架开始。在前一种情况下，理论家从该焦点概念（例如，变革型领导力）转向其他概念或相关变量。在后一种情况下，理论家关注的则是一个包含焦点概念的框架以及它们如何相互关联。例如，不同教师态度和行为与不同护生态度和行为之间的关系构成了一个焦点概念的框架，用于初始的理论合成。最后，如果一个（或多个）焦点概念是由多个术语在多个抽象层次上表示，则应选择一个（或多个）高阶概念来代表这些等价术语（参见第八章"陈述合成"）。

识别相关因素和关系

在单个焦点概念或概念框架的指导下，接下来便是对文献进行仔细的检索和回顾。在回顾过程中，把与焦点概念或概念框架有关的变量记录下来。系统地记录识别到的关系，并在可能的情况下指出它们的关系是双向的还是单向的，是正向的、中性的、负向的还是未知的，支持这些关系的证据是薄弱的、模棱两可的还是强有力的。例如，可以分别使用双箭头或单箭头、加号（+）或减号（–）以及不同数量的星号来指示关联性陈述的这些属性。

通过发现已经撰写的全面而充分的综述文献，有助于寻找研究中的关系。如果没有关于焦点概念的最新综述，则需要对科研论文进行充分检索。在科研论文和报告中，关联性陈述并非都出现在统一的位置。它们可能出现在论文摘要、文献回顾、假设、结果或讨论中。然而，在结构化的摘要中，关键关系将作为结论陈述。如果一项研究的结果没有以陈述的形式总结，理论家可能必须从假设部分到结果部分去追溯一个陈述，以确定它是否被实际的研究结果所支持。

除了包含陈述和概念的文献以外，对关系的识别也可以扩展到其他来源，例如，理论家所做的定性或定量观察可以转化为关联性陈述，然后在理论合成中作为任何其他陈述来处理。第八章的陈述合成可能有助于读者澄清和合并陈述。[正在寻找促进理论合成软件的读者可能会对 Kim、Pressler、Jones 和 Graves（2008）的一篇文章中演示的 arcs© 程序感兴趣。]＊

构建一个整体呈现形式

最后，当一个理论家收集了相当有代表性的与一个或多个焦点概念相关的关联性陈述清单时，就可以按照变量之间关系的整体模式来组织这些陈述。理论开发者可以选择以文字的形式来描述合成工作。或者，也可以用图形来整体地描绘概念之间的相互关系。读者们会想起在我们前面的图示中，变量被组织为变革型领导力的前因和变革型领导力的后果（图9-2）。对于每一个感兴趣的主题，理论家都必须确定一个合理的组织陈述的基础。

有几种方法可以促进将概念组织成合适的思想网络。其中一种方法是将几个高度相似的变量合并成一个更全面的概括性概念，以便在理论中使用。例如，对婴儿的亲吻、拥抱和微笑都可以合并为父母依恋行为这一概括性概念。同样，重返工作岗位、血糖正常和依从规定的饮食可以合并为适应慢性病的概念。将离散的变量合并为概括性变量可以减少不必要的复杂，使理论更容易理解。这种方法也可以获得更简约的理论。关于如何构建概括性概念，读者可以参考第七章"概念合成"。

另一种方法是将陈述组织成 Zetterberg（1965）所说的"决定因素清单"（inventory of determinants）或"结果清单"（inventory of results）。它们分别指的是一个焦点概念或变量的前因和效果的分类。从结构上讲，这两种类型的清单非常相似。它们的区别在于焦点概念是被视为某些变量的后果还是它们的决定因素（图9-3）。当理论家只关注一个焦点概念或变量时，将陈述组织成决定因素清单和结果清单通常是很有帮助的。这也就是我们用在变革型领导力上的方法。

还有一种方法是 Blalock（1969）提出的理论"块"（theoretical "blocks"）概念。通过这种方法，将更接近的相关变量组织为一个区块，并指出它们之间的相互关系。然后，每个变

＊关于 arcs© 程序的信息来自 Marceline Harris 博士，RN，PHD，密歇根大学；e-mail: mrhrrs@med.umich.edu

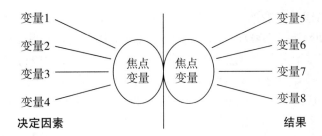

图 9-3 决定因素清单和结果清单

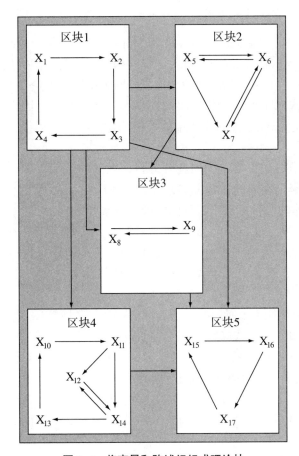

图 9-4 将变量和陈述组织成理论块

资料来源：BLALOCK JR.Theory construction from verbal to mathematical formulations. 1969。经 Pearson Education 股份有限公司（纽约）允许使用和电子转载。

量区块与其他区块中更远端的相关变量相互关联（图 9-4）。如果一个理论家正在构建一个由几个"小模型"（minimodel）组成的"超级模型"（megamodel），那么将变量和关系组织成理论块就显得尤为重要。Schwirian（1981）将影响护士在实践中表现的因素进行了合成，就是将一种现象的不同关系组织成理论块的经典例子。

　　以上提到的方法只是建议，主要是为了激发人们对如何描述一个发展中的理论的思考。护士感兴趣的现象过于多样和复杂，不能仅归为几种方法。通过仔细考虑现有证据和他们自己的创造性过程，理论家对现象的理解会不断发展，而他们也必须根据这些不断发展的理解来决定如何最好地描述感兴趣的现象。对于理论开发者使用自己的方法来表示关系的举例，请参见 Murrock 和 Higgins（2009）关于音乐理论及其对体力活动和健康影响的图示。

在此重申我们在本节开头的观点，即理论合成的 3 个步骤或阶段可以根据需要来改变或扩展。例如，可能有必要先进行文献综述，以帮助理论家阐明他们最感兴趣的焦点概念。反过来，这些概念整合成的网络可以通过在图表中组织概念和关联性陈述来修饰，然后根据研究支持的程度对其进行进一步编码（例如，"***"表示强支持，"*"表示弱支持，"？"表示支持证据相互矛盾）。

理论合成举例

由 Caplan、Robinson、French、Caldwell 和 Shinn（1976）提出的高血压病人依从性模式是理论合成过程的一个经典案例。Caplan 等的模式构建从指明他们的焦点概念是依从性和血压降低这两个感兴趣的因变量开始。然后，他们返回去识别这些焦点变量的预测因素或决定因素。在构建这个模式时，他们希望它将"在思考依从性的决定因素时起到启发性的帮助作用"（p.22）。以下是 Caplan 等的模式中的关键陈述，我们为了简洁而进行了较大程度的改述。

证据支持将血压维持在正常范围内与长寿目标之间的关系，即使不是令人满意的长寿（关系 A）。依从包括服药在内的治疗方案是控制高血压的有效手段（关系 B）。在实现依从性的过程中，设定具体的子目标对于目标的实现非常重要，"在人们开始朝着目标努力之前，需要提前预期或明确奖励"（Caplan et al.，1976，p.26），以达到期望的依从性水平（关系 D）。此外，病人的实际依从行为会"成为一种反馈机制，帮助他们根据过去的成就设定新的目标"（关系 D；p.30）。成就感增强了病人感知到的依从能力（关系 E），而感知的依从能力促进了进一步的依从行为（关系 C）。

Caplan 等（1976）用图 9-5 所示的图形表示了这些关联性陈述。在此图中，用字母将关联性陈述的语言形式和图形形式联系起来。在 Caplan 等提出的模式中，值得注意的是依从行为与目标设定和成就之间的双向关系（D）。Caplan 等（1976）对该模式进行了两次后续扩展，但为了简洁起见，我们在此未包括这些扩展。

许多理论家发表了他们在护理理论合成方面的研究成果，表 9-2 列出了其中的一部分。例如，Good 和 Moore（1996）从疼痛管理的实践指南中提取了他们的证据基础来进行理论

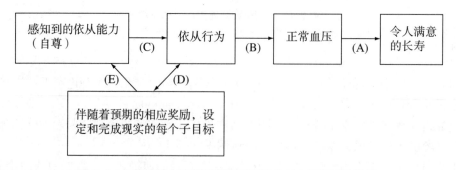

图 9-5　依从性的主要假设预测因子及其对血压影响的模型

方框之间的箭头表示因果关系。每个箭头上的字母用于文中参考。资料来源：密歇根大学社会研究所授权使用 Caplan 等（1976）的图 2-1。版权归密歇根大学所有。

合成。他们使用陈述合成策略将实践指南转化为适合理论合成的陈述。他们从指南中总结出 3 个陈述，并将其组织到最终的镇痛与副作用平衡的中域理论中。随后，他们也陈述了该理论的假说和局限性。合成理论的好处是以简约的方式表达了与疼痛管理现象相关的各种信息。Hill（2002）在早产儿喂养方面的工作也为理论合成过程提供了进一步的详细示例。Hill 的工作也有助于整合与早产儿喂养行为有关的广泛研究。

表 9-2　理论合成举例

作者	合成理论的主题
Good 和 Moore（1996）	成人镇痛与副作用的平衡
Ruland 和 Moore（1998）	平静的生命末期
Huth 和 Moore（1998）	婴幼儿急性疼痛管理
Easton（1999）	中风后康复
DeMarco（2002）	工作场所中护士的沟通模式
Hill（2002）	早产儿喂养效率
Whittemore 和 Roy（2002）	糖尿病慢性病的适应
Milberg 和 Strang（2007）	家庭视角下的姑息性家庭照护人员
Halldorsdottir（2008）	护患关系
Yao 和 Algase（2008）	痴呆病人的徘徊行为
Murrock 和 Higgins（2009）	音乐理论及其对体力活动和健康的影响
Siaki、Loescher 和 Trego（2013）	文化敏感风险感知理论
Zeng、Sun、Gary、Li 和 Liu（2014）	美国华人移民的糖尿病自我管理模式
Zandi、Vanaki、Shiva、Mohammadi 和 Bacheri-Lankarani（2016）	代孕母亲的照护模式

在另一个例子中，由于对照护通过代孕而成为母亲的女性的理论基础感兴趣，Zandi 等（2016）采用理论合成的策略构建了代孕母亲的安全保障模式。该模式的焦点概念是代孕母亲的安全保障，它来自于早期的一项定性研究。以这一焦点概念为基础，他们通过文献检索和识别相关陈述来阐明"护士的关爱作用以及需要采取哪些关爱行动来提供安全保障"给代孕母亲（p.333）。概念和陈述被合成于一个理论模式中，以丰富的文字描述和图表形式呈现出来。该模式提供了一种理解护士角色并更好地照护代孕母亲的方法。

优势和局限性

作为一种策略，理论合成的优势在于可以将有关某个主题的大量离散信息整合起来。通过使用语言和图形形式，合成理论可以整合并有效地呈现多种复杂关系。理论合成是总结与教育、研究和实践领域相关研究结果的有用策略。

理论家可能需要提高他们对统计概念的熟悉程度，以便对证据基础中概念之间的结构关系做出准确区分。这些区分包括澄清各组变量之间的因果路径。

理论发展是一个渐进和积累的过程，这是理论合成的前提。尽管这在科学发展的某些层面上讲可能是正确的，但这可能不是科学思想重大进步的特征，因为这些重大进步是通过对积累的知识进行彻底重组或背离而发生的（Kuhn，1962）。

应用理论合成的结果

在研究背景下，理论合成结果揭示了关于某一现象现有知识的概念结构和关系。然后，这种结构化的知识可以确保在对合成理论进行实证检验时，指标和研究方法是充分合理的（Fawcett，1999）。因此，即使是精心设计的理论模式也需要进行实证检验。模式或理论检验可以为学科和专业领域中的理论提供良好的实证基础。检验结果可能表明某个模式需要修改。如果模式的某些部分在严格检验下反复地表现不佳（例如，没有显示出预期的关系），那么理论家可以有几种处理办法。他们可能会删除那些不起作用的变量，引入新变量或重新考虑整个模式。例如，如果经过检验，发现可能需要重新设计变革型领导力模式。也许可以添加性别概念（Eisler & Hersen，2000），为男性和女性分别构建不同的模式。与前面一样，仍然需要通过检验来确定更改模式可以带来的任何好处。

合成理论的发展可能对教授涉及多个概念及其相互关系的复杂内容很有用。通常情况下，以图形和语言形式展示此类材料时，不管是教还是学都更加容易。学生们也会发现，如果他们能有机会勾画出在文本格式中嵌入的关系，他们会更容易记住这些复杂的关系。

合成理论可以帮助护士在实践中检查临床现象的前因后果，或者根据连贯的程序理论来规划病人服务。观察临床问题的前因后果有助于预防性干预措施的设计。为了避免不希望出现的临床问题发生，例如手术后再入院，可以追踪每个潜在前因可能被改变的方式，进而提出如何改进现有做法的建议。反过来，详细说明干预措施的结果对于准确评估干预措施的有效性很有用。理论合成适用于医院以及家庭护理和社区机构中的临床问题。理论合成可用于识别临床现象的前因，以用于风险评估工具开发。在这方面，Gephart、Effken、McGrath 和 Reed（2013）使用理论合成作为发展早产儿坏死性小肠结肠炎风险指数的基础。

理论合成与整合模式和理论

当来自不同学科的知识围绕一个现象汇聚时，构建包含多个分析层次的整合模式就很有吸引力。例如，联合国儿童基金会关于儿童营养不良原因的多层次概念框架（图 9-6）在世界范围内得到了认可（https：//www.unicef.org/nutrition/training/2.5/4.html）。在这一框架中，对儿童营养不良和死亡原因的描述首先从社会的基本资源开始，然后逐步发展到家庭层面，最后到儿童个人层面。在儿童层面上，由于食物缺乏引起的疾病反过来导致食物摄入不足，使疾病进一步恶化，最后导致营养不良。这样的模式非常有助于我们理解国家和全球的重大健康问题，但需要谨慎地构建这些模式。Sobal（1991）和其他人都富有说服力地论述了连接分析层次的问题。虽然我们的目的不是在这里解释这些问题，但指出它们是很重要的。例如，一个分析层次的概念可能不能转移到另一个层次。为了克服这个问题，Sobal 建议创建适当的中介过程，这些过程将本不兼容的跨分析层次（例如，从社会层次到生理层次）的术语联系在一起。

在试图整合现有理论时，有时会出现的第二个问题是不加区别地从一个理论情境中抽取一个术语嵌入另一个理论情境中。Hempel（1966）认为，理论中术语的含义来自于它们在理

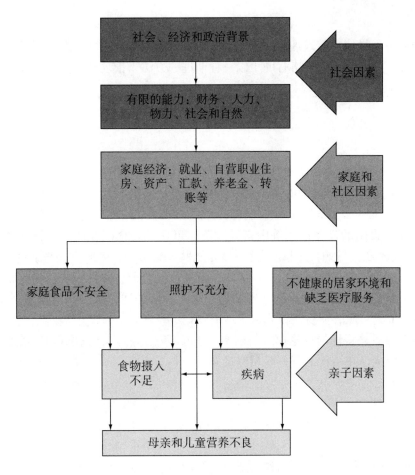

图 9-6 UNICEF 概念框架

来源：改编自联合国儿童基金会网站。Black 等（2008）。可访问 https：//www.unicef.org/nutrition/training/2.5/4.html

论关系网络中的"系统性导入"（p.98）。因此，在不考虑这些理论关系的情况下，从一个理论中抽取一个术语嵌入另一个理论中并不是合理的理论整合过程。就像蜘蛛小心翼翼地织网一样，理论家必须把相互竞争的或平行的理论整合起来。

另外，合并理论通常可以加强理解和改善临床护理的方法。为此，Fassler 和 Naleppa（2011）调整了理论合成策略，将社会工作领域的实践模式合并起来。

小结

因为理论合成建立在证据基础上，它使理论家能够组织和整合关于某个感兴趣主题的各种研究信息。在理论合成中，一组概念和孤立的陈述被组织成一个相互关联的陈述系统，并结合图形呈现。理论合成可以包含已发表的研究文献、直接统计信息和定性研究信息。因为理论合成可以用于几个相关的目的，所以具体目的要取决于理论家的兴趣、合成理论的用途以及关于一个主题的可用信息的数量和类型之间的平衡。

理论合成涉及 3 个步骤或阶段：①为合成理论指定焦点概念；②回顾文献，以识别焦点概念的相关因素及其相互关系；③将概念和陈述组织成一个完整而有效的感兴趣现象的呈现形式。

理论合成将大量信息有效地组织起来。如果涉及定量数据，那么使用该策略需要理论家在统计方面有一些经验。该策略有助于以一种渐进的方法来推动科学进步。

实践练习

练习 1

研究肥胖的学者，例如 Hill 和 Peters（1998），认为现代生活与我们进化的人类吸收、储存和消耗能量的调节系统不一致。具体来说，诸如高能量密度食物的广泛供应和节省人力的现代化便利设施的日益使用等因素导致美国迅速暴发全国性肥胖流行（Mokdad et al.，2001；Mokdad et al.，1999）。其结果之一就是肥胖人数增加。肥胖反过来又会导致许多后遗症的发生率增加，例如心血管疾病、糖尿病、胃反流综合征、骨科疾病和某些癌症。

对此练习，请针对肥胖流行的前因和后果制定一些陈述。根据你的陈述制作一个图表，将这些陈述合成为"肥胖流行"模式。

完成本练习后，将你的理论模式与图 9-7 进行比较。尽管你的模式可能看起来不完全像我们的模式，但应该在结构上有一些相似之处。

练习 2

选择表 9-2 中的一篇文章。读完这篇文章后，试着回答以下问题：

- 合成过程中使用的证据来源和类型是否明确？请描述这些证据的来源。
- 作者如何清晰地描述他们的理论合成过程（与本章介绍的步骤相比）？
- 作者如何展示他们最终的理论合成：仅以文字形式、图表形式，还是二者都有？
- 从作者表达的目的的清晰度和有用性上来讲，你如何评价合成理论的质量？

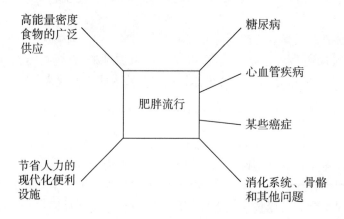

图 9-7　肥胖流行模式

参考文献

Black RE, Allen AH, Bhutta ZA, Caulfield LE, de Onis M, Ezzati M, et al. Maternal and child undernutrition: Global and regional exposures and health consequences. *Lancet.* 2008;371(9608):243–260.

Blalock HM. *Theory Construction: From Verbal to Mathematical Formulations.* Englewood Cliffs, NJ: Prentice Hall; 1969.

Caplan RD, Robinson EAR, French JRP, Caldwell JR, Shinn M. *Adhering to Medical Regimens: Pilot Experiments in Patient Education and Social Support.* Ann Arbor, MI: Institute for Social Research, University of Michigan; 1976.

Causey R. Scientific progress. *Tex Eng Sci Mag.* 1969;6(1):22–29.

DeMarco R. Two theories/a sharper lens: The staff nurse voice in the workplace. *J Adv Nurs.* 2002;38:549–556.

Easton KL. The poststroke journey: From agonizing to owning. *Geriatr Nurs.* 1999;20:70–76.

Eisler RM, Hersen M, eds. *Handbook of Gender, Culture, and Health.* Mahwah, NJ: Erlbaum; 2000.

Fassler A, Naleppa MJ. An innovative integrated research method: Estimating fidelity using technology for model integration and development. *Br J Soc Work.* 2011;41:761–777.

Fawcett J. *The Relationship of Theory and Research.* 3rd ed. Philadelphia, PA: Davis; 1999.

Gephart SM, Effken JA, McGrath JM, Reed PG. Expert consensus building using e-Delphi for necrotizing enterocolitis risk assessment. *J Obstet Gynecol Neonatal Nurs.* 2013;42(3):332–347.

Good M, Moore SM. Clinical practice guidelines as a new source of middle-range theory: Focus on acute pain. *Nurs Outlook.* 1996;44:74–79.

Halldorsdottir S. The dynamics of the nurse–patient relationship: Introduction of a synthesized theory from the patient's perspective. *Scand J Caring Sci.* 2008;22:643–652.

Hempel CG. *Philosophy of Natural Science.* Englewood Cliffs, NJ: Prentice Hall; 1966.

Hill AS. Toward a theory of feeding efficiency for bottle-fed preterm infants. *J Theory Constr Test.* 2002;6(1):75–81.

Hill JO, Peters JC. Environmental contributions to the obesity epidemic. *Science.* 1998;280:1371–1374.

Huth MM, Moore SM. Prescriptive theory of acute pain management in infants and children. *J Soc Pediatr Nurses.* 1998;3:23–32.

Kim J, Pressler SJ, Jones J, Graves JR. Generating scientific models of knowledge using arcs©. *Clin Nurse Spec.* 2008;22:286–292.

Kuhn TS. *The Structure of Scientific Revolutions.* Chicago, IL: University of Chicago Press; 1962.

Milberg A, Strang P. What to do when "there is nothing more to do"? A study within a salutogenic framework of family members' experience of palliative home care staff. *Psycho-Oncology.* 2007;16:741–751.

Mokdad AH, Bowman BA, Ford ES, Vinicor F, Marks JS, Koplan JP. The continuing epidemics of obesity and diabetes in the United States. *JAMA.* 2001;286:1195–1200.

Mokdad AH, Serdula MK, Dietz WH, Bowman BA, Marks JS, Koplan JP. The spread of the obesity epidemic in the United States, 1991–1998. *JAMA.* 1999;282:1519–1522.

Murrock CJ, Higgins PA. The theory of music, mood, and movement to improve health outcomes. *J Adv Nurs.* 2009;65:2249–2257.

Ruland CM, Moore SM. Theory construction based on standards of care: A proposed theory of the peaceful end of life. *Nurs Outlook.* 1998;46:169–175.

Schwirian PM. Toward an explanatory model of nursing performance. *Nurs Res.* 1981;30:247–253.

Siaki LA, Loescher LJ, Trego LL. Synthesis strategy: Building a culturally sensitive mid-range theory of risk perception using literary, quantitative, and qualitative methods. *J Adv Nurs.* 2013;69(3):726–737.

Sobal J. Obesity and socioeconomic status: A framework for examining relationships between physical and social variables. *Med Anthropol.* 1991;12:231–247.

Ward K. A vision for tomorrow: Transformational nursing leaders. *Nurs Outlook.* 2002;50:121–126.

Whittemore R, Roy C. Adapting to diabetes mellitus: A theory synthesis. *Nurs Sci Q.* 2002;15:311–317.

Yao L, Algase D. Emotional intervention strategies for dementia-related behavior: A theory synthesis. *J Neurosci Nurs.* 2008;40:106–115.

Zandi M, Vanaki Z, Shiva M, Mohammadi E, Bagheri-Lankarani N. Security giving in surrogacy motherhood process as a caring model for commissioning mothers: A theory synthesis. *Jpn J Nurs Sci.* 2016;13(3):331–344.

Zeng B, Sun W, Gary RA, Li C, Liu T. Towards a conceptual model of diabetes self-management among Chinese immigrants in the United States. *Int J Environ Res Public Health.* 2014;11(7):6727–6742.

Zetterberg HL. *On Theory and Verification in Sociology.* Totowa, NJ: Bedminster Press; 1965.

补充阅读

Cumbie SA, Conley VM, Burman ME. Advanced practice nursing model for comprehensive care with chronic illness—Model for promoting process engagement. *Adv Nurs Sci.* 2004;27:70–80.

Dubin R. *Theory Building.* New York, NY: Free Press; 1978.

Hage J. *Techniques and Problems of Theory Construction in Sociology.* New York, NY: Wiley; 1972.

Hall JM. Alcoholism recovery in lesbian women: A theory in development. *Sch Inq Nurs Pract.* 1990;4:109–122.

Lancaster W, Lancaster J. Models and model building in nursing. *Adv Nurs Sci.* 1981;3(3):31–42.

Mullins NC. *The Art of Theory: Construction and Use.* New York, NY: Harper & Row; 1971.

Reynolds PD. *A Primer in Theory Construction.* Indianapolis, IN: Bobbs-Merrill; 1971.

Stember ML. Model building as a strategy for theory development. In: Chinn PL, ed. *Nursing Research Methodology.* Rockville, MD: Aspen; 1986.

Suppe F, Jacox AK. Philosophy of science and the development of nursing theory. In: Werley HH, Fitzpatrick JJ, eds. *Annual Review of Nursing Research.* Boston, MA: Springer; 1985, pp. 241–267.

Zetterberg HL. *On Theory and Verification in Sociology.* Totowa, NJ: Bedminster Press; 1965.

第四部分

分析策略

你可能见过一个小孩儿把玩具拆开又重新组装起来，试图弄清楚它是如何运行的，这就是一个典型的案例分析。本书中的这一部分将介绍概念分析、陈述分析和理论分析策略。如果概念、陈述或理论已经有一定文献发表，但是理论家希望通过将它们拆解、仔细审阅各个部分、再重新组合起来，以便于加深理解时，就会用到分析策略。这样的分析过程可以帮助理论家明确概念、陈述或理论的优点和缺点。在接下来的 3 章中介绍的分析策略可以帮助读者更好地理解如何用系统和逻辑的方法分析理论结构。分析策略与其他策略一样，具有目的性。分析是一个严谨的过程，不应该掉以轻心。在大多数情况下，分析者选取概念分析、陈述分析或理论分析中的一种策略用在自己的研究中，并希望确保方法是合适并可行的。分析者最感兴趣的是概念、陈述或理论的结构和（或）功能，因为这与分析者关注的焦点概念有关。

第十章描述了概念分析的过程。概念分析是一种澄清概念含义以达到不同目的的方法。概念是理论的基本组成部分，使概念清晰明了至关重要。因此，概念分析是一种非常好的方法，让我们开始理解个体如何从逻辑上思考术语、术语定义及其在理论发展过程中的用途。因为这可能是被经常使用的章节之一，所以我们尽量将使用该方法的原因解释清楚。我们列出了一个很大的应用这种方法做概念分析的表格，尽力提供一些概念分析最终呈现形式的示例。

第十一章可能是第四部分最重要的一章，因为陈述分析是任何好的理论分析的关键部分。理解关联性陈述的结构和功能对理解理论是如何构建和发挥作用的有很大帮助。对陈述进行解构，以查看方向、效价和关系类型，有助于澄清陈述，还可以帮助理论分析者找到可能存在的逻辑漏洞。

第十二章描述了理论分析的全过程。在陈述分析的基础上，本章帮助理论分析者解构完整的理论，以明确理论的优点、缺点、缺失环节和逻辑漏洞。如果分析者准备用理论来指导研究或考虑将其用于实践，一个好的理论分析是非常有用的。

第十章

概念分析

在开始阅读本章之前，你需要思考的问题：

▶ 你是否对工作中使用的某个概念颇感兴趣，但不知如何测量？

▶ 你是否面临必须区分两个或多个相似概念的问题？

▶ 你是否有兴趣发展一个概念，将其用于新的护理诊断或干预措施？或者优化一个概念？

▶ 你是否有兴趣学习如何合乎逻辑地思考你研究中所用词汇的含义？

　　引言：如果上述任何一个问题的回答是肯定的，那么概念分析可以帮助你实现目标。概念分析是一种解构术语的方法，让人更好地理解术语并制定可以用于测量的准确定义。

　　自本书上一版出版以来，已经发表了大量关于概念分析的文章。令人鼓舞的是，护理学者和医务人员正在认真对待护理词汇，并努力明确界定其感兴趣的概念。能够证明我们实践证据基础的唯一方法是首先用可测量或至少可交流的方式来描述现象。概念分析使得理论家、研究者或医务人员能够掌握感兴趣概念中的各种可能性——可以"深入"概念并探究其如何起作用。概念分析虽然颇具挑战性，但是也能为感兴趣的现象提供深刻见解。

定义和描述

　　概念是理论构建的基石。护理领域尤其如此，一些概念来源于实践经验并导致进一步的理论工作。因此，我们希望这些概念能够坚强有力地支撑理论结构。一个概念要坚强有力，它必须明确命名所指事物，它必须被明确定义（结构），它在理论中的应用也必须清楚（功能），以便读者在看到理论中的概念或概念定义时能准确理解概念所描述、解释或预测的是什么。Mulcahy（2016）对父母关心的分析就是从实践中产生概念的一个很好的例子。

　　概念分析的目的是检验概念的结构和功能（参见第三章）。概念本身包括使其区别于其他概念的属性或特征。因此，我们谈论的概念包含其定义特征或属性，它们让我们能够判断哪些现象与概念相符，哪些现象与概念不符。概念是心理学结构，是我们尝试以一种有意义的方式对环境刺激进行整理。因此，概念代表了包含这些定义属性的信息类别。概念分析是一种正式的、用于确定定义属性的语言训练。分析本身必须是严格和精确的，但最终结果往往是暂时的。之所以出现这样的暂时性，一方面是由于两个人在分析同一个概念时，往往会提出一些不同的属性，另一方面是因为科学知识和常识日新月异，以至于今日正确的知识，明日可能就会被推翻。

　　造成概念暂时性的原因是概念本身也会随着时间发生变化，通常来说变化缓慢，但偶尔也会非常快。文化、情境和社会因素都会导致变化的发生。因此，任何进行概念分析的人都应该意识到思想及其表达词汇的动态性质。概念并非是一成不变的。此外，分析者也会随着时间变化而改变。因此，对概念的理解也是随时间不断变化的。这也是概念分析的结果不应该被视为最终成果的原因。从概念分析中，我们能够希望获得的最好结果就是及时捕捉到当时的关键要素。然而，这并不意味着试图明确一个概念的定义属性是徒劳的，绝非如此。

　　概念分析促进沟通。在理论发展和研究中，如果能准确地详细定义我们所使用概念的属性，就更容易促进同行之间对所讨论现象的理解。这将有助于我们在工作中找到识别和（或）测量这些概念的方法。

目的和应用

　　概念分析是检验概念基本要素的过程。当我们描述一个概念时，如果我们知道"什么是重要的"，就会有助于我们区分与此概念相似但不尽相同的概念。它让我们能够区分概念之间的异同点。通过将概念拆解为更小的组成部分，更利于明确概念的内部结构。正像第三章中所写，概念是通过语言中的一个单词或一个术语来表达（Reynolds，1971），概念分析必然是对这个概念的描述性词汇及其用法的分析。概念分析归根结底只是对一个单词或术语及其在语言中的应用进行仔细检验和详细描述，并解释其与其他相关单词或词汇如何"相似"或"不相似"。我们关注的是传达概念含义的词语的实际应用和可能的应用。

　　概念分析在对理论中模糊不清的概念进行精炼时颇为有用。概念分析同样有助于澄清护理实践中过度使用或含义不明的概念，以便此后用到该概念的所有人都能表达同样的含义。概念分析的结果是一个准确的定义，其本质是提升了结构效度，即准确反映其理论基础。概念分析的结果能够使理论家和其他研究者对概念的基础属性有一个基本了解。这使得理论家和研究者可以澄清概念定义，并以此构建能够准确反映概念之间关系的陈述或假设。概念分析的结果也有助于构建研究工具或在研究前设定访谈提纲。

　　在一本经典教材中，Nunnally（1978）提到审慎的概念构建对研究工具的必要性。概念分析结果中的定义、定义属性和前因是学者进行新工具开发的良好开端，也是评价现有工具的好方法。开发一个新的工具需要根据实证参照物，构建出反映不同定义属性的各个条目。可以构建问题来确定是否发生了所提出的前因。通过严谨的心理测量学检验，新的工具可被感兴趣的学者继续研究。概念分析的结果还有助于评价现有工具。可以根据概念分析的结果，来评价研究中使用的工具是否准确地反映了相关概念的定义属性。开发标准语言来描述护理实践活动是概念分析的另一个主要用途。在许多情况下，描述护理诊断、干预和结局的术语是在双方协商一致的情况下或在临床实践中发展起来的，并没有充分考虑与病人问题或生活情况、护士提供的干预措施或我们预期的结局等命名有关的理论性问题（Carlson-Catalano et al.，1998；Gamel，Grypdonck，Hengeveld，& Davis，2001；Whitley，1995）。对任何潜在的护理诊断、干预措施或结果进行彻底的概念分析，都将极大地促进分类工作，并将护理语言彻底扎根于相关的理论和研究文献中，从而提供强有力的循证基础。每一个护理诊断、干预措施和结果都应作为单独的概念来处理并被独立分析。例如，大多数护理诊断都包括三部分——健康问题、相关因素、典型症状和体征（Gordon，1982）。这三个组成部分与概念分析的结果非常相似——前因（病因）、定义特征（典型症状和体征）和定义（健康问题）。似乎有理由认为，反复使用这两个过程将可以改进分类方法，同时也有助于理论发展。

下面讲述的只是多种概念分析方法中的一种方法。虽然对大多数概念分析方法的批评越来越多（在本章的后面将会谈到这些批评），但我们仍然相信这种方法是最容易理解和掌握的，尤其是对于初学者。

在开始之前可能需要解释几句。我们将在本章后面更全面地讨论这些问题，但其中几个问题也值得在此讨论。首先，当你开始真正地投入到这个过程中，你可能会觉得自己完全难以胜任这项工作。这很正常，随着时间的推移和对这一过程逐渐熟悉，这种感觉会慢慢消失。其次，你可能会对自己的工作充满保护欲，不愿让它受到批评。无论如何都要避免这种情况。此类智力活动最好是通过同行的反馈来完成。如果能够集思广益，分析的结果则会远胜原来。最后，时刻铭记概念分析是一个过程，而不是一个线性活动。你将会经常在不同步骤之间来回移动，边进展边修订。在某些步骤中反复循环很常见，这种活动也是正常的和意料之中的。

概念分析的过程

我们对 Wilson（1963）的经典概念分析步骤进行了修改和简化，将 11 个步骤简化为 8 个步骤。我们认为，这 8 个步骤足以概括这一过程的本质。当然，你如果想研究 Wilson 的完整流程，可以在本章的"参考文献"部分查看原文信息。

具体步骤如下：

1. 选择一个概念。
2. 确定分析的目标或目的。
3. 明确你能找到的此概念的所有用法。
4. 确定定义属性。
5. 明确一个典型案例。
6. 明确边界案例、相关案例、相反案例、虚构案例和不恰当案例。
7. 明确前因和后果。
8. 界定实证参照物。

虽然我们看似将按照一定顺序来讨论概念分析的步骤，但实际上它们是迭代的。概念分析的思维活动通常要求我们对前面的步骤进行一些修订，因为在后面的步骤中会产生新的信息或想法。这是意料之中的。该过程的迭代性质产生了更清晰、更精确的分析。

选择一个概念

概念的选择应当认真谨慎。最好是选择一个你感兴趣的概念，可以是与你的工作相关，也可以是一直困扰你的概念。万事开头难，因为你可能对多个概念都有兴趣。那如何选择呢？一般来说，概念的选择应该反映你最感兴趣的主题或领域。我们的建议是选择你最需要的那一个。有没有哪个概念可作为一切的基础？在你的下一步研究中，有没有哪个概念是至关重要的？如果有，这就是你应该优先选择的概念。Wilson（1963）将这一过程称为分离概念（isolating the concept）——也就是说，在不同的情境、范围和与你自己工作的相关性中检验概念的重要性。

选择一个可控的概念，尤其是首次进行概念分析的时候。非常重要的是避免选择那些仅能通过举例来说明的初始概念。同样重要的是避免选择那些过于宽泛的概括性概念，因为它们可能包含多种含义，从而使得分析结果不清。如果概念既可以用作名词，也可以用作动词，则选择名词的效果更佳。

未经探索的概念可能是累累硕果的探索之路，也可能是语言陷阱。未经探索的概念可能是在护理实践中发现的，也可能是在护理研究中产生的，或者从一个尚未完成或者尚有模糊不清概念的理论中得出的。对其中一个概念的分析会非常有助于拓展你的思维。然而，由于本质上是未经探索的，所以它们可能会引导你走上一条并不想走的路，或者把你引导向错误的方向。若果真如此，你可以考虑放弃这个分析，并选择一个更有意义的概念。

底线是你应该选择一个对你的研究项目或你感兴趣领域的理论发展重要而有用的概念。选择一个微不足道的概念或一个对发展你所关注现象的相关知识没有显著贡献的概念，是徒劳无功的行为，是在浪费自己宝贵的时间。

确定分析目的

第二步是确定分析的目标或目的。这一步帮助你重点思考将如何应用分析的结果，这实际上是回答了"我为什么要进行这次分析？"这个问题。我们经常会看到一些文章在呈现了颇为完美的概念分析之后便仓促收尾，并未提及"下一步"的应用。概念分析本身不是目的，而应将其作为深入开展相关护理实践理论或研究工作的桥梁。

提前明确自己对进行概念分析感兴趣的原因非常重要。将它记录下来，并在分析过程中放在手边。如果在你开始确定定义属性时，发现概念有几种不同用法，这时候提前确定的目的就可以派上用场。你所选择的具体用法应该能反映概念分析的目的。

进行概念分析的目的可能是区分一个概念常用的、普通的语言用法和这个概念的科学用法。其目的也可能是澄清现有概念的含义，形成一个操作性定义，开发一个研究工具，亦或是补充现有理论。也可能还有其他目的。但无论你的分析目的是什么，在分析时都要铭记于心。

开始分析之前，务必要查阅文献，查看是否有其他人分析过该概念。如果有，请仔细阅读文献，以便查看该分析是否符合你的需求。如果符合，则可予以采纳。概念分析是一个严格且耗时的过程，如果已有分析可以满足你的需求，那么重复分析便是在浪费时间和精力。

在本章最后我们对依恋概念的分析中，你会发现由于我们对用于母婴依恋的概念感兴趣，所以我们必须区分有生命的和无生命的依恋。如果我们分析的目的并未涉及有生命的依恋，那么当我们意识到它们会有差异时，我们可能会对如何分析做出不同的决定。

明确概念的用法

查阅字典、词典、现有文献，甚至是咨询朋友和同事，尽可能多地找出该概念的用法。工作伊始，不要将自己局限于概念的某一方面。你必须考虑这一术语的所有用法。不要仅限于在护理或者医学文献中检索，因为这可能会使你对概念本质的理解出现偏差。例如，无视一个概念的生理方面，而只关注其心理社会方面，这可能会使你错失大量有价值的信息。请记住，需要同时包括概念的隐性和显性使用方法。尽可能多地阅读不同来源的资料至关重要，甚至有些俚语也会有所帮助。

这种文献回顾有助于支持或验证你最终选定的定义属性，并为概念分析提供证据基础。例如，如果你检验"应对"（coping）这一概念，你就会发现它不仅用于心理学，还可以指墙顶等建筑物、弓锯、断喙术、类似于斗篷的教会服饰。最终的概念分析需要将以上所有的用法囊括其中。

未能发现概念的某些用法，或者更有甚者，直接无视某些用法，将会极大地削弱分析结果的有用性。几年前，我们的一名学生在分析"存在"（presence）这个概念时，由于其与住院儿童的护理有关，因此在工作之初，该生汇报了许多概念的正面用法，却未曾汇报任何负面用法。当其他学生提到诸如"邪恶存在"（evil presence）或"兵临城下"（presence of a hostile army on the border）时，该生不愿考虑存在的这些方面。然而，在最后的分析中，护士与住院儿童在一起的一个关键属性是护士在场时可能会产生威胁。如果你也对"存在"这个概念感兴趣，本书推荐你阅读 Smith（2001）的文章，以及 Chase（2001）的评论，在评论中作者对这一概念进行了全面而有趣的评述。

一旦明确了概念的所有用法（包括平时用法和科学用法），你就必须做出决定——纳入该概念的所有方面，还是仅研究该概念的科学用法。通常，我们认为，如有可能，你应该将概念的所有用法都纳入分析之中，因为这会得出更为丰富的含义。然而，有时这显然是不切实际或毫无帮助的。此时，需要用分析目标来指导你做出取舍。

文献回顾通常需要涉猎大量文献，这可能会使你感到不堪重负。首先，记住你只是在寻找术语的定义和用法，没有必要阅读所有的资料，即使你意欲如此，但有时这也是不切实际的。我们常常建议我们的学生对每个来源的文献都做一个简要总结，并将其与原始资料一并保存，也可以建立一个数据库或 Excel 表格来管理文献。想要学习具体如何做到这一点，你可以阅读 Samueli 研究所的工作人员所做的治愈的概念分析（Firth et al., 2015）。

在文献回顾和收集概念应用实例的过程中，你会发现与所分析的概念相似或相关的其他实例，但并不完全相同。将这些实例列成清单，在你定义边界案例或相关案例时，它们将会有所帮助。

确定定义属性

确定概念的定义属性是概念分析的核心。这样做的目的是试图展示与概念关联最密切的一些属性，并允许分析者对概念有最广泛的了解。在尽可能多地调查收集概念实例的过程中，记录反复出现的概念特征。这一系列特征称为定义特征或定义属性，其功能非常类似于医学上鉴别诊断的标准。换言之，它们可以帮助你和其他人为一个特定现象命名，以便与另一个类似或相关的现象相区别。在定义属性时，属性并非越多越好。事实上，好的概念分析是用最少的定义属性将该概念与其他概念区分开。如果概念分析做得好，仅呈现概念的定义属性就能使读者想到相应的概念。Trendall（2000）对慢性疲劳的分析和 Mulder（2006）对有效母乳喂养的分析都是非常好的例子。

定义属性并非是一成不变的，它可能会随着分析者对概念理解的深入而发生改变，尤其是当你在借助案例来帮助理解概念的核心内涵时。如果概念会随着时间的变化而变化，那么定义属性也会略有变化。当将概念用于不同于研究的情境时，概念的定义属性也可能发生改变。

如果你收集了一个概念的所有实例，有大量可能的含义，那么显然有必要决定哪个是最有用的以及哪个最有助于达到你的分析目的。你可以选择多个含义，并对这几个含义进行分析。例如，在本章最后对"依恋"的概念分析中，我们发现依恋包括有生命的和无生命的两种类型。我们选择检验这两种依恋的共同属性，然后继续针对有生命依恋的特定定义属性做进一步分析，因为我们感兴趣的领域是母婴依恋（Avant，1979）。在你做决定时，考虑概念应用的社会或护理情境非常重要，就像我们的例子一样。最终决定权在你。

在前面列举的"应对"（coping）一词的诸多用法中，有 3 个特征最为明显：①遮盖事物的属性——一个行动、斗篷、窗户或喙；②保护的属性——人的心灵、斗篷下的衣服或窗下的花朵；③调整或再平衡的属性。本书认为"弓锯"（coping saws）的概念与一般概念并无关联，因为它并未反映出其他例子中所出现的 3 种属性中的任何一种。其实本书在后续分析中，会将其作为一个"不恰当"案例的例子——在此案例中，该术语被错误地使用，其含义与通用的含义无关。

Bennett、Wang、Moore 和 Nagle（2017）对"照护伙伴"的概念分析，为我们提供了一个定义属性的范例。概念的 3 个属性分别是护理提供者、需要护理但亦参与其中的人，以及两者之间的关系。在 Ellis-Stoll 和 Popkess-Vawter（1998）的研究中，将授权的定义属性确定为共同参与、积极倾听和获取个性化知识。其典型案例与 James 有关——一位冠状动脉旁路移植术后处于康复期的病人。在该典型案例中，概念的定义属性是显而易见的。另一个很好的例子是 Xyrichis 和 Ream（2008）对团队合作的分析。概念的 3 个定义属性——齐心协力、采用相互依存的协作和利用共同决策——均在典型案例中清晰地呈现。对定义特征的展示是使用典型案例的主要原因之一。典型案例有助于确保定义特征的正确性。

明确典型案例

典型案例是某一概念的应用实例，可以展示该概念所有的定义属性。也就是说，典型案例应该是该概念的一个单纯案例、一个典型例子或一个纯粹范例。总的来说，典型案例是我们能够百分之百确定的关于该概念的一个事例。Wilson（1963）认为，典型案例是分析者可以如是说的案例："如果这都不能作为一个例子，那就没有什么可以做例子了。"典型案例可能在分析之初出现，也可能与属性同时出现，还可能在属性被初步确定之后出现。

典型案例可以是生活中的真实案例，也可以是文献中找到的案例，甚至可以是你自己编写的案例。典型案例可能是护理案例，也可能不是。这一切都取决于你自己。有时使用护理案例可以帮助你理解这个概念，但有时它也会使你无法客观地理解该概念的含义。你必须找出概念的各种例子，并以一种有利于分析的方式进行安排。有些概念在这方面比其他概念更容易实现。

如果你熟悉一个概念，典型案例通常在分析之初就出现了。因为你熟悉它，你了解它的实例。因此，你可以将发现的概念的定义属性与既往经验相比较。它们是否匹配？若不匹配，原因何在？在定义属性或者典型案例中存在哪些不同的、缺失的或者外加的东西，使得它们并不一致？这些问题的答案可以帮助你提炼定义属性。Wilson（1963）将这种对案例和定义属性的反复检验称为内部对话（an internal dialogue）。这应该是在你积极进行概念分析时的一种持续性比较反思。它帮助你掌握概念的内部结构，从而澄清其含义和上下文。

然而，内部对话的作用有限。有时，你会想要更加深入地思考你的概念分析。当你讲述实例时，可以找一两个思虑周全且未曾听过的同事来听，这通常会有所裨益，有时也是必要的。如有尚未发现的缺陷或错误，其他人很可能会帮你找出来。Moody（1990）称之为"必要性检验"。有时，即使你竭尽所能，概念的边界还有些模糊，尤其是当该概念有多个同义词或者语义重叠的相关概念时。不要绝望。这里的努力只是尽量保证案例的典型性。

例如，在我们对应对的分析实例中，其典型案例表述如下：

> 一位穿着高跟鞋和丝绸连衣裙的年轻女子走在街上。她的公文包上有一个袋子，里面有一把伞。她正走着，天空开始下起了大雨。她拿出雨伞，并举起它。她开始跑，但是绊了一下。她停下来，迅速脱下鞋子，继续跑向最近的避雨场所。

此典型案例包括了所有 3 个关键属性：遮盖、保护和再平衡。还有几个可以用来替代的例子或案例。我们选择了简单且常见的一个来展示。

明确附加案例

审查其他案例是内部对话的另外一部分。梳理出最能代表所感兴趣概念的定义属性可能并非易事，因为它们可能与一些相关概念含义重叠。研究与概念并非完全相同、但在某些方面与概念相似或相反的案例，将有助于更好地判断哪些定义属性或特征最为合适。本书将讨论已被证明有用的几种案例，这些案例的主要目的是帮助分析者决定哪些可以作为概念的定义属性，哪些不可以。本书提出的此类案例包括边界案例、相关案例、虚构案例和相反案例。同样地，这些案例可能是现实生活中的例子，也可能来自于文献，还可能是自己编写的例子。

边界案例（borderline cases）是指那些包含所分析概念的大部分定义属性，但并未包括所有属性的案例。它们可能包含大部分甚至所有的定义特征，但其中一个方面有本质上的差异，例如时间的长度或发生的强度。这些案例在某些方面与对概念的认知并不一致，正因如此，它们可以帮助分析者找出定义属性与典型案例并非完全一致的原因。这有助于分析者明确概念的定义属性。还是用应对的例子来说，其边界案例可能是一位面临重要考试的大学生。他直到考试前夜才开始学习，然后就"死记硬背了一整夜"。他完成了考试，但并未通过考试，因为他在考试时一直酣然大睡。这符合遮盖和保护的属性。然而，当涉及再平衡这一属性时，此案例就不成立了。即使他参加了考试，甚至可能知道答案，但是他一直睡觉，导致他考试未通过。如果他完全恢复平衡状态，从而保持清醒，他可能已经通过了考试。

可以将焦虑（anxiety）和恐惧（fear）这两个概念看作彼此的边界案例。这两个概念密切相关，但又并非完全相同。是什么导致它们的差异？根据 Bay 和 Algase（1999，p. 107）的观点，焦虑是一种"对潜在威胁的不安全感增强，当下一个可能发生的事件与实际事件不符时，其与预期的事件和结果不一致"。相反，恐惧是一种"足够强烈的、生理驱动的、有明确动机的状态，此状态下有一个突出的威胁引导着人的行为。恐惧是对感知到的威胁的一种防御反应，或者暴露于能让人联想起最初恐惧体验环境中一条线索的结果"。这是一个关于焦虑的真实案例：一个女人走在丛林里。她担心附近可能有野生动物，但她并未看到或听到任何野生动物。关于恐惧的典型案例是：一个女人走在丛林里。她担心周围有野生动物，并且听到有狮子在某个地方吼叫。她拐了个弯，一头狮子挡住了她的去路。这两个概念的主要区别是，恐惧是源自于真实存在的生存威胁，而焦虑的威胁来源不明。这个例子表明了区分被分析概念和一个极为相似概念对于概念发展是如何地至关重要。

另一个边界案例可能会更加清楚地解释此事。因为概念可以帮助我们对事物进行分类，所以可以让学生在课堂上做这样的练习——将衣橱里的东西进行分类。其中一位学生把她的衣服分为两类："腰部以上穿的衣服"和"腰部以下穿的衣服"。让她感到困扰的是腰带该如何分类，因为腰带是系在腰上的。这是一个经典的、确实存在的关于边界案例的实例，因为腰带可以属于任何一类，但也可以不属于任何一类。她所面临的困境是决定腰带是否属于其中一类及其原因，或者是否需要第三个分类，即第三个定义特征。最终她决定将腰带划分到"腰部以下"这一分类，因为她只有穿牛仔裤时才系腰带，而牛仔裤属于"腰部以下"这一分类。

相关案例是指那些与所研究的概念相关，但并未包含概念全部定义属性的实例。它们与所研究概念颇为相似；在某种程度上与主要概念有所关联。相关案例有助于我们理解所研究概念如何融入其周围的概念网络。例如，在应对的概念分析中，相关案例的概念可以是压力（stress）、冲突（conflict）、成就（achievement）和适应（adaptation）。

相关案例是指那些展示的观点与主要概念极为相似，但认真分析又能发现有所不同的案例。这种认真分析有助于你明确什么是被分析概念的定义属性，什么不是。相关案例都有各自的名称，在分析过程中应该用各自的名称来识别，这将有助于读者了解你是如何进行抉择的，也可以帮助读者了解这些概念间的关系。

Haas（1999a，1999b）对生活质量（quality of life）的研究是一个借助相关案例来明确概念定义属性的优秀实例。Haas 回顾文献后发现有几个经常与生活质量互换使用的概念：功能状态（functional status）、生活满意度（satisfaction with life）、幸福感（well-being）和健康状态（health status）。她仔细分析了每个概念与生活质量的区别，这对她识别生活质量这一概念最恰当的定义属性帮助极大。Manojlovich 和 Sidani（2008）为概念"剂量"（dose）和相关案例"强度"（strength）之间的区别提供了一个很好的例子。他们对"护士剂量"（nurse dose）的分析是一个醒目而清晰的实例，介绍了如何采用多种策略（分析和派生）来构建更有说服力的理论性概念。

在 Prufeta 和 Spano-Szekely（2016）的情商（emotional intelligence）分析中，他们采用了 Goleman 2004 年关于自我意识、自我调节、动机、共情和社交技巧的定义属性，采用的相关案例是性格特征，例如内向（introversion）或外向（extroversion）。这些性格特征与情商密切相关，但又并非完全相同。

相反案例是指那些明显"不属于该概念"的例子。Wilson（1963）再次指出，相反案例就是"无论概念是什么，这肯定不是它的例子"。在我们关于应对的案例中，相反案例可以描述为主人正在为一群宾客准备晚餐，烤肉的一边烧焦了。主人变得心烦意乱，将整块烤肉都扔掉了，并让客人们饿着肚子回家了。从这个案例中我们可以看出，主人的行为并不属于应对的例子，因为它不符合前面所说的遮盖、保护和再平衡这 3 个关键属性中的任何一个。

Kissinger（1998）在对自负的概念分析中提出了一个关于相反案例的绝佳实例。在相反案例中，一位护士发现她的病人呼吸困难，于是她冲到另一个护士面前说："我该如何处理？虽然我之前也看过她有类似的表现，但是我还是不敢确定。请帮我一下！"（p.24）。很明显，无论自负的定义为何，这肯定不属于自负的例子。

Henson（1997）对相互关系的概念研究很好地解释了负面或相反案例是如何在确定最终定义属性时发挥作用的。Henson 通过一些案例来描述家长式作风、干涉性和自主性，以此来帮助明确相互关系是什么、不是什么。Henson 认为，相互关系其实介于家长式作风和自主性之间。它是医务人员突出的家长式作风和病人绝对自主的强烈独立性之间共同决策的中间立场。Agrimson 和 Taft（2008）对灵性危机的分析和 Mathe（2016）对正念的分析都是运用相反案例的优秀实例。Moody（1990）提出"充分性检验"对于相反案例是有所裨益的。如果分析者可以构建一个相反案例，其中包含典型案例中的所有定义属性，那就说明有一个关键的定义属性被忽略了。这是一个很好的例子，说明了为什么要反复使用案例来完善分析。

相反案例通常对分析者是很有帮助的，因为比起界定某物是什么，说某物不是什么往往更加容易。了解一个概念不是什么，有助于分析者明确所分析概念与相反案例的不同点。反过来，这就提示我们：如果某一属性被相反案例明确地排除在外，则应该将其定为概念的定义属性。

虚构案例是指那些包含我们自身经验之外想法的案例。它们读起来像科幻小说。当你研究一个非常熟悉的概念，例如"人"（man）或"爱情"（love），或者司空见惯以至于被视为理所当然的概念，例如"空气"（air），虚构案例是会有所帮助的。通常来说，要想真正了解关键的定义属性，你必须将其从普通的情境中抽离出来，放入虚构的情境中。当然并非所有的概念分析都需要虚构案例。如果概念清晰，典型案例和其他案例可以帮助你毫无困难地完成分析，那么你可能不需要使用虚构案例。不过，构建虚构案例很有趣！

这里以应对的概念分析为例。假设有一个来自外星的生物访问地球。在我们的大气层中，她的生理功能是这样的——当她感到不安或害怕时，她就会径直飘向空中，经常把头部猛烈地撞在天花板上。她开始在背包里装一个砖块，以免让自己飘向空中。此外，她还经常戴着头盔。这是一个关于应对的虚构案例。

最后一种案例在概念分析中并不常见，那就是**不恰当案例**。这些案例展示了概念使用不当或脱离情境。在弓锯（coping saw）这一用法中，应对（coping）一词既没有"遮盖"的属性，也没有"保护"的属性，因此其使用是不恰当的。当你遇到概念的某一含义与其他含义完全不同时，不恰当案例会对你有所帮助。这样的案例可能会包含一两个关键属性，但绝大多数属性根本不适用。在本章末尾对"依恋"（attachment）的分析中，术语附件（attachment）用来表示可以放在缝纫机中的零件，它只包含了"触摸"属性，而不包含其他4个属性。

一旦将这些案例放在一起，就必须再次将其与定义属性进行比较，以确保已经找到所有的定义属性。有时，一旦确定典型案例，并与其他案例和初步提出的定义属性相比较，那些重叠、边界模糊或者矛盾的地方就会显现出来。此时进一步的优化就显得必不可少了。直到在定义属性和典型案例之间没有任何重叠和矛盾，概念分析才算完整。记住，案例可能是在分析之前或分析过程中开发出来的。将它们放在一起是为了帮助优化定义属性。

明确前因和后果

明确前因和后果是概念分析的下一步。尽管这两个步骤经常被忽视或简略处理，但它们可能会对广泛应用此概念的社会背景提供相当大的启发。它们还有助于进一步完善定义属性。定义属性既不能是前因，也不能是后果。**前因**是指在概念发生之前必须发生或存在的事件或事情。因此，前因不能作为概念的定义属性。例如，Ward（1986）给出了角色紧张的前因的清晰例子，将角色冲突、角色积累、时间和地点僵化、必须满足角色需求以及某些角色规定的活动量作为前因。很明显，这些前因与角色紧张本身并不相同，但它们必须存在，角色紧张才会发生。另一个很好的例子是Cookman（2005）对老年依恋的分析（框10-1）。

后果是那些作为概念出现的结果而发生的事件或事情。换言之，就是概念的结果。例如，Meraviglia（1999）通过研究，发现了灵性概念的12种结果，包括生命的意义、希望、自我超越、信任、创造力、宗教精神和健康。Cookman（2005）在上述分析中发现，环境相互作用和资源调动是老年依恋的后果。读者可以将这一后果与本章末尾的母婴依恋后果进行比较。

在应对的例子中，一个前因是强烈的压力刺激（烧焦的烤肉），其后果是恢复了平衡。另一个明确的例子是：如果我们检查"怀孕"这个概念，其中一个前因显然是排卵，而后果是某种分娩体验，无论怀孕是否能足月或娩出有活力的婴儿。

在一本经典的书中，Zetterberg（1965）谈到如何围绕一个焦点变量或结构构建决定因素和结果的理论模式（参见第九章中对其思想的更深入讨论）。他提出的决定因素和结果的理念与概念分析中前因和后果的理念非常接近。因此，确定前因和后果在理论上非常有用。前因在帮助理论家明确所研究概念的基本假说方面特别有用。在本章末尾依恋的例子中，一个前因是区分内部和外部刺激的能力。这意味着已经做出了一个存在活的、有意识的生物的假说。后果有助于确定经常被忽视的想法、变量或关系，这些可能会产生有潜力的新研究方向。

框 10-1　Cookman 的依恋分析

Cookman 对老年依恋的分析认为前因包括引发恐惧的情况、具有挑战性的情况和冲突性互动。将它们与本章末尾"实践练习"中提出的母亲依恋的前因进行比较，它们有什么不同？有什么相似之处？为什么？

界定实证参照物

概念分析的最后一步是界定定义属性的实证参照物。当一个概念分析接近完成时，问题就出现了，"如果我们要测量这个概念或确定它在现实世界中存在，我们该如何做？"**实证参照物**是真实现象的类别或范畴，通过它们的存在或出现可以证明概念本身的存在。例如，接吻可以作为"情感"概念的实证参照物。在应对例子中，一个实证参照物可能是"在紧张情况下成功解决问题的能力"。在许多情况下，定义属性和实证参照物是相同的。然而，有时被分析的概念是高度抽象的，它的定义属性也是高度抽象的。在这种情况下，实证参照物是必要的。实证参照物不是测量概念的工具。它们是你识别或测量定义特征或属性的一种方法。因此，实证参照物直接与定义属性相关，而不是整个概念本身。

实证参照物一旦确定，在工具开发中是非常有用的，因为它们显然与概念的理论基础有关，从而有助于新工具的内容效度和结构效度。它们在实践中也非常有用，因为它们为医务人员提供了清晰的、可观察的现象，通过这些现象可以确定特定服务对象身上是否存在某种概念。Corbett 和 Quinn Griffin（2016）对分诊护士专业知识的分析有一个很好的实证参照物的例子。本章"参考文献"部分列出的 Boyd（1985）、Bu 和 Jezewski（2006）、Manojlovich 和 Sidani（2008）、Meize-Grochowski（1984）、Rew（1986）和 Ward（1986）等的文章也有很好的实证参照物的例子。

图 10-1 是概念分析流程的图示。它描述了各个步骤之间的关系。

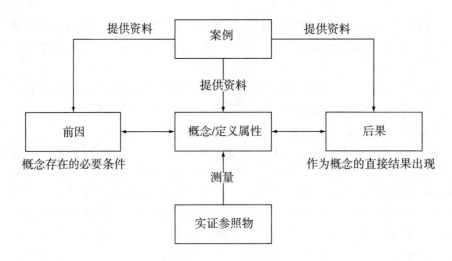

图 10-1　概念分析流程图

优势和局限性

概念分析阐明了在交流中使用的符号（词汇或术语）。概念分析的第一个优点是它为理论和研究提供了基于实证参照物的非常准确的理论性定义和操作性定义。第二个优点是概念分析可以帮助澄清在护理实践中已经成为流行语而失去了本身意义的术语。第三个优点是它可以用于工具开发和护理语言开发。此外，这种严谨的智力训练是对思维的极好练习。

概念分析几乎没有固定的规则。使用这种方法进行概念分析的一些示例如表 10-1 所示。还有其他类似的概念分析方法，但关注点或步骤略有不同。分析者必须选择自己喜欢的方法。从长远来看，无论使用哪种方法，目标都是获得可能的最清晰和最简洁的定义。然而，在任何情况下，理论家都应该竭尽全力，而且很可能会遇到阻碍分析的陷阱。这些陷阱往往会模糊你想要传达的意思（Wilson，1963），它们包括以下内容：

1．**当所分析概念具有一定价值含义时的道德化倾向。**许多概念对我们而言有一些隐含的价值，即使不是明确的价值。当我们开始概念分析时，重要的是要认识到，仅仅选择这个概念就已经表明了我们的偏见。因此，我们必须加倍小心，客观地把这个概念当作主题，而不是主观地把它当作说服武器。

2．**完全不知所措的感觉。**因为概念分析没有固定的规则，这可能会让你非常焦虑。我们没有办法告诉你"先做这个，后做那个，你只要照做就万事大吉"。我们已经试着给你一些指引，但实际的智力活动必须由你来完成。一旦开始了，你的焦虑就会减轻，乐趣就开始了。

3．**感觉概念分析太容易了。**有些人一开始会对这个过程感到不耐烦，并倾向于评头论足："嗯，每个人都知道这个词是什么意思。我们为什么要继续这么做？"关键问题是并不是每个人都知道它的意思。概念分析并不容易；它是一种充满活力的智力锻炼，但它是富有成效的、有用的，甚至是令人愉快的。

4．**想要分析一切的冲动，**或如我们的一名学生所说"你如何关闭它综合征"（**how-do-**

you-turn-it-off syndrome）。这在学生中相当常见。分析过程莫名其妙地激发了分析者的创造力，使他们变得非常兴奋。结果往往是他们不想停下来。虽然有一些概念比其他的更值得分析，但概念分析都终将结束。此外，分析只是理论发展的一种策略。应该为剩下的部分保存能量！

5. 在分析过程中**保护自己不受他人批评或争论的需要**。好的概念分析不可能在真空中发生，只有其他人的见解和批评才能充分扩展分析者的想法。意愿看上去愚蠢，却是创造力的标准之一。如果你在讨论中克制自己，或者因为自己可能会看起来愚蠢而放弃寻求批评，那么你就与成功的概念发展失之交臂了。在处理概念分析时，至关重要的是先说点什么，然后相信它会带来什么。

6. **语言能力等于思维能力的感觉**。有时人们倾向于表面上的流利，而非富有成效的对话。我们大多数人都认识一些能说会道却言之无物的人。在概念分析中，有时分析者必须与困难的实质性问题作斗争。人们往往倾向于寻求草率的解决方案，或者用空话代替实质内容来回避问题。但是草率的分析结果是贫乏的和没有成效的。其实更有用的方法是坚持克服困难，直到你以最好的方式而不是最容易的方式解决困难。

7. **试图添加不必要的定义属性**。这样做可能会混淆分析的结果，因为许多添加的属性对概念来说并不是关键的，甚至可能会与前因或后果重叠。经验法则是，当你完成了最初的分析后就结束。因为在这种情况下，并不是越多越好。

尽管会遇到上述一个或所有阻碍分析的陷阱，但是有分寸感、一点冒险精神、幽默感和轻度焦虑在分析过程中都是有帮助的。对于许多人来说，这是一种新的思维方式，因此在开始时需要一点时间来适应。这是理论构建的一个非常重要的方面。因为概念是理论发展的基石，所以它们在结构上的稳固至关重要。如果一个理论包含了细致的概念分析，那么所有阅读该理论或在实践中使用该理论的人都能够清楚地理解其中的概念以及它们之间的关系。

即使是经过完美分析的概念，也只能贡献理论的基础。只有研究概念之间的关系，构造出关联性陈述，才能在理论构建上取得真正的进步。

表 10-1　应用 Walker 和 Avant 概念分析法进行概念分析举例

概念	作者	杂志 / 书籍	年份
老年照顾者虐待	Ayres 和 Woodtli	*J Adv Nurs*	2001
自主	Keenan	*J Adv Nurs*	1999
老年依恋	Cookman	*J Adv Nurs*	2005
生物恐怖主义准备	Rebmann	*J Adv Nurs*	2006
照护伙伴	Bennett 等	*Nurs Outlook*	2017
照顾者虐待	Ayres 和 Woodtli	*J Adv Nurs*	2001
慢性疲乏	Trendall	*J Adv Nurs*	2000
污染	Green 和 Polk	*Int J Nurs Terminol Classif*	2009
决策冲突	Ervin 和 Pierangeli	*Worldviews Evid Based Nurs*	2005
NICU 发展性照护	Aita 和 Snider	*J Adv Nurs*	2003

续表

表 10-1 应用 Walker 和 Avant 概念分析法进行概念分析举例

概念	作者	杂志 / 书籍	年份
情商	Prufeta 和 Spano-Szekely	In *Nursing Concept Analysis*：*Application to Research and Practice*	2016
赋权	Ellis-Stoll 和 Popkess-Vawter	*Adv Nurs Sci*	1998
有效母乳喂养	Mulder	*JOGNN*	2006
恐惧和焦虑	Bay 和 Algase	*Nurs Diagn*	1999
恐惧	Whitley	*Nurs Diagn*	1992
治愈	Firth 等	*Glob Adv Health Med*	2015
健康素养	Speros	*J Adv Nurs*	2005
年轻人健康相关生活质量	Taylor、Gibson 和 Franck	*J Clin Nurs*	2008
绝望	Dunn	*J Nurs Scholarsh*	2005
男性潮热体验	Engstrom	*Oncol Nurs Forum*	2005
婴儿喂养反应	Mentro、Steward 和 Garvin	*J Adv Nurs*	2002
互动教学	Ridley	*J Nurs Educ*	2007
直觉	Rew	*Adv Nurs Sci*	1986
记忆力受损和慢性意识障碍	Alfradique de Souza、Santana 和 Cassiano	*J Nurs UFPE Online*	2015
母亲依恋	Avant	*Adv Nurs Sci*	1979
母女认同感	Boyd	*Adv Nurs Sci*	1985
相互关系	Henson	*Image*	1997
护士剂量	Manojlovich 和 Sidoni	*Res Nurs Health*	2008
护理生产力	Holcomb、Hoffart 和 Fox	*J Adv Nurs*	2002
自负	Kissinger	*Nurs Forum*	1998
疼痛管理	Davis	*Adv Nurs Sci*	1992
病人代言	Bu 和 Jezewski	*J Adv Nurs*	2006
父母关注	Mulcahy	In *Nursing Concept Analysis*：*Application to Research and Practice*	2016
同伴支持	Dennis	*Int J Nurs Stud*	2003
实习	Billay 和 Yonge	*Nurs Educ Today*	2004
存在	Smith	*Sch Inq Nurs Pract*	2001
术后恢复	Allvin、Berg、Idvall 和 Nilsson	*J Adv Nurs*	2007
产后体重自我管理	Ohlendorf	*Res Theory Nurs Pract*	2013
心理文化适应	Al-Omari 和 Pallikkathayil	*J Transcult Nurs*	2008
心理痛苦	Ridner	*J Adv Nurs*	2004

续表

表 10-1　应用 Walker 和 Avant 概念分析法进行概念分析举例

概念	作者	杂志 / 书籍	年份
生活质量	Haas	*West J Nurs Res*	1999a
心理弹性	Gillespie、Chaboyer 和 Wallis	*Contemp Nurs*	2007
角色紧张	Ward	*Adv Nurs Sci*	1986
自我伤害	Hicks 和 Hinck	*J Adv Nurs*	2008
灵性	Meraviglia	*J Holist Nurs*	1999
灵性危机	Agrimson 和 Taft	*J Adv Nurs*	2008
症状管理	Fu、LeMone 和 McDaniel	*Oncol Nurs Forum*	2004
团队合作	Xyrichis 和 Ream	*J Adv Nurs*	2008
分诊护士专业知识	Corbett 和 Quinn-Griffin	In *Nursing Concept Analysis：Application to Research and Practice*	2016
信任	Meize-Grochowski	*J Adv Nurs*	1984

应用概念分析的结果

已经讨论了几种概念分析结果的应用方式。它们是澄清理论、教育、研究和实践中含糊不清的术语；提供具有明确理论基础的操作性定义；提供对概念基本属性的理解；促进研究工具的开发；以及为护理语言的发展提供帮助。

一个概念被分析后，理论家下一步做什么？这在一定程度上取决于分析的目的。例如，如果目的之一是发展一种工具，那么下一步将是根据实证参照物，建立反映概念定义属性的条目。如果目的是提出护理诊断、干预或结局名称，那么下一步将是对定义属性进行临床验证（Alfradique de Souza，2016）。使用定义属性的实证参照物并评估服务对象是否存在这些属性将有助于证实潜在的诊断、干预措施或结局。如果目的是构建一个操作性定义，下一步将是试图找到一种能准确反映概念定义属性的研究工具。

单纯的概念分析并不能为护理教育、研究或实践提供有用的理论。只有当概念相互联系时，才会产生有用的理论（参见第三章）。与此同时，为了完善护理知识并发现这些概念之间的联系，科学家、教育者和医务人员应该继续批判性地检验概念。

回应对本方法的批评

最近，这种方法和其他概念分析方法受到了批评，因为它们没有描述所提出的各种方法的哲学或本体论基础（Beckwith，Dickinson，& Kendall，2008；Bergdahl & Bertero，2016；Draper，2014；Duncan，Cloutier，& Bailey，2007；Hupsey，Morse，Lenz，& Tasón，1996；Risjord，2008；Weaver & Mitcham，2008）。这些方法也被批评为太现实或太简单，或者不允许分析者把概念建立在它的情境或特定的理论之内。

有一些批评与文献中发表的概念分析有关。事实上，我们也曾就此问题发表过评论（Walker & Avant，2005），并不是所有的概念分析都适合发表。进行概念分析可能是一个值得学生学习的经历；而决定发表一个概念分析，则要求这个分析论文能够加深人们对此概念的理解，从而促进其在实践和研究中的应用。虽然报告概念分析的论文可能写得很好，但审稿人和编辑需要确保作者将其与未来的研究和实践联系起来。如果作者不能以一种令人信服的方式做到这一点，那么他所做的概念分析的贡献可能不足以值得发表。因此，我们主张严格把控概念分析相关稿件的审稿流程。

评论家 Draper（2014）也评论说，概念分析对知识体系没有贡献。在这个问题上，我们不敢苟同。许多概念分析一直是研究计划的跳板，或在研究计划中进行，以澄清计划中不明确或不清楚的问题。虽然全面列举这些贡献不是本章的任务，但在下面的段落中，我们将记录 3 个对护理知识有贡献的概念分析示例。

Ohlendorf（2012）的研究就是一个很好的例子。她首先调查了产后体重自我管理的相关信息需求以及产后体重自我管理轨迹的变化阶段（2012）。随后，她对产后体重自我管理（2013）进行了概念分析以阐明其含义。接下来，她将该分析用于进一步研究产后体重管理参与度的预测因子（Ohlendorf，Weiss，& Oswald，2015），并在该研究中提出了一个可用于实践的中域理论。

第二个例子与之类似。Samueli 研究所是一家致力于探索治愈、幸福感和心理弹性科学的非营利性组织，它开发了一个关于最佳治愈环境的概念框架（Sakallaris，MacAllister，Voss，Smith，& Jonas，2015）来指导工作。然而，工作人员认为他们需要清楚地理解并同意框架中概念的含义。Firth 等（2015）选择"治愈"作为第一个要分析的概念。随后，他们分析了框架中的所有概念，并为每个概念制定了定义。Sakallaris 等（2015）报告称，该框架已在几家医院被用于评估治愈环境，并用于改变理念和实践。

第三个例子来自护理诊断文献。NANDA 国际组织多年来一直将概念分析作为提交新诊断的标准之一。每一个新的诊断都是在概念分析定义属性的基础上进行评价的。为了在实践中使用，他们非常小心地澄清诊断。Alfradique de Souza 等（2015）的研究就是这样一个项目。他们进行了一项小型研究，以区分记忆力受损和慢性意识障碍这两个相似但无法完全区分的概念。在博士工作期间，她用大样本重复了这项研究，并区分了这两个概念（2016）。

对我们方法的其他批评指出，概念分析的策略是实证主义的、还原论的和僵化的，需要一个对应的真理论（theory of truth）（Gift，1995；Hupsey，Morse，Lenz，& Tasón，1996；Penrod & Hupsey，2005；Rodgers，1989）。我们从未打算赞同这些原则。事实上，大多数当代科学哲学家的目的并不是同意这些过时的观点（Schumacher & Gortner，1992）。我们从来没有说过我们的方法或 Wilson 的方法是唯一的概念分析方法。然而，无论使用何种技术，概念分析都是一种合理的、合乎逻辑的方法，长期以来一直为科学发展服务。

最后，上面提到的一些批评实际上曲解了我们和其他人提出的方法的某些部分，或者对方法的目的做出了不完全正确的假说。有些批评是为了证明一种不同的概念分析方法（All & Huycke，2007）。所有的批评都有可取之处。这些作者提出了很好的观点，我们很高兴看到关于这些问题的讨论。为了发展护理学科和护理科学，这些努力当然是值得的，应该被鼓励。

然而，我们必须指出，这种复杂的论述层次从来就不是本书的目的，也不在本书的讨论范围之内，尤其是在 1983 年第 1 次出版的时候。本书的目的一直是为了向新手介绍理论方法，因为他们经常对实际发展理论的宏大想法充满焦虑。正如我们从一开始就说过的，这是一本理论发展的初级教材，从来没有打算单独使用，也没有打算在没有其他与科学哲学和知识发展相关资料的情况下使用。我们仍然相信，如果教授和使用得当，这种简化的方法足以让学生仔细思考语言及其用途，并理解精心定义的概念如何有助于理论构建。帮助学生获得更复杂的哲学理解是教授和学生在相互对话和文献交流中的责任。

小结

概念分析的过程一直是本章的重点。该策略采用分析过程来提取概念的定义属性。没有判断分析是否完成的规定。概念的选择和理论家对文献的熟悉程度将在一定程度上影响理论家从何处着手。概念分析的步骤包括选择概念、确定分析目的、明确概念的所有用法、确定概念的定义属性、明确典型案例、明确附加案例、明确前因和后果，以及界定实证参照物。

概念分析增加了我们词汇的丰富性，并为理论和研究提供了准确而严格的理论性定义和操作性定义。然而，概念分析受到仅使用概念所能达到的理论水平的限制。在下一章中，我们将描述一些超越概念的策略，去发展概念之间如何相互关联的陈述。

评判护理科学的标准将是它是否解决"重要的学科问题"（DeGroot，1988），"为护士感兴趣的多重现实提供合理的解释"（Coward，1990），或为实践者提供充分和整体的知识库以供实践应用（Avant，1991）。我们相信，使用本书提出的概念分析方法将是实现这些标准的有用工具。至于本书介绍的方法的有用性和有效性，我们留待读者们去评判。

补充举例和实践练习

为了帮助你进行后续的实践练习，我们在下面简要介绍"依恋"的概念分析。这当然不是一个完整的、正式的分析。只是帮助读者了解概念发展的过程。

概念：依恋（attachment）。

分析目的：为理论性概念制定操作性定义。

定义属性：所有依恋案例均需具备以下属性。

1．依恋者与依恋对象之间有目光接触。
2．在依恋过程中的某个时间，依恋者接触了依恋对象。
3．有与依恋对象有关的一些积极情感。
有生命力的依恋（animate attachment）的案例除了上述属性外，还有以下属性：
4．依恋的双方必须有相互作用。
5．双方中至少有一方发声支持依恋过程。

典型案例

人对物的依恋（**person-to-object attachment**）

一位女士向她的朋友解释说，她根本不能扔掉她的旧浴袍，因为她结婚后就一直穿着它，而且太"依恋它"了。

人对人的依恋（person-to-person attachment）

一个8个月大的男孩在房间里玩，而他妈妈正在用笔记本电脑工作。他在玩的时候，偶尔会看看她，或者走过来摸她。当她离开房间时，他哭了，并开始寻找她。当她回来时，他爬到她的膝盖上。她紧紧地拥抱他，和他说话，直到他可以继续玩耍。

相反案例：不依恋（nonattachment）

一名22岁的女性因胎盘早剥而在全身麻醉和剖宫产术下生了一个孩子。婴儿大约孕26周，重2磅。婴儿被立即送到200英里外的当地围生中心。当这位母亲从麻醉中醒来时，她被告知自己生了一个2磅重的男婴，并且被送走了。她被告知宝宝要在医院待到5磅重。由于产后并发症，母亲有3周没有出院。尽管她的丈夫告诉她孩子的消息，她还是说："我真的有孩子吗？"

边界案例：高危依恋（at-risk attachment）

Jeffrey因可能受到虐待正在诊所接受治疗。Jeffrey由于晶状体后纤维增生而失明。他还患有痉挛性脑瘫。Jeffrey的妈妈说，她抱他的时候，Jeffrey不愿看她，也不搂抱她，所以她很生气。如果他哭得太久，她就打他。这是一种边界依恋，因为它满足了两个定义特征，即触摸和说出。视觉接触、积极情感和相互作用都不存在或严重减少。依恋可能仍然会发生，但会很困难。

相关案例

爱（love）	剥夺（deprivation）
分开（separation）	依赖（dependency）
分离（detachment）	共生（symbiosis）

不恰当案例

一名销售人员在演示一种新型缝纫机时，特意解释了"最有用的附件（attachment）——扣孔器"。

前因

1．能够区分内刺激和外刺激。
2．在依恋过程中接受人的暗示并对其做出反应的能力。

后果

1．亲近保持行为
2．分离焦虑

实证参照物——举例

1．目光交流
2．轻拍、抚摸、牵手等
3．积极评价对方
4．对这个人说话、歌唱和朗读

实践练习

以上述分析为指导，分析"玩耍"（play）这个概念。你的一些定义属性可能与下面的类似。

1．运动或活动
2．一个有生命的个体
3．自愿或选择
4．对消遣或快乐的期望
5．新奇或不可预知性
6．创造力

你记得把"文字游戏"（play on words）、"玩方向盘"（play in the steering wheel）、戏剧"扮演"（"play" as in a drama）等内容包含在内了吗？

使用上述定义属性，开发一个包含所有属性的典型案例。

有哪些相关概念？"游戏"（games）、"工作"（work）、"锻炼"（exercise）、"表现"（performance）、"模仿"（imitate）和"运动"（sport）如何？

试着用"工作"来编写一个"不玩耍"（not play）的相反案例。用"锻炼"这个概念编写一个边界案例。

使用给出的提纲完成分析。

参考文献

Agrimson LB, Taft LB. Spiritual crisis: A concept analysis. *J Adv Nurs.* 2008;65(2):456–461.

Aita M, Snider L. The art of developmental care in the NICU: A concept analysis. *J Adv Nurs.* 2003;41(3):223–232.

Alfradique de Souza P. Concept clarification of nursing diagnoses of impaired memory and chronic confusion: A preliminary study. Paper presented at the NNN International Conference on Nursing Knowledge, NNN Network/Portugal, Porto, Portugal, 2016.

Alfradique de Souza P, Santana RF, Cassiano KM. Differential validation of nursing diagnoses of impaired memory and chronic confusion. *J Nurs UFPE Online.* 2015;9(7):9078–9085.

All AC, Huycke LI. Serial concept maps: Tools for concept analysis. *J Nurs Educ.* 2007;46(5):217–224.

Allvin R, Berg K, Idvall E, Nilsson U. Postoperative recovery: A concept analysis. *J Adv Nurs.* 2007;57(5):552–558.

Al-Omari H, Pallikkathayil L. Psychological acculturation: A concept analysis with implications for nursing practice. *J Transcult Nurs.* 2008;19(2):126–133.

Avant K. Nursing diagnosis: Maternal attachment. *Adv Nurs Sci.* 1979;2(1):45–56.

Avant KC. The theory-research dialectic: A different approach. *Nurs Sci Q.* 1991;4(1):2.

Ayres MM, Woodtli A. Concept analysis: Abuse of ageing caregivers by elderly care recipients. *J Adv Nurs.* 2001;35(3):326–334.

Bay EJ, Algase DL. Fear and anxiety: A simultaneous concept analysis. *Nurs Diagn.*

1999;10(3):103–111.

Beckwith S, Dickinson A, Kendall S. The "con" of concept analysis. A discussion paper which explores and critiques the ontological focus, reliability and antecedents of concept analysis frameworks. *Int J Nurs Stud.* 2008;45:1831–1841.

Bennett PN, Wang W, Moore M, Nagle C. Care partner: A concept analysis. *Nurs Outlook.* 2017;65(2):184–194.

Bergdahl E, Bertero CM. Concept analysis and the building blocks of theory: Misconceptions regarding theory development. *J Adv Nurs.* 2016;130(2):1–9.

Billay DB, Yonge O. Contributing to the development of preceptorship. *Nurs Educ Today.* 2004;24:566–574.

Boyd C. Toward an understanding of mother–daughter identification using concept analysis. *Adv Nurs Sci.* 1985;7(3):78–86.

Bu X, Jezewski MA. Developing a mid-range theory of patient advocacy through concept analysis. *J Adv Nurs.* 2006;57(1):101–110.

Carlson-Catalano J, Lunney M, Paradiso C, Bruno J, Luise BK, Martin T, et al. Clinical validation of ineffective breathing pattern, ineffective airway clearance, and impaired gas exchange. *Image.* 1998;30(3):243–248.

Chase S. Response to "The concept of nursing presence: State of the science." *Sch Inq Nurs Pract.* 2001;15(4):323–325.

Cookman C. Attachment in older adulthood: Concept clarification. *J Adv Nurs.* 2005;50(5):528–535.

Corbett A, Quinn Griffin MT. Triage nurse expertise. In: Fitzpatrick J, McCarth G, eds. *Nursing Concept Analysis: Application to Research and Practice.* New York, NY: Springer Publishing Co.; 2016, pp. 249–255.

Coward DD. Critical multiplism: A research strategy for nursing science. *Image.* 1990;22 (3):163–166.

Davis G. The meaning of pain management: A concept analysis. *Adv Nurs Sci.* 1992;15 (1):77–86.

DeGroot HA. Scientific inquiry in nursing: A model for a new age. *Adv Nurs Sci.* 1988;10 (3):1–21.

Dennis CL. Peer support within a health care context: A concept analysis. *Int J Nurs Stud.* 2003;40:321–332.

Draper P. A critique of concept analysis. *J Adv Nurs.* 2014;70(6):1207–1208.

Duncan C, Cloutier JD, Bailey PH. Concept analysis: The importance of differentiating the ontological focus. *J Adv Nurs.* 2007;58(3):293–300.

Dunn SL. Hopelessness as a response to physical illness. *J Nurs Scholarsh.* 2005;37 (2):148–154.

Ellis-Stoll CC, Popkess-Vawter S. A concept analysis on the process of empowerment. *Adv Nurs Sci.* 1998;21(2):62–68.

Engstrom C. Hot flash experience in men with prostate cancer: A concept analysis. *Oncol Nurs Forum.* 2005;32(5):1043–1048.

Ervin NE, Pierangeli LT. The concept of decisional control: Building the base for evidence-based nursing practice. *Worldviews Evid Based Nurs.* 2005;2(1):16–24.

Firth K, Smith K, Sakallaris B, Bellanti DM, Crawford C, Avant K. Healing: A concept analysis. *Glob Adv Health Med.* 2015;4(6):44–50.

Fu MR, LeMone P, McDaniel RW. An integrated approach to an analysis of symptom management in patients with cancer. *Oncol Nurs Forum.* 2004;31(1):65–70.

Gamel C, Grypdonck M, Hengeveld M, Davis B. A method to develop a nursing intervention: The contribution of qualitative studies to the process. *J Adv Nurs.* 2001;33(6):806–819.

Gift AG, ed. Concept development in nursing. *Sch Inq Nurs Pract.* 1995;10(3, special issue).

Gillespie BM, Chaboyer W, Wallis M. Development of a theoretically derived model of resilience through concept analysis. *Contemp Nurse.* 2007;25:124–133.

Goleman D. What makes a leader? *Harv Bus Rev.* 2004;82(1):82–91.

Gordon M. *Nursing Diagnosis: Process and Application.* New York, NY: McGraw-Hill; 1982.

Green PM, Polk LV. Contamination: Concept analysis and nursing implications. *Int J Nurs Terminol Classif.* 2009;20(4):189–197.

Haas BK. A multidisciplinary concept analysis of quality of life. *West J Nurs Res.* 1999a;21(6):728–742.

Haas BK. Classification and integration of similar quality of life concepts. *J Nurs Scholarsh.* 1999b;31(3):215–220.

Henson RH. Analysis of the concept of mutuality. *Image.* 1997;29(1):77–81.

Hicks MH, Hinck SM. Concept analysis of self-mutilation. *J Adv Nurs.* 2008;64(4):408–413.

Holcomb BR, Hoffart N, Fox MH. Defining and measuring nursing productivity: A concept analysis and pilot study. *J Adv Nurs.* 2002;38(4):378–386.

Hupcey JE, Morse JM, Lenz ER, Tasón M. Wilsonian methods of concept analysis: A critique. *Sch Inq Nurs Pract.* 1996;10(3):185–210.

Keenan J. A concept analysis of autonomy. *J Adv Nurs.* 1999;29(3):556–562.

Kissinger JA. Overconfidence: A concept analysis. *Nurs Forum.* 1998;33(2):18–26.

Manojlovich M, Sidani S. Nurse dose: What's in a concept? *Res Nurs Health.* 2008;31:310–319.

Mathes J. Mindfulness. In: Fitzpatrick J, McCarth G, eds. *Nursing Concept Analysis*: *Application to Research and Practice.* New York, NY: Springer Publishing Co.; 2016, pp. 209–214.

Meize-Grochowski R. An analysis of the concept of trust. *J Adv Nurs.* 1984;9:563–572.

Mentro AM, Steward DK, Garvin BJ. Infant feeding responsiveness: A conceptual analysis. *J Adv Nurs.* 2002;37(2):208–216.

Meraviglia MG. Critical analysis of spirituality and its empirical indicators: Prayer and meaning in life. *J Holist Nurs.* 1999;17(1):18–33.

Moody LE. *Advancing Nursing Science Through Research.* London, UK: Sage Publications; 1990.

Mulcahy H. Parental concern. In: Fitzpatrick J, McCarth G, eds. *Nursing Concept Analysis*: *Application to Research and Practice.* New York, NY: Springer Publishing Co.; 2016, pp. 83–91.

Mulder PJ. A concept analysis of effective breastfeeding. *JOGNN.* 2006;35(3):332–339.

Nunnally J. *Psychometric Theory.* New York, NY: McGraw-Hill; 1978.

Ohlendorf J. Postpartum weight self-management: A concept analysis. *Res Theory Nurs Pract.* 2013;27(1):35–52.

Ohlendorf JM. Stages of change in the trajectory of postpartum weight self-management. *J Obstet Gynecol Neonatal Nurs.* 2012;41(1):57–70.

Ohlendorf JM, Weiss ME, Oswald D. Predictors of engagement in postpartum weight self-management behaviours in the first 12 weeks after birth. *J Adv Nurs.* 2015;71(8):1833–1846.

Ohlendorf JM, Weiss ME, Ryan P. Weight-management information needs of postpartum women. *MCN Am J Matern Child Nurs.* 2012;37(1):56–63.

Penrod J, Hupcey JE. Enhancing methodological clarity: Principle-based concept analysis. *J Adv Nurs.* 2005;50(4):403–409.

Prufeta P, Spano-Szekely L. Emotional intelligence. In: Fitzpatrick J, McCarth G, eds. *Nursing Concept Analysis: Application to Research and Practice.* New York, NY: Springer Publishing Co.; 2016, pp. 187–194.

Rebmann T. Defining bioterrorism preparedness for nurses: Concept analysis. *J Adv Nurs.* 2006;54(5):623–632.

Rew L. Intuition: Concept analysis of a group phenomenon. *Adv Nurs Sci.* 1986;8(2):21–28.

Reynolds PD. *A Primer in Theory Construction.* Indianapolis, IN: Bobbs-Merrill; 1971.

Ridley RT. Interactive teaching: A concept analysis. *J Nurs Educ.* 2007;46(5):203–209.

Ridner SH. Psychological distress: Concept analysis. *J Adv Nurs.* 2004;45(5):536–545.

Risjord M. Rethinking concept analysis. *J Adv Nurs.* 2008;65(3):684–691.

Rodgers BL. Concepts, analysis and the development of nursing knowledge: The evolutionary cycle. *J Adv Nurs.* 1989;14:330–335.

Sakallaris B, MacAllister L, Voss M, Smith K, Jonas W. Optimal health environments. *Glob Adv Health Med.* 2015;4(3):40–45.

Schumacher KL, Gortner SR. (Mis)conceptions and reconceptions about traditional science. *Adv Nurs Sci.* 1992;14(4):1–11.

Smith TD. The concept of nursing presence: State of the science. *Sch Inq Nurs Pract.* 2001;15(4):299–322.

Speros C. Health literacy: Concept analysis. *J Adv Nurs.* 2005;50(6):633–640.

Taylor RM, Gibson F, Franck LS. A concept analysis of health-related quality of life in young people with chronic illness. *J Clin Nurs.* 2008;17:1823–1833.

Trendall J. Concept analysis: Chronic fatigue. *J Adv Nurs.* 2000;32(5):1126–1131.

Walker L, Avant K. Letters to the editor. Discourse on concept analysis. *J Holist Nurs.* 2005;23(1):11–12.

Ward C. The meaning of role strain. *Adv Nurs Sci.* 1986;8(2):39–49.

Weaver K, Mitcham C. Nursing concept analysis in North America: State of the art. *Nurs Philos.* 2008;9:180–194.

Whitley GG. Concept analysis of fear. *Nurs Diagn.* 1992;3(4):155–161.

Whitley GG. Concept analysis as foundational to nursing diagnosis research. *Nurs Diagn.* 1995;6(2):91–92.

Wilson J. *Thinking with Concepts.* New York, NY: Cambridge University Press; 1963.

Xyrichis A, Ream E. Teamwork: A concept analysis. *J Adv Nurs.* 2008;61(2):232–241.

Zetterberg HL. *On Theory and Verification in Sociology.* Totowa, NJ: Bedminster Press; 1965.

补充阅读

Arakelian M. An assessment and nursing application of the concept of locus of control. *Adv Nurs Sci.* 1980;3(1):25–42.

Brown AJ. A concept analysis of respect: Applying the hybrid model in cross-cultural settings. *West J Nurs Res.* 1997;19(6):762–780.

Carnevali D. Conceptualizing, a nursing skill. In: Mitchell PH, ed. *Concepts Basic to Nursing.* 2nd ed. New York, NY: McGraw-Hill; 1977.

Carper B. Fundamental patterns of knowing in nursing. *Adv Nurs Sci.* 1978;1(1):13–23.

Chinn PL, Jacobs K. A model for theory development in nursing. *Adv Nurs Sci.* 1978;1(1):1–12.

Deatrick JA, Knafl KA, Murphy-Moore C. Clarifying the concept of normalization. *Image.* 1999;31(3):209–214.

Doona ME, Haggerty LA, Chase SK. Nursing presence: An existential exploration of the concept. *Sch Inq Nurs Pract.* 1997;11(1):3–20.

Englemann S. *Conceptual Learning.* San Rafael, CA: Dimensions; 1969.

Goulet C, Bell L, Tribble DS, Paul D, Lang A. A concept analysis of parent–infant attachment. *J Adv Nurs.* 1998;28(5):1071–1081.

Hempel CG. *Fundamentals of Concept Formation in Empirical Science.* Chicago, IL: University of Chicago Press; 1952.

Hupcey JE, Penrod J, Morse JM, Mitcham C. An exploration and advancement of the concept of trust. *J Adv Nurs.* 2001;36(2):282–293.

Hutchfield K. Family-centred care: A concept analysis. *J Adv Nurs.* 1999;29(5):1178–1187.

Jacelon CS, Connelly TW, Brown R, Proulx K, Vo T. A concept analysis of dignity for older adults. *J Adv Nurs.* 2004;48(1):76–83.

Jenner CA. The art of nursing: A concept analysis. *Nurs Forum.* 1997;32(4):5–11.

Klausmeier HJ, Ripple RE. *Learning and Human Abilities.* New York, NY: Harper & Row; 1971.

Kunyk D, Olson JK. Clarification of conceptualizations of empathy. *J Adv Nurs.* 2001; 35(3):317–325.

Lyth GM. Clinical supervision: A concept analysis. *J Adv Nurs.* 2000;31(3):722–729.

Maijala H, Munnukka T, Nikkonen M. Feeling of "lacking" as the core of envy: A conceptual analysis of envy. *J Adv Nurs.* 2000;31(6):1342–1350.

Marck P. Therapeutic reciprocity: A caring phenomenon. *Adv Nurs Sci.* 1990;13(1):49–59.

Matthews C, Gaul A. Nursing diagnosis from the perspective of concept attainment and critical thinking. *Adv Nurs Sci.* 1979;2(1):17–26.

Meeberg GA. Quality of life: A concept analysis. *J Adv Nurs.* 1993;18:32–38.

Montes-Sandoval L. An analysis of the concept of pain. *J Adv Nurs.* 1999;29(4):935–941.

Norris CM. Restlessness: A nursing phenomenon in search of meaning. *Nurs Outlook.* 1975; 23:103–107.

Paley J. Positivism and qualitative nursing research. *Sch Inq Nurs Pract.* 2001;15(4):371–387.

Penrod J. Refinement of the concept of uncertainty. *J Adv Nurs.* 2001;34(2):238–245.

Popper KR. *Conjectures and Refutations.* 4th ed. London, England: Routledge & Kegan Paul; 1972.

Rawnsley M. The concept of privacy. *Adv Nurs Sci.* 1980;2(2):25–32.

Richmond JP, McKenna H. Homophobia: An evolutionary analysis of the concept as applied to nursing. *J Adv Nurs.* 1998;28(2):362–369.

Roberts KT, Whall A. Serenity as a goal for nursing practice. *Image.* 1996;28(4):359–364.

Robinson DS, McKenna HP. Loss: An analysis of a concept of particular interest to nursing. *J Adv Nurs.* 1998;27:779–784.

Rodgers BL, Kanfl KA. *Concept Development in Nursing: Foundations, Techniques, and Applications.* 2nd ed. Philadelphia, PA: W.B. Saunders; 1999.

Ryles SM. A concept analysis of empowerment: Its relationship to mental health nursing. *J Adv*

Nurs. 1999;29(3):600–607.

Schoenfelder DP, Crowell CM, the NDEC Team. From risk for trauma to unintentional injury risk: Falls—A concept analysis. *Nurs Diagn.* 1999;10(4):149–157.

Schroetter SA, Wendler MC. Capstone experience: Analysis of an educational concept for nursing. *J Prof Nurs.* 2008;24(2):71–79.

Simpson SM. Near death experience: A concept analysis as applied to nursing. *J Adv Nurs.* 2001;36(4):520–526.

Smith J. The idea of health: A philosophical inquiry. *Adv Nurs Sci.* 1981;3(3):43–50.

Stern PN. Grounded theory methodology: Its uses and processes. *Image.* 1980;12(2):20–23.

Suppe F. Response to "positivism and qualitative nursing research." *Sch Inq Nurs Pract.* 2001;15(4):389–397.

Swanson EA, Hensen DP, Specht J, Johnson ML, Maas M. Caregiving: Concept analysis and outcomes. *Sch Inq Nurs Pract.* 1997;11(1):65–79.

Teasdale K. The concept of reassurance in nursing. *J Adv Nurs.* 1989;14:444–450.

Wade GH. A concept analysis of personal transformation. *J Adv Nurs.* 1998;28(4):713–719.

Wall LM. Exercise: A unitary concept. *Nurs Sci Q.* 1999;12(1):68–72.

第十一章

陈述分析

在开始阅读本章之前，你需要思考的问题：

▶ 你是否有兴趣检验一个你认为会推进你研究项目的假设或关联性陈述，但不知道这个陈述有多可靠，或者它是否值得花费时间和资源来检验？

▶ 你是否读过一篇科研论文，发现它令人困惑或非常复杂并且难以理解？

引言：如果出现上述的任何一种情况，那么陈述分析可能是帮助你解决问题的最佳方法。陈述分析可以单独用于检验研究中的假设或理论中的命题。分析者可以仔细检查单个陈述，以确定其准确性、完整性和可检验性。此外，它还提供了一套理论分析的必要技能。对一个理论的逻辑检验，在很大程度上是对该理论中每个陈述进行良好而扎实分析的结果。因此，尽管你可能没有看到很多关于陈述分析的正式文章，但这是你从事科研工作需要非常熟悉的一种方法。本章中的实践练习能够帮你掌握不同类型陈述的区别。

定义和描述

陈述分析的基本过程是通过检验关联性陈述来确定其呈现形式以及陈述中概念之间的关系。陈述分析关注的是陈述中的每个概念、概念之间的关系以及陈述作为一个整体所起的作用。

在第三章中，我们列举了在理论中使用的两种类型的非关联性陈述。第一种是 Reynolds（1971）所说的存在性陈述，它简明地识别了一个概念或一个物体，并宣称其存在。例如，我们可以说，"一个人的主观感受的现象被称为情感"。"情感"这个概念命名被认为是存在性的，并且通过一个简短的概括性陈述来识别。在确定关系之前，理论中的存在性陈述可以提供背景和解释。

定义是理论中第二种类型的非关联性陈述。定义描述概念的特征。它可能是一个理论性定义——一个抽象且对理论有用，但没有实证参照物的定义——或者它可能是一个测量方法已经明确的操作性定义。暂不考虑视杆细胞和视锥细胞，让我们假设"色盲"的概念有一个理论性定义，即在视觉上无法准确区分颜色。那么，色盲的操作性定义需要包括一些判断标准，比如检查哪些颜色、必须检查多少次，以及多少错误答案算作测试失败，达到这些就可以判断为色盲。定义在理论中非常有用，因为它们为理论家和读者或使用者之间的清晰交流提供了基础。

关联性陈述比存在性陈述或定义要更复杂一些。关联性陈述构成了理论的框架。每个陈述都描述了概念之间某种类型的关系。当它们单独出现时，它们就构成了研究的基础或至少是对研究现象的进一步反思。当它们成组出现且互不相关时，就会刺激人们思考和探索它们之间可能的关联。如果它们成组出现并且相互关联，则被称为"理论"，并构成研究项目的基础。

关联性陈述有几种形式或类型。只要说关联性陈述可能是因果关系、概率性、并行性、条件性、时间序列性、必要性或者充分性陈述就足够了（Hardy，1974；Reynolds，1971）。这里的每种类型都将在本章后面进一步讨论。

目的和应用

陈述分析是一种严格的操作。陈述分析的目的是：①对陈述进行分类；②检查概念之间的关系。这项操作提供了一种有序检验陈述的方法，以确定这些陈述是否有用、信息是否丰富以及逻辑是否正确。这是理论分析重要的第一步，将在第十二章进行说明。

陈述分析提供了一种观察和使文献或研究中的理论结构形式化的方法。陈述分析适用于对某一现象存在一个或多个陈述，但尚未构成一个理论体系的情况。这种策略也有助于为理论家提供陈述结构和功能的相关信息。这十分有用，因为一旦对陈述进行了分析，就可以纠正或修改其中的任何明显缺陷。

当一个理论家在建立一个新的理论时，使用陈述分析仔细检查提出的关联性陈述，这将有助于理论家在新理论受到学术界的批评和审查之前解决任何问题。

陈述分析的步骤

陈述分析共有 7 个步骤。为了清晰和便于理解，将分别讨论每个步骤。但正如本书中讨论的所有策略一样，陈述分析的步骤不是线性的，而是迭代的。分析者将反复进行各个步骤，以确保解释正确。迭代的次数越多，合理分析的可能性越大。陈述分析的步骤如下：①选择要分析的陈述；②简化陈述；③对陈述进行分类；④检验陈述中概念的定义和有效性；⑤用类型、符号和对称性来明确概念之间的关系；⑥检验逻辑性；⑦确定可检验性。

选择陈述

选择要分析的陈述就要投入一些精力去探究陈述背后的思想。任何进行陈述分析的人都应在心中明确自己这样做的理由。也许是对陈述存在一些疑问，或者也许是这个观点令人兴奋，在反驳或以某种方式采取行动之前会引发对内容或结构的可靠性的检验。无论如何，理论家在开始分析之前都应该明确分析的根本原因。

选择陈述的一个困难是一些口头或书面理论的关联性陈述非常缺乏特异性。理论，尤其是社会和行为科学中的理论，可能阐述得非常详尽（Blalock，1969）。然而仔细检查可能会发现，很难从中分离出一个关联性陈述。于是，从所有冗杂的语句中提取或构建出简单的关联性陈述就成为分析者的任务。这需要非常仔细的阅读才能准确地反映出理论创立者的意图。当遇到这样的问题时，向同事甚至是理论创立者核实往往会很有帮助。

最后，选择要分析的陈述必须具有相关性。也就是说，在一个理论中选择一个重要的或主要的陈述比选择一个无关紧要的陈述要好得多。为了区分主要陈述和次要陈述，就要检验陈述的广度。一个重要陈述比一个次要陈述给分析者带来更多的信息。此外，如果主要陈述有效，那么次要陈述有效的可能性会增加。

必要时简化陈述

　　只有在发生以下两种情况之一时，才需要简化陈述。第一种情况是必须把仅用语言文字详尽阐述的模式简化为易于管理的陈述。第二种情况是复杂性，这可能发生在一个概念同时与其他几个概念相关联的理论中。当这种情况发生时，把概念关联分解为几个更短、更易于管理的陈述将使分析简化。假设一个陈述如图 11-1 所示。很明显，如果该陈述更像图 11-2 中的公式，那么分析者的工作将会更加简单。分析者现在有 4 个简单的独立关系去检验，而不是一组复杂的关系。然而，同样明确的是，当简化陈述或关系可能会被忽视或误解时就必须非常小心。

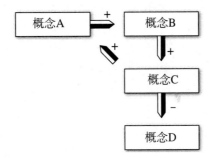

图 11-1　一个复杂的陈述。简化如图 11-2 所示

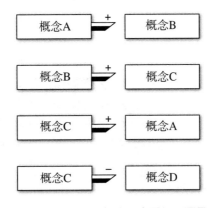

图 11-2　将图 11-1 中的陈述分解为几个更短、更易于管理的陈述

　　Cooley（1999）对于 Corbin 和 Strauss（1991）对慢性病管理轨迹理论的出色分析，就为如何将复杂命题简化为可管理和可分析的陈述给出了很好的例子。Corbin 和 Strauss 的命题 1 指出，"然而，通过适当治疗，病程可以延长，保持稳定，他们的症状得到控制"（p.162）。Cooley 重述了这句话："轨迹管理可以控制症状，保持稳定或延长轨迹"（p.81）。她用符号 TM 表示轨迹管理，用符号 T 表示轨迹。然后，她把这个陈述表示为：

$$TM \xrightarrow{+} T$$

对陈述进行分类

如前所述，陈述有 3 种基本类型：①存在性陈述；②定义；③关联性陈述。

存在性陈述宣称概念的存在性（Reynolds，1971）。"这个物品称作冰箱"就是一个存在性陈述。存在性陈述不是定义，因此不能描述概念的特征，而只是简单地断言某事就是如此。存在性陈述可以是准确的或不准确的。如果我们举例中的对象是一台洗碗机，那么这个陈述是不准确的。如果陈述中的对象反映了事实（它是一台冰箱），那么这个存在性陈述就是准确的。确定冰箱是否符合事实并不难，因为冰箱是一个具体的物体。而一个抽象概念的存在性陈述可能会使分析者在判断这个概念是否准确时遇到一些困难。正如我们在上一章所讨论的，概念可能没有被正确命名，或者概念的特征可能会随着时间的推移而改变。因此在证明事实并非如此之前，分析者可能不得不认为该陈述是准确的。

定义有 3 种子形式：描述性、规定性和操作性（Hempel，1966）。**描述性**定义解释了一个已经在使用的词汇的公认含义。它用读者已经理解的其他词来解释这个词汇。一般认为它是准确的。例如，"小猫"的描述性定义可以是："小猫是成年母猫的生物学后代。"

如果定义所描述的词汇具有作者所指定的独特用法，并且可能偏离广泛接受的用法，则该定义为**规定性**定义。这些定义不能被认为是准确的或不准确的，因为它们只是在理论作者规定的方式下被表述出来。对小猫的规定性定义可以是："为了达到本研究的目的，小猫应被定义为健康母猫的年龄小于 8 周的任何健康雌性后代。"规定性定义与操作性定义是不同的。

操作性定义包括测量或检验每个科学术语的具体方法。操作性定义必须非常准确，以便不同科学家可以重复使用它，并且仍然可以得到客观结果。例如，在我们对小猫的定义中，操作性定义可以是："为了达到本研究的目的，小猫应是健康母猫的任何健康后代，体重在 4 ~ 12 盎司，出生不少于 3 天或超过 8 天。"操作性定义也可以包括所使用的测量工具。例如，如果研究人员想检验青少年压力和应对方式之间的关系，他们会指定一套特定的问卷（X 的压力量表和 Y 的应对方式量表）用于研究。

关联性陈述明确叙述概念之间的关系。一些关联性陈述可能在实证上和逻辑上得到很好的支持，因此它们在理论中起着定律或公理的作用。另一些则可能没有那么好的数据或逻辑支持，只能作为命题或实证概括。关联性陈述也可能是尚未得到数据支持的假设，即使它们可能看起来合理且合乎逻辑。在即将进行陈述分析的第 5 步时，识别关联性陈述非常重要。在这一步中，分析者要明确陈述所表示的关系类型。

检验陈述中的概念

陈述分析中最简单的部分可能就是确定要分析的陈述中的概念。浏览陈述以找出其中所表达的主要思想。这些思想的名称或词汇就是相关概念。

这些概念一旦被识别出来，就需要进行 3 步检验。第一步是确定反映概念的词汇的定义。这个定义应该反映这个概念的所有定义属性，以使每个读过该理论的人都能准确地知道这个理论家打算如何使用这个词汇（参见第十章中对确定一个概念的定义属性的讨论）。如果这个概念没有被充分定义，它的含义能否从理论表述的上下文中确定？如果是这样的话，分析者应该使用这些资料来帮助制定对定义的补充说明，这将有助于分析，甚至可能有助于完善理论。如果没有，那么分析者必须简单地说明这些概念的定义不足以用于分析。

判断所定义的概念在理论上是否有效是检验陈述中概念的第二步。分析者试图确定定义的概念是否准确地反映了该概念的一般语义用法。这一过程涉及对该概念相关文献的简要回顾。如果概念的使用方法与以前文献中的方法相同，并且定义反映了它，那么它也被认为是有效的。当理论家进行了仔细的概念分析，即使这个概念没有反映相关文献，但如果它超越了传统用法，那么这个概念还是被认为是有效的。事实上，与单纯用传统方法定义的概念相比，经过分析的概念的有效性会更可靠。

最后一步是，确定在整个与陈述形成相关的讨论中，这些概念的应用是否都符合定义。有时，作者为了使一个概念的含义清晰，会对其进行细微改变，或者在清晰定义概念后对其进行细微改变，以反映测量工具的定义。分析者应该意识到这种可能性，并记录可能发生的任何更改。这种概念上的偏移会严重破坏陈述或理论的清晰性和有效性。

用类型、符号和对称性来明确关系

对关联性陈述的类型、符号和对称性进行评估，以确定其在理论中的功能。为了清晰和简洁，我们假设所有关联性陈述都是线性的，除非另有证明。（陈述分析经常可以提供曲线关系的线索。如果你不能为一个陈述分类或确定它的符号，它可能表示一个非线性关系。）

类型：关联性陈述可以有多种类型。它们分别是因果关系、概率性、并行性、条件性、时序性、必要性和充分性陈述（Hardy，1974）。我们将通过举例来简要说明每种类型。一个陈述可以同时属于多种类型。例如，一个陈述可以是概率性的和条件性的。我们在后面的实践练习中会给出一些多种类型并存的例子。

因果关系陈述就是第一个概念被认为是另一个概念的"原因"的陈述。因果关系陈述通常是从定律中推导出来的。社会科学和行为科学中很少有因果关系陈述，主要是因为它们包含了太多可能影响因果关系的干预变量。因果关系在物理科学中更容易证明。例如，"在恒定压力下升高气体的温度将增加其体积"是一个因果关系陈述。它断言某一事件（在恒定压力下升高气体温度）会导致另一个事件（气体体积增加）。这是因果关系陈述中最简单的一种形式，尽管还有多个原因导致一个现象的更复杂的形式。在医学和社会科学中很难找到因果关系陈述，特别是在理论构建的初期，因为如果原因事件发生，则结果必须总是发生。

对陈述中的概念使用符号或占位符通常很有帮助，以避免在分析过程中被概念的内容所混淆。使用符号 G_p（gas under pressure）表示压力下的气体，T（temperature）表示温度，V_G（gas volume）表示气体体积，分析者可以绘制先前的因果关系图。例如：

$$\text{如果} \uparrow T \longrightarrow G_p，\text{那么总是} \uparrow V_G。$$

如果事件（V_G）总是发生，它可以被标记为因果关系陈述。

如果事件在某些时间或大部分时间发生，而不是在所有时间发生，则称为概率性陈述。概率性陈述通常来自统计数据。它们断言如果一个事件发生，第二个事件可能也会发生。概率性陈述的一个很好的例子就是吸烟（cigarette smoking，CS）极有可能导致肺癌（lung cancer，LC）。这种说法没有直接的因果关系，因为不是每个吸烟的人都会患肺癌。但是吸烟会显著增加患肺癌的概率。如果使用图示，这种概率关系可能如下所示：

如果 CS ⟶ 那么可能 LC

当一个陈述明确说明如果事件 A 发生，那么事件 B 也发生时，它就是在断言概念之间是并行关系。这两个事件之间可能存在或不存在因果关系——它们只是一起发生。这类并行性陈述的一个例子可以是 "低水平的教育准备和低收入往往同时发生"。这个陈述并没有推断出缺乏教育会导致贫困。另一个并行的例子从 Muhlenkamp 和 Parsons（1972）对护士的经典研究中可以找到，并在 Kaiser 和 Bickle（1980）的研究中得到证实。这些作者发现，护士的人格特征是高度女性化而不是男性化的，也就是说，具备更高的例如养育的而非是主导的人格特征。这是并行性陈述的一个很好的例子，它只是说明护士（nurses，N）和女性人格（feminine personality，FP）特征是同时发生的。它没有提出其他断言。这个陈述的图示可以是

如果存在 N，也存在 FP

有时候，两个概念之间的关系只有在第三个概念出现时才会出现。这种类型的陈述是条件性陈述。Acton、Irvin、Jensen、Hopkins 和 Miller（1997）关于自我照顾资源的中介作用的系列研究就是条件性陈述的一个例子。在研究中他们发现，当受试者有更高水平的社会支持（social support，SS）、自我价值感（self-worth，SW）和希望（hope，H）时，高压力（high levels of stress，HS）和幸福感下降（diminished well-being，DMB）之间的关系会得到改善。这可以简单地图示为

如果 HS，那么 DMB，但条件是 SS、SW 和 H 不存在

时序性陈述是指时间在第一个概念或事件和第二个之间有一定干预作用的陈述。时序性陈述的一个典型例子是，当一个人在一年内经历许多压力性生活事件（stressful life events，SLE）时，他生病的可能性（ill，I）非常高（Erickson，Tomlin & Swain，1990；Holmes & Rahe，1968；Rahe，1972）。这种关系是按时间顺序排列的，因为从最初的压力发生到由此产生的疾病之间有一段时间间隔。此陈述可以如下所示：

如果 SLE，那么之后 I

表明一个且只有一个概念或事件可以导致第二个概念或事件发生的陈述反映了一种必要关系。必要关系的作用非常像医学中的鉴别诊断。也就是说，例如，当且仅当病理学家的活检报告显示有肿瘤细胞时，一个病人才可以被肯定地说患有癌症。同样，概念之间的关系只能在特定条件下出现。一个护理领域的例子是关于压力和适应的陈述。Roy（1976）、Neuman（1980）和 Erickson 等（1990）的护理模式都指出，适应（adaptation，A）是对压力源（stressors，S）的一种反应。在适应发生之前，必须有压力源存在。示意图如下：

当且仅当 S，那么 A

如果无论其他何种情况，陈述中的第一个概念或事件都与第二个概念或事件相关，就证明了**充分关系**。使用前面关于压力源 - 适应的例子，我们可以看到，如果压力源出现，那么无论本人是否愿意或者是否有人干预，人都会开始适应。换句话说，第一个概念的存在保证了第二个概念的存在。一个充分关系可以这样表示：

如果 S，那么 A，无论其他何种情况

当第一次介绍陈述分析时，一些学生错误地认为一个陈述只能属于一种类型。实际上显然不是这样。例如，除了是条件性、并行性或时序性等陈述之外，大多数关联性陈述还同时是概率性陈述。

符号： 符号通常分为三类——正向、负向或未知（Mullins，1971；Reynolds，1971）。根据经验，如果概念在同一个方向上变化，即一个增加或减少，另一个也会增加或减少，那么这种关系就是正向的。如果一个概念增加而另一个减少，这种关系就是负向的。如果你不知道这些概念是如何变化的，它们之间就是未知关系。下面是 3 个概率性陈述和由它们推断出来的 1 个陈述，为了便于理解，它们的关系如下图所示：

当一个群体的成员变得焦虑（anxiety，A），则敌意（hostility，H）增加。

$$A \xrightarrow{+} H$$

敌意与群体凝聚力（group cohesiveness，GC）下降有关。

$$H \xrightarrow{-} GC$$

随着团队中的焦虑增加，创造力（creativity，C）降低。

$$A \xrightarrow{-} C$$

推论：焦虑对团队凝聚力有负面影响。

$$A \xrightarrow{-} GC$$

这个推断出的陈述是根据前 2 个陈述的逻辑关系派生的。因为 A 和 GC 都与 H 相关，所以它们彼此相关。

从这 4 个陈述中，我们无法判断创造力和团队凝聚力之间的相互作用。因此它可以如下所示：

$$C \xrightarrow{?} GC$$

对称性： 到目前为止，我们所有的例子都是不对称的，即单向关系。在不对称性陈述中，这种关系只从一个概念到下一个概念，而从来不是双向的。在我们的讨论中，有许多不对称关系的例子。其中一个例子是上面的陈述，即焦虑与团队凝聚力呈负相关。然而，关系也可以是对称的（Blalock，1969），其中的概念互相影响。对称性陈述的一个例子来自我们中的一位作者对母亲依恋行为的研究（Avant，1981）。高依恋分数（attachment，At）与低焦虑分数（anxiety，Ax）相关，高焦虑分数与低依恋分数相关。这种关系如下所示：

$$At \xleftrightarrow{-} Ax$$

检验逻辑性

起源、合理性和充分性是检验关系逻辑性的标准。当检查一个陈述的起源时，应自问这个陈述是从一般定律中演绎出来的，还是从观察或获得的数据中归纳出来的。如果这个陈述是演绎的，它的逻辑应该是充分的，因为如果前提为真，那么一个有效演绎论证的结论不会为假。如果这个陈述是归纳的，那么它的逻辑性就无法判断，除非通过它所拥有的实证证据的数量以及通过与现有知识的比较来判断（Hempel，1966）。如果它在实证检验和与现有文献的一致性方面都有强有力的支持，那么它的逻辑性可能是充分的。逻辑性也可以通过检查概念之间的关系来确定。如果不能通过类型、符号或对称性将关系分类，则可能存在逻辑缺陷。

判断一个陈述的合理性也需要与现有知识比较。只需问一下，根据你对这个主题的了解，这个陈述是否看似合理。如果从现有知识来看它是有道理的，那么它就是合理的。

确定一个陈述的充分性比确定一个理论的充分性要困难得多，因为我们无法构造矩阵或模型来证明哪里可能存在逻辑漏洞。然而，我们可以像前面所做的那样，画一个简单的示意图，用字母或数字标记概念，并确定相关的类型和符号。如果你不能做到这 3 个中的任何 1 个，这个陈述就存在缺陷。

确定可检验性

在分析的最后一步，需要确定是否存在可操作的方法，以在真实世界中获得支持或反驳所分析陈述的数据。在这一点上，分析者将遇到 Hempel 称之为"原则上的可检验性"的情况。也就是说基本上，如果有工具可以测量这些概念的话，这个陈述是可以被实证检验的，只是现在还没有这些工具（Hempel，1966）。他认为在理论构建中，这些陈述与实证验证的陈述一样有用。我们认为，如果一个陈述在原则上或实际上是可检验的，那么它就符合可检验性的标准，因为护理领域中有很多概念都缺乏测量工具。当然，这并不是说所有的陈述都可检验。

为了满足可检验性的标准，一个陈述必须呈现一些检验含义。也就是说，你应该能够说："如果我在特定条件下检验这个陈述，那么假设的结果应该真的发生"。 与一个时间较久和支持证据较多的陈述相比，一个相对新的陈述可能会给出较少的可检验含义，但如果它在根本上是可检验的，它就符合标准。任何不能产生一个可检验含义，或在概念含义模糊情况下构建的陈述，都不满足可检验性的标准，除非它们被修改。

优势和局限性

陈述分析的主要优势是它提供了一种检查概念间关系的系统方法。此外，它有助于理论家检验陈述的结构和功能。陈述分析也是进行理论分析所必需的一项基本技术。但是只有当理论家仔细而系统地思考概念之间的关联时，才是体现了陈述分析最重要的功能。在思考过程中，他可能会发现其他对最终理论形成十分重要的关联或关系。就是在这样的分析情境下，许多科学家偶然发现了重要的理论观点。仅分析一个陈述可能是陈述分析的一个不足之处，尤其是当它是理论整体的一部分时。将陈述从情境中分离出来通常会导致有价值的信息丢失，从而阻碍分析。此外，当把一个陈述从理论中分离出来时，确定它的逻辑性往往更加困难。陈述分析过程的最后一个不足是它确实有点耗时，而且非常严格。当然，只有当理论家做的时候，这才是一个不足；这种非常紧张和耗时的工作最终证明对评估陈述是非常有价值的。

应用陈述分析的结果

陈述分析产生了形式化的陈述，其底层结构和功能被清晰表达。但是理论家如何使用得到的信息呢？它可以以多种方式在教育、实践、研究和理论发展中使用。

经过分析的陈述可以作为课堂讨论的起点。讨论可能包括哪些概念是清晰的、哪些概念相互关联、如何发现以及发现那些不一致的地方。支持或反对该陈述的实证证据量可以为设计课堂活动提供依据，例如，提出研究性学习的建议，以产生更多支持或更多反对该陈述的证据。大量的实证证据也可以用来发起一场关于该陈述指导临床实践功效的讨论。

陈述分析在教育中的另一个用途，是让教师兴趣小组讨论从分析几个类似陈述或关于同一选题的几个陈述中提出的问题。这种讨论可能促进课程改革或教师的研究项目。不愉快症状理论就是通过教师的一系列讨论和分析发展出来的（Lenz，Pugh，Milligan，Gift，& Suppe，1997；Lenz，Suppe，Gift，Pugh，& Milligan，1995）。

陈述分析可以指导医务人员合理应用研究结果。了解一个陈述是否为相关性、因果性或时序性，有助于决定何时以及在什么条件下使用该陈述。根据以前无法获得的陈述分析的结果，护士可以考虑某些护理诊断，或者选择某些护理干预措施或结局。此外，面对两种备选干预措施，护士根据陈述分析结果将能够判断哪一种措施具有最多的实证支持，从而促进更明智的决定。

陈述分析让研究者或理论家在陈述中识别问题，并采取适当的下一步行动。也许需要澄清概念。也许不一致、不明确的定义和知识上的差距会变得明显。总之，这些分析为规划概念分析、重新梳理思路或提出新的检验假设提供了方向（Bu & Jezeweskio，2006）。Connell、Shaw、Holmes 和 Foster（2001）关于家庭参与阿尔茨海默病研究的文章提供了一个很好的例子，说明陈述分析在研究和实践中如何发挥作用。

如果分析已经证明陈述是可靠的，那么理论家就可以开始寻找其他概念和关联并添加到已知陈述中。这就是理论如何一步步建立起来的方法。

小结

陈述分析是系统地研究概念之间关系的过程。它包括 7 个步骤：选择陈述；必要时简化陈述；对陈述进行分类；检查概念的定义和有效性；用类型、符号和对称性来明确关系；检验逻辑性；确定可检验性。

一旦对陈述进行分析，就可以明确和纠正陈述中的任何缺陷。此外，大声思考、讨论和书面评估的过程通常会通过推理或偶然发现而产生额外的想法和陈述，这些想法和陈述是对未来理论形成的宝贵补充。

实践练习

以下是从教师态度研究（Ruiz，1981）中转述的一些陈述。

A. 将每个陈述按照以下类型分类：

    a. 关联性陈述

    b. 描述性定义

c．规定性定义

d．操作性定义

1．民族中心主义意味着民族狭隘。

2．教条主义应被定义为思想封闭。

3．不容忍模棱两可和教条主义是本研究的民族中心主义的两个潜在因素。

4．高度教条主义的教师认为不同民族文化背景的病人是令人讨厌的和迷信的。

5．民族中心主义得分高的教师对不同文化背景的病人持负向态度。

B．使用陈述 4，将其简化为两个陈述并用图示表示。

C．使用陈述 4 和 5，检查概念，并用类型、符号和对称性具体说明关系。确定每个陈述的逻辑性和可检验性。

答案

A．1．b；2．c；3．d；4．a；5．a

B．1．教条主义的教师（dogmatic faculty，DF）认为不同民族文化背景（differing ethnocultural backgrounds，DEB）的病人是令人讨厌的（annoying，A）：

如果 DF，那么 A，但只是对 DEB

2．教条主义的教师（DF）认为不同民族文化背景（DEB）的病人是迷信的（superstitious，S）：

如果 DF，那么 S，但只是对 DEB

C．陈述 4 可以表示为 DF $\xrightarrow{-}$ A 和 S，但只是对 DEB。

陈述 5 可以表示为民族中心主义的教师（ethnocentric faculty，EF）$\xrightarrow{-}$对不同文化背景病人的态度（attitudes toward culturally different patients，ACDP）或 EF $\xrightarrow{-}$ ACDP。

陈述 4 和陈述 5 都是概率性的，因为它们是从统计数据中获得的。如实践练习 B 中所示，陈述 4 也是条件性的。这两个陈述都是不对称的。这里用负号是因为不那么教条的教师对民族中心主义病人有更多的正向看法。

陈述 4 和陈述 5 中的一些概念，如"病人""教师""民族文化背景""令人讨厌的"和"迷信的"是没有定义的。当使用这些概念的通用语义时，作者应该清楚地说明。否则，每个概念都应被定义。本练习中的"民族中心主义"和"教条主义"这两个概念，只给出了模糊的定义，等同于未定义（在实际研究中它们有操作性定义）。"不容忍模棱两可"这个概念没有被定义，但是作为操作性定义的一部分被使用。很明显应避免这种情况。没有一个概念的定义是明确的。

这些陈述是合乎逻辑的。只有当构建出更好的概念定义，以找到可操作的测量后，陈述才可检验。当有反映理论性定义的严谨的操作性定义时，概念才是可测量的，陈述才是可检验的。

由于我们已为你提供了上述练习的答案，你可能想在没有答案的情况下尝试相同的练习。以下是一项关于情绪自主性、自我照顾行为和抑郁对青少年健康适应影响研究中的 2 个陈述（Chen et al., 2017）。参照上面的方法对它们进行陈述分析。

1. "情绪自主性（emotional autonomy）直接并负向地影响自我照顾行为（self-care behavior）和生活质量满意度（life satisfaction quality of life），但是直接而正向地影响抑郁症状（depressive symptoms）。"（p.73）

2. "抑郁症状直接而负向地影响自我照顾行为和生活质量满意度，但对糖化血红蛋白水平没有显著影响。"（p.73）

参考文献

Acton GJ, Irvin BL, Jensen BA, Hopkins BA, Miller EW. Explicating middle-range theory through methodological diversity. *Adv Nurs Sci.* 1997;19(3):78–85.

Avant K. Anxiety as a potential factor affecting maternal attachment. *J Obstet Gynecol Neonatal Nurs.* 1981;10(6):416–420.

Blalock H Jr. *Theory Construction: From Verbal to Mathematical Formulations.* Englewood Cliffs, NJ: Prentice Hall; 1969.

Bu X, Jezeweskio MA. Developing a mid-range theory of patient advocacy through concept analysis. *J Adv Nurs.* 2006;57(1):101–110.

Chen C-Y, Lo F-S, Chen B-H, Lu M-H, Hsin Y-M, Wang R-H. Pathways of emotional autonomy, self-care behaviors, and depressive symptoms on health adaptation in adolescents with type 1 diabetes. *Nurs Outlook.* 2017;65(1):68–76.

Connell CM, Shaw BA, Holmes SB, Foster NL. Caregiver's attitudes toward their family members' participation in Alzheimer disease research: Implications for recruitment and retention. *Alzheimer Dis Assoc Disord.* 2001;15(3):137–145.

Cooley ME. Analysis and evaluation of the trajectory of chronic illness management. *Sch Inq Nurs Pract.* 1999;13(2):75–95.

Corbin JM, Strauss A. A nursing model for chronic illness management based upon the trajectory framework. *Sch Inq Nurs Pract.* 1991;5:155–174.

Erickson HC, Tomlin E, Swain MA. *Modeling and Role-Modeling: A Theory and Paradigm for Nursing.* Lexington, SC: Pine Press; 1990.

Hardy M. Theories: Components, development, and evaluation. *Nurs Res.* 1974;23:100–107.

Hempel C. *Philosophy of Natural Science.* Englewood Cliffs, NJ: Prentice Hall; 1966.

Holmes R, Rahe R. The social readjustment rating scale. *J Psychosom Res.* 1968;11:213–218.

Kaiser J, Bickle I. Attitude change as a motivational factor in producing behavior change related to implementing primary nursing. *Nurs Res.* 1980;19(5):290–300.

Lenz ER, Pugh LC, Milligan RA, Gift AG, Suppe F. The middle-range theory of unpleasant symptoms: An update. *Adv Nurs Sci.* 1997;19(3):14–27.

Lenz ER, Suppe F, Gift AG, Pugh LC, Milligan RA. Collaborative development of middle-range nursing theories: Toward a theory of unpleasant symptoms. *Adv Nurs Sci.* 1995;17(3):1–13.

Muhlenkamp A, Parsons J. Characteristics of nurses: An overview of recent research published in a nursing research periodical. *J Vocat Behav.* 1972;2:261–273.

Mullins N. *The Art of Theory: Construction and Use.* New York, NY: Harper & Row; 1971.

Neuman B. The Betty Neuman health-care systems model. In: Riehl JP, Roy C, eds. *Conceptual*

Models for Nursing Practice. 2nd ed. New York, NY: Appleton-Century-Crofts; 1980.

Rahe R. Subject's recent life changes and their near future illness susceptibility. *Adv Psychosom Med.* 1972;8:2–19.

Reynolds P. *A Primer in Theory Construction.* Indianapolis, IN: Bobbs-Merrill; 1971.

Roy C. *Introduction to Nursing: An Adaptation Model.* Englewood Cliffs, NJ: Prentice Hall; 1976.

Ruiz M. Open-closed mindedness, intolerance of ambiguity and nursing faculty attitudes toward culturally different patients. *Nurs Res.* 1981;30(3):177–181.

补充阅读

Greenwood D. *The Nature of Science and Other Essays.* New York, NY: Philosophical Library; 1959.

Hage J. *Techniques and Problems of Theory Construction in Sociology.* New York, NY: Wiley; 1972.

Lerner D, ed. *Parts and Wholes.* New York, NY: Free Press of Glencoe; 1963.

Zetterberg HL. *On Theory and Verification in Sociology.* 3rd ed. New York, NY: Bedminster Press; 1965.

第十二章

理论分析

在开始阅读本章之前，你需要思考的问题：

▶ 你是否对一个特定理论感兴趣，这个理论可能有助于你的研究或实践，但你不确定它是多么有效？

▶ 你是否计划在工作中应用一个理论，但是需要了解它的优势和不足？

▶ 你是否会对一个理论感兴趣，但是对其中的部分内容不太理解？

引言：如果你遇到上述问题，理论分析很可能是解决它们的最佳策略。理论分析是将理论分解为不同组成部分，并检验其一致性、逻辑性和可用性的一种规范方法。

近年来，我们惊喜地发现许多理论得到了进一步地分析和修订。这是一个非常令人鼓舞的趋势。它说明护理学科在快速发展。还有更多中域理论在发展过程中。它们为这门学科提供了大量潜在的知识来源，说明护理如何发挥作用以及护理照护是多么地有效和高效。我们鼓励研究者、高级实践护士、护理人员和学生检验他们打算教授或在实践中使用的任何理论，以确保该理论的有效性以及在描述、解释、预测、处置或控制方面的可信度。

定义和描述

理论通常是为了表达关于某一现象的独特而统一的观点而构建，这种观点回答了以前没有回答的问题，并对现象的本质提出了新的见解。一个理论应该为真实世界或被感知到的世界提供一个简约和精确的范例或模式。因此，理论被定义为关于一种现象的一组相互关联的关联性陈述，有助于描述、解释、预测、处置或控制现象（Chinn & Jacobs，1987；Dickoff，James，& Wiedenbach，1968a，1968b；Hardy，1974；Hempel，1965；Reynolds，1971）。

一个旨在描述、解释或预测事物的理论应该为读者提供一个清晰的理念，即该现象是什么、作用是什么、受什么事件影响，以及它如何影响其他现象。因此，理论分析是对理论的含义、逻辑充分性、有用性、普遍性、简约性和可检验性的系统检验。

就像所有的分析策略一样，在理论分析中，理论被分解成不同部分。每个部分彼此相关，但被单独分析。此外，理论的整体结构也被检验，以确定其有效性和与现实世界的相似性。

目的和应用

理论分析可以让你分析一个理论的优势和不足。另外，理论分析可以判断是否需要进一步发展或完善原始理论。

理论分析提供了一种系统和客观的方法来检验一个理论，这可能产生以前未被发现的见解和构想，进而完善护理学科的知识体系。正如 Popper（1965）在一部经典著作中指出的，科学对新奇的想法和有趣的理论感兴趣，正是因为它们的新颖性或趣味性促使科学家对其进行实证检验。理论分析为选择需要检验的内容和如何检验提供了一种方法。

只有当一个理论在教学、临床实践或研究场所中可能有用时，正式的理论分析才是适用的。如果这个理论没有应用潜力，那么理论分析就是徒劳。我们的经验是，在将理论应用于教学或临床实践之前，进行理论分析主要是为了发现该理论在指导实践时的优势。如果要将理论应用于实践，就必须确保该理论有充分证据支持且行之有效。

然而，以研究为目的的理论分析通常侧重于概念间的薄弱环节或未经证实的关联。造成这种差异的原因是，研究者需要证明围绕原始理论中新的或模糊关系来开展研究的必要性，而理论分析为此提供了证据。

理解是**分析**的主要目的。要真正理解一件事，我们必须抛开个人的价值观和偏见，客观地看待分析的对象。因为理论分析是系统而客观的，它提供了一种不受主观评价影响的对理论内容和结构的分析方法。抛开个人价值观的理论分析会让我们对理论看得更加清楚，也会使理论创立者的价值观变得更加明显。

评价的主要目的是决策和（或）行动。这时，我们自己的价值观和偏见对结果非常重要。只有深入分析后才能对理论进行评价。进而，我们应该自由地评价该理论对科学知识的潜在贡献，并判断其作为决策或行动基础的价值（Chinn & Kramer，2014；Fawcett，1980，1989，1993，1995，2000，2005；Fawcett & DeSanto-Madeya，2013）。

理论分析的过程

理论分析的方法综合了 Popper（1961，1965）、Reynolds（1971）、Hardy（1974）、Fawcett（1980，1989，2000）、Chinn 和 Jacobs（1987）的成果。虽然他们已经年迈，但是他们的著作铸成了理论发展现有知识的基础。如果没有他们的开拓努力，护理理论发展将会严重落后，这本书也不会存在。

理论分析有 6 个步骤：①识别理论根源；②探究理论的含义；③分析理论的逻辑充分性；④确定理论的有用性；⑤明确理论可推广性和简约性的程度；⑥确定理论的可检验性。将先简单介绍每一步，再详细展开。

理论的**根源**是指一个理论最初的发展。分析者需要探究理论发展的动因，该理论在形式上是归纳性还是演绎性，以及是否存在支持或反驳该理论的证据。

理论的**含义**（Hardy，1974）与理论的概念以及概念间的关系有关。本质上讲，含义体现在理论的语言中，需要仔细分析理论创立者的具体语言。

理论的**逻辑充分性**（Hardy，1974）表示概念和陈述的逻辑结构，与含义无关。分析者在理论的结构中寻找逻辑谬误，并检验理论预测的准确性。

理论的**有用性**关系到该理论提供的理解力或可预测的结果对该学科的实用性和帮助程

度。例如，一种理论为护理人员的实践提供实际指导，使得 A 干预持续引起病人的 B 行为，它显然比不引起行为改变的理论更有用。

可推广性或**可转移性**解释了理论可以推广的范围。理论的应用范围越广，它的可推广性就越强。

简约性是指在完整解释所探究现象的情况下，如何对理论进行简要陈述。例如，一方面，许多数学理论都很简约，因为只用几个等式就能解释。另一方面，因为社会科学理论面临的是复杂的人文现象，无法使用数学表达式，所以很难做到简约。

可检验性与理论是否能得到实证数据支持有关。如果一个理论不能产生可以进行实证研究的假设，那么它就是不可检验的。

我们认为这 6 个步骤对一个完整的理论分析都很重要，但是一些学者并不赞同。Fawcett 和 DeSanto-Madeya（2013）认为，最后两步判定简约性和可检验性其实与理论评价有关。诚然，当一个人完成理论分析并开始理论评价时，他可能会对某些步骤给予更高的重视。但是，举个例子，如果一个理论中有定义不清且使用不一致的概念，它就不能被检验，不具有简约性，也不会有用。一个理论的价值主要取决于理论分析揭示的内容，但它在一定程度上也会反映一个人的情感和偏见。这是意料之中的事，任何科学家都不可能完全客观。现在我们将更深入地讨论每个分析步骤。

根源

首先，确定是什么推动了理论发展，有时理论家会给出明确的解释，否则，分析者可能只能从讨论的情境中猜测这一点。了解理论根源和开发目的通常对分析者认识理论是如何形成及形成原因非常有帮助。从细读理论开始，找出主要思想或概念，并提炼出关联性陈述。其次，判断该理论是（从一个更普遍的规律）演绎出来的还是（从数据）归纳发展来的。如果这个理论是从其他理论或一些其他假设发展而来的，则它起源于演绎。如果是通过对定性或定量数据、文献或临床实践中关系的观察而产生的理论，则它起源于归纳。在后面确定其逻辑充分性时，归纳式或演绎式的根源将会具有重要作用。最后，确定理论构建所依据的任何基本假说通常是有用的。这些基本假说对于解释理论和考虑理论的有用性很重要。有些作者会明确提出他们的假说。然而在多数情况下，你只能根据理论本身的语境和描述来推断它的假说。

含义

分析含义和逻辑充分性是理论分析中最漫长也是最有价值的步骤。在理论分析中，含义是指理论的语义。分析者应通过查看理论的概念和陈述来分析理论中使用的语言。步骤如下：确定概念、检验定义和应用、识别陈述、检验陈述中概念间关系（这本质上是陈述分析。如果你想了解更多检验关系的方法，请参阅第十一章）。

确定概念：寻找理论的主要思想。所有体现思想的相关术语都应该被清楚地表述和定义。一般很难从复杂的语言模式中鉴别出主要概念。也许最好的方法是边读边记。当出现新概念时，如果给出了定义，就记下来。从长远来看，这样既可以节省时间，又可以非常清楚哪些概念缺少定义。如果你是电子化办公，要么标出相关概念及其定义，要么建立一个数据库来收集信息。无论哪种方式，一定要记下你发现概念和定义的页码，以助于后续写作。

判断每个概念是初始的、具体的还是抽象的。正如第三章和第十章中所述，初始术语是概念的名称，其含义来源于学科中共识的经验，并且只能通过举例来定义（Wilson，1969）。具体概念必须可以被直接测量，但受时间和空间限制。抽象概念不受时间或空间限制，不一定能被直接测量。以这种方式分类概念将有助于分析者评价整个理论具体或抽象的特质。

检验定义和应用：有 4 种可供选择的定义：理论性定义、操作性定义、描述性定义和没有定义。

理论性定义是指使用其他理论术语来定义一个概念，将此概念置于理论的语境中，但对其分类或测量的操作规则没有具体说明。理论性定义通常相当抽象，可以使用低阶概念来定义高阶概念。然而，最重要的判断标准是理论性定义中缺乏测量指标。

理论性定义为理论家提供了一种表达理论中概念丰富性的方式，以及是否将一个现象划分为概念示例的方法，而**操作性定义**则提供了所研究概念的测量方法。

操作性定义在研究中非常有用，但往往会受到人为限制。然而，如果理论中的主要概念都具有这两种定义，将对分析者很有帮助。确保操作性定义准确反映了理论性定义也是非常重要的。

描述性定义只简单罗列或描述一个概念的属性，就像字典一样，既没有说明概念使用的语境，也没有说明操作方法。有一个描述性定义比最后一个选项——根本**没有定义**要好，但它为分析者提供的资料也非常有限。当可获得的定义很有限时，分析者可能很难做出真正客观的分析，同样也很难将理论应用于预期目的。当一个理论仅有描述性定义或没有定义时，通常处于发展的极早期阶段。如果分析者能就如何进一步发展理论提出深思熟虑的建议，这将很有价值。

在考虑概念的使用方式时，主要关注的是使用一致性。也就是说在整个理论中，理论家是否始终按照定义来使用概念。这对于任何打算应用该理论的人都是一个至关重要的信息。如果一个理论家以一种方式定义了某个概念，然后随着理论发展细微或不太细微地改变了其含义，那么使用该概念的所有表述都将被质疑，直到模糊的定义被澄清。否则，分析者可能尝试根据理论的早期陈述来预测结果，却发现与后来陈述的结果相互矛盾。

对理论进一步的研究工作可能会导致概念定义甚至整个理论发生变化。这就需要进行一些修改。然而，当必须修改时，使用原始概念的早期研究就无法支持理论。可能需要使用新的概念定义重新检验原有关联性陈述的有效性。

识别陈述：一旦理论的主要概念和定义被识别和检验，分析者就会特别关注关联性陈述。关联性陈述确定了概念间相互关联的方式。这个过程并不总是很容易，尤其是在复杂的语言模式中。在假设它们之间的关系时，请参考上一步中确定的主要概念。

首先寻找明显的关联性陈述。如果你正在整理研究报告，可以在结果部分寻找主要的关联性陈述。在其他情况下，可能需要从假设部分开始直到数据分析，以便找到关系。随后返回并查找作者在假设部分可能隐含或暗示的所有关系，或者在表格或数据分析部分展示但未报告的所有关系。另一个寻找关系的位置是图形模型，如果作者提供了的话。这样的模型通常提供概念之间主要关系的图形。如果有这种模型，比较一下图形模型与理论的语言描述。两者应在主要概念和关系上完全一致。如果它们不一致，那么这个理论就应该被判断为有缺陷，需要进一步完善来消除这个差异。

当阅读以非研究报告形式撰写的文章时，如描述性文章或书中的章节，通常最好的方法是将每个概念及页面上与之相邻的所有概念一起标记出来。仔细阅读，查看是否提及了所有概念间的关系。通常在文章或章节的最后几段或总结部分会提出一些关系，虽然我们发现总结部分一般只给出主要关系。因此，仅使用总结往往会大大削弱理论的丰富性，阻碍理论分析。有关识别陈述和分析关系的优秀案例，请参阅 Cooley（1999）对慢性病管理轨迹理论的分析或 Linder（2010）对加州大学旧金山分校慢性病症状管理理论的分析。

检验关系：为了检验陈述中展示的概念间关系，第一步就是确定关系是什么类型、存在什么界限以及陈述的使用是否前后一致。此外，分析者必须评价每个陈述是否具备有效的实证支持。为了进行理论分析，确定关系类型将涉及因果关系、相关关系和线性关系的相关问题（有关陈述分析的更多详细内容，请参阅第十一章）。

正如第十一章所讨论的，因果关系是指一个概念总是作为另一个概念的直接结果出现的关系。如果这种关系中存在任何其他可能性，那就不是真正的因果关系（Hardy，1974）。

相关关系是指两个概念之间是正相关、负相关或未知的关系。这意味着这两个概念之间有关联，但不是因果关系。正相关（+）表示两个概念的变化趋势相同，即一个增加，另一个也随之增加；负相关（−）表示两个概念的变化趋势相反，即一个增加，另一个随之减少；当两个概念同时出现但关系不明确时，该陈述将被标记为问号（？）。

当没有其他证据时，就暂定为线性，这是迄今为止最容易判定和检验的关系。线性是假设一个变量或概念的变化会迅速导致另一个概念或变量的算术变化。当计算相关系数时，结果将显示强相关关系和一个最佳拟合直线的斜率。

然而，还有其他类型的关系可以通过演绎或数据分析来确定，比如曲线关系或幂曲线（Hage，1972）。最难通过分析确定的就是曲线关系。曲线假设是指随着一个概念的增加，另一个概念先增加到某一点后又开始减少。曲线关系的经典案例就是第五章中所讨论的倒 U 形曲线。曲线关系可以通过分析正式的理论陈述和关联性陈述来推导，也可以通过数据统计分析来确定。如果数据中存在较小但显著的相关系数，则通常采用非线性分析策略来确定这些关系是否是非线性的。图 12-1 给出了 U 形、倒 U 形和幂曲线模型。

幂曲线展示了概念之间的递增关系。即当一个概念出现一定程度的增加或减少，第二个概念就会以正向或负向的加速度改变。幂曲线通常被称为指数曲线，因为第二个概念的变化通常以指数来表示。就像一些发展和学习理论一样，许多使用输入和输出的系统理论也会使

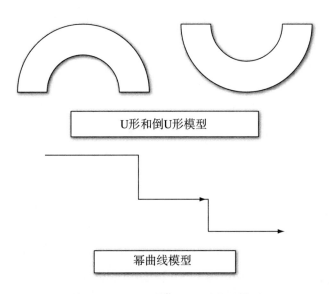

图 12-1　U 形、倒 U 形和幂曲线模型

用幂曲线。大多数幂曲线代表很长的周期（20年或更久），因为它们必须考虑微小的波动和个体差异。幂曲线也可以用来解释干预措施带来的变化，例如减肥。通常情况下，体重在初次减重后会趋于平稳，但如果增加运动强度，体重会再次下降（Chaput et al., 2007）。

下一步是确定理论边界。边界与理论的实际内容有关。一些理论，如实践理论，关注点非常集中，边界或界限也很明确。实际上，一个边界狭窄的理论准确说明了其在解释具体现象和阐明理论的起止点方面能走多远。例如，一个理论只针对美国拟行腹部手术成年病人的某种具体术前宣教，那它的边界就会很狭窄。

与边界狭窄的理论相比，中域理论的边界稍宽而且更加抽象。其内容可以非常具体，但应用的事件或人群范围更广。例如，一个理论说明了两种术前宣教策略对成年外科病人的几种可预测的影响。

广泛边界理论的抽象程度高，覆盖面广，适用案例多。为了进一步扩展我们的术前教学举例，一个具有广泛边界的理论可能会反映任何术前宣教策略对任何文化背景的术前病人的影响，无论年龄或诊断如何。

再下一步是确定陈述使用是否一致。查看所有的陈述方式：关系的、存在的和定义的。理论家应该始终以完全相同的方式使用这些陈述。如果不这样做，这个理论就失去了可信度，从而无法系统使用。这也会让读者很困惑！

最后，评估陈述的实证支持。有实证支持吗？如果没有，这个理论的有效性将会低于其他理论。如果存在支持陈述的研究或实证证据，分析者需要评估证据的强度。如果你对评估证据强度没有把握，采用评估循证实践研究的标准可对你有所帮助。如果研究太多而无法彻底评估，可以进行大样本抽样。

从阅读中确定有多少研究支持或反驳理论中的陈述。要做到这一点，可以看研究假设。如果它们是无效的，即研究假设变量之间没有关系而且研究假设被拒绝，则支持该理论（Kerlinger, 1986）。如果研究假设得到支持，意味着变量之间确实没有关系，那么它就反驳了该理论。这听起来令人困惑，但它只是逻辑工作的一种方式。拒绝无效假设就像英语语法中的双重否定，两个"否"构成一个"是"。如果假设不是无效假设，而是实际指定了一种关系，那么如果拒绝假设，就反驳该理论，如果接受假设，就支持该理论。

支持陈述的证据必须接受定性和定量评估。一系列简短的问题就足以让分析者大致了解研究的有效性。问题如下（Kerlinger, 1986）：

1. 研究问题或假设能否准确反映理论概念？
2. 所选方法的抽样和样本量是否足够？
3. 该方法论是否合理而且适用于所提出的问题或假设？
4. 数据分析是否准确和恰当？
5. 结果报告是否准确？
6. 结论是否合理？
7. 研究是否可重复？

如果这些问题的答案令人满意，那么支持就是有力的。然而，如果1项合理的研究可以很好地支持1个陈述，那么4项甚至10项合理的研究就更好了。

逻辑充分性

由于本书本质上是一本策略书，所以我们不会像语言哲学家那样去判断一个理论的逻辑充分性。语言哲学分析是建立在形式逻辑的基础上，因而会变得非常复杂。我们将只考虑几个因素：①理论中是否有一个系统可以进行预测，不管理论内容是什么？②在发展该理论的学科中，科学家们同意这些预测吗？③实际内容有意义吗？④是否存在明显的逻辑谬误？

独立于内容的预测：在前面几章中，我们使用了英文字母和带有加号或减号的箭头来代表概念间的关系，这和能够用来进行独立于内容的理论预测正是同一种系统。也就是说，每个概念都被赋予一个无意义的标签，比如 A、B 或 C，然后将关系绘制成图表，以及从这些关系中做出预测。这一步对于理论的逻辑结构很重要。如果结构不符合逻辑，那预测的关系就可能是错误的。但这并不是说内容本身不重要，只是说目前不需要考虑。

在分析理论含义的步骤中需要分析内容，这一步的问题 3 中也需要分析内容。如果被分析的理论不能用这种方法来检验，那它在逻辑充分性方面就还有很多不足之处。这张图表还指出了概念之间不明确或未经研究的关系，这些关系对理论的进一步发展或研究有用。下面是一项关于猫头鹰听力准确性理论（Knudsen，1981）中的几个关联性陈述。

1. 猫头鹰的打击精准度随着声源和头部方向夹角的增加而下降。
2. 猫头鹰定位声源的能力取决于高频段声音的存在。
3. 由面部褶皱羽毛提供的扩音音量随着声音频率的变化而变化。
4. 猫头鹰的打击精准度随着声音频率的增加而急剧增加。

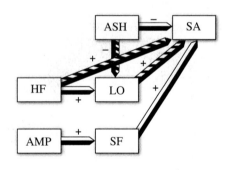

图 12-2　文中陈述 1 到陈述 4 的图示

正如原始理论所说，结果是打击精准度。人们应该警惕隐含的关系。例如，从逻辑上讲，猫头鹰必须能够定位声源，才能提高打击精准度。这些陈述可以重述如下：

1. 声源和头部方向夹角（angle of sound source and head orientation，ASH）$\xrightarrow{-}$ 打击精准度（strike accuracy，SA）。

2. 高频段声音（high frequencies in the sound，HF）$\xrightarrow{+}$ 声源（location of origin，LO）。

3. 扩音音量（amount of sound amplification，AMP）$\xrightarrow{+}$ 声音频率（sound frequency，SF）。

4. 声音频率（sound frequency，SF）$\xrightarrow{+}$ 打击精准度（strike accuracy，SA）。

　　只要每个概念被写下来并分配了相应的标签，就可以像图 12-2 那样绘制出一个图表。用实线表示理论中的指定关系，虚线表示隐含的关系。所有其他关系都是未知的。

　　现在请看图 12-3，类似于一个关系表。在关系表中，所有变量都在水平和垂直方向上列出，代表关系的符号放在相应的框内，隐含的关系用括号括起来。

　　正如你所见，与图 12-2 相比，矩阵更方便阅读，可以更清晰地看到隐含的关系。其实只要能够帮助你理清关系结构，任何一种方式都可以接受。如果这两者对你都没有帮助或使你感到困惑，请参阅第十一章"陈述分析"以获得更多帮助或复习。

	SA	LO	AMP	ASH	HF	SF
SA	+	(+)	?	−	(+)	+
LO		+	?	(−)	+	?
AMP			+	?	?	+
ASH				+	?	?
HF					+	?
SF						+

图 12-3　表示图 12-2 中陈述的另一种类型的矩阵

　　科学家的协议：一个理论的表述必须足够精准，科学家们才能就其所做出的预测达成一致。如果科学家们不能对可能的预测达成一致，那么该理论在任何科学意义上就是无用的。如果理论在科学上没有用处，就不能被添加到任何知识体系中（当然，除了那些还不起作用的知识体系）。关于如何确定研究者间一致性的典型案例，请参考 Carter 和 Kulbok（1995）对病人健康行为互动模式的评价。

　　了解意义：一个理论可能对一位科学家很有意义，而对背景不同的另一位科学家可能毫无意义。例如，一个对产科护士有意义的理论对心脏科护士可能没有什么意义。如果有相关或相似背景的科学家都说某个理论没有意义，那它可能就没有意义。要使一个理论有意义，那它必须对一种现象有一定的见解或理解。如果没有，理论家可能需要花额外的时间来简化或更清楚地定义理论所要证明的东西，以满足有意义的标准。

　　逻辑谬误：寻找逻辑谬误。在这里，理论演绎或归纳起源变得十分重要。在演绎性理论中，如果所有的前提都是真实的并且演绎是有效的，那从这些前提中得出的结论或推论也是真实的（Toulmin，1958）。因此，分析者必须确定这个理论的前提是否成立。此内容通常包括对文献的简要回顾和对所有支持性证据的评估，以确定前提的真实性。在这种情况下，真理源于原始前提所依据的研究的有效性。如果前提是正确的，那么结论也是正确的。

　　在传统的哲学分析中，归纳性理论存在三个可能的问题：①前提是正确的，结论是错误的；②前提是错误的，结论是正确的；③前提和结论都是错误的（Toulmin，1958）。同样，分析者必须回到支持或反驳这个前提的文献和证据中。此时，因为这个理论是归纳式的，证据在逻辑上是不确定的。分析者只能简单地使用证据优势的观念来确定前提的相对真实性。如果证据充分证明了这个前提，为了进行分析，可以假设这个前提是真实的。

由于前提的真实性并不能保证结论的真实性，因此在归纳性理论中判定结论是否正确是比较困难的。分析者在这里所能做的就是检查支持结论有效性的研究，并根据给定的前提和研究证据确定结论是否合理。如果结论合理，并且如果研究有效，满足一个好研究的所有标准，那么分析者就有理由假设结论是正确的。如果结论不合理，或者如果研究不好，则不能对结论提出任何假说。我们根本无法知道结论是否正确。

在更多的后现代哲学中，很少强调用于证明理论有效性的归纳性证据的问题。例如，由于许多扎根理论都是从归纳的和通常是定性的研究中产生的，因此在研究中使用了其他的有效性标准。对于这个问题的深入讨论，Sandelowski（1986）的经典文章是非常好的资源。也有其他很好的资源，如本书中其他地方提到的定性研究的教科书等。就理论分析而言，任何一套标准都可以很好地帮助你评估研究证据的可靠性。

归纳性理论在逻辑上通常是没有定论的，因此，我们总会对这类理论的有效性有所怀疑。但这种怀疑并不妨碍我们使用有充分证据支持的理论。它只是提醒我们，也许还有一个更好的解释尚未发现。

虽然理论分析的最后 4 个步骤不那么严格，也不那么耗时，但却是深入分析的重要环节。在文献中，有几个理论分析的例子（Haigh，2002；Henderson，1995；Jacono，1995；Jezewski，1995；Linder，2010）。

有用性

如果一个理论为某一现象提供了新的见解，如果它有助于科学家更好地或以不同的方式解释某一现象，或者如果它帮助科学家做出更好的预测，那么它就是一个有用的理论（Berthold，1968）。它极大地扩充了知识体系。如果这个理论没有做到这些，那它就不是一个有用的理论。因此，理论的有用性与理论为科学家提供对所讨论现象的理解有多大帮助有关（Reynolds，1971）。例如，Skelly、Leeman、Carlson、Soward 和 Burns（2008）研究了加州大学旧金山分校的症状管理模式在满足非裔美国糖尿病病人需求方面的相关性和有用性。

在确定有用性时，分析者必须考虑三个问题：①这个理论产生了多少研究成果（Reynolds，1971）？②这个理论与什么临床问题有关（Barnum，1998）？③这个理论是否有可能影响护理实践、教育、管理或研究（Meleis，1990）？分析到这里，内容就显得很重要了。如果不考虑理论的内容，分析者就无法回答这三个问题。如果该理论包含已经属于科学领域的主题，它就应该为这一现象提供新的线索，或者应该提供信息以允许澄清、新预测或实施从未有过的控制。如果一个理论涵盖了不属于科学领域的主题，它应该在其发展的科学领域产生一些重大影响。这个理论如果有用，应产生大量的研究。它应该与临床实践场所相关或者至少是潜在相关。它应该能够影响或潜在地影响护理实践、教育、管理或研究（Meleis，1990）。在上面的例子中，Skelly 等（2008）确定加州大学旧金山分校症状管理模式是一种创新模式，用于制订带有文化敏感性的干预措施，以加强糖尿病病人的自我照护。

可推广性

在解释或预测现象时，理论的应用范围反映了可推广性或可转移性的标准（Lincoln & Guba，1985）。可推广性可以通过检查理论的边界和评价支持该理论的研究来判定。在本章前面部分，我们已经说过理论的边界与内容相关，并且与内容关注点的广度有关。一个理论的关注点越广，就越具有可推广性。应用范围越大，可推广性越强。女性主义理论家和批判社会理论家使用一套略有不同的标准来评估理论的可转移性。关于这些理论更详细的讨论以及如何评价，我们推荐 Lincoln 和 Guba（1985）或 Hall 和 Stevens（1991）的著作。

为了确定理论支持的充分性，分析者必须具备一定的研究评判技能，因为支持理论的研究证据对确定可推广性非常重要。如果研究证据可靠，即有效、有足够的样本量、来自不同的人群并且可重复，那么这个理论将比缺乏支持或有低质量研究支持的理论更具有可推广性。我们在这里的目的不是提供研究评价技巧，任何一本好的科研书籍都能对需要额外支持的读者有所帮助。

简约性

简约理论是一种简单而优雅的理论，尽管它的内容可能很广泛。也许最好的简约性的例子来自爱因斯坦的相对论，$E=MC^2$。这一理论的特殊陈述彻底改变了物理学，其界限非常宽泛，但表达方式却非常简单。一个简约的理论在不牺牲理论内容、结构及完整性的前提下，可以简要地解释一个复杂的现象。

大多数理论，尤其是行为科学中的理论，都不能简化为这样的数学模型。分析者必须分析这个理论，看看它的表述是否做到尽可能地清晰和精炼。命题或关联性陈述应精确，不应重叠。如果存在多个陈述，应确定其中一些陈述是否可以简化为一个或两个更广泛、更通用的关联性陈述。

许多理论家提供图形或模型，以此来帮助自己和他人直观地了解概念之间的关系。正如我们前面提到的，如果提供这样一个模型，它应该可以准确地反映理论中的语言材料。它还必须真的有助于让理论更加清晰。如果它不能帮助明晰语言材料，它就不是一个有用的模型，也无助于增加理论的简约性。

可检验性

我们支持这样一种观点，即一个理论要真正有效，至少在原则上必须是可检验的。这意味着可以从理论中产生假设，可以开展研究，理论可以得到证据支持或者因此而得到修正。与没有证据支持的理论相比，有充分实证证据支持的理论更有说服力。如果一个理论不能产生假设，那对研究者就没有用处，也不会增加知识体系。Thompson、Fazio、Kustra、Patrick 和 Stanley（2016）对复杂理论在医疗服务研究中的应用进行了范围综述和理论分析。他们的研究结果显示，复杂性有多种定义方式，在研究中的可操作性也截然不同。因此，他们认为其可推广性有限。他们的结论是概念需要有明确和一致的定义、一致的使用方式，这样该理论才能在卫生服务研究中起作用。

多年来，科学哲学家一直在讨论可检验性标准对理论是否至关重要（Hempel，1965；Hempel，1966；Popper，1965；Reynolds，1971）。争论的焦点大概是一个提供了很多见解但本质上不可检验的理论是否合理。我们不打算参与这个讨论。在我们看来，即使是一种本质上不可检验的理论，也可能会产生可检验的假设和关联性陈述，从而为整个理论提供支持。

优势和局限性

理论分析的主要优势在于该策略对概念之间关系及其相互关联的洞察力。此外，分析策略能使理论家看到这个理论的优点和不足。然后，理论家可以自行决定该理论是否对实践或研究有用，或者该理论在使用前是否需要更多的检验和验证。当通过分析发现了一个理论中未经检验的关联，这将鞭策理论家检验这些关联。这既加强了理论，又完善了知识体系。理论分析的局限性主要在于分析只研究局部及其与整体的关系。它只能暴露缺失的内容，但不能生成新的信息。此外，理论分析还需要对支持性证据进行评价和批判。当分析者评价研究的关键技能不足时，有关理论可靠性的重要信息可能会被忽视或曲解。这将导致分析受限，可能会产生令人不满意的结果。

应用理论分析的结果

　　理论分析提供了一种对理论的结构和内容进行系统检验的方法，以获得对某一现象的新见解或确定其优缺点。但当分析完成后，又该如何处理呢？理论分析的结果对于教育、实践、研究和理论发展都非常有用。

　　理论分析可以被有效地应用于课堂。我们已经成功地使用它教会学生如何批判性地研究理论。将一个理论分配给一组学生进行分析，然后让他们向全班报告，经常会引起学生间有意义的讨论和辩论。理论分析结果的另一个用途是为学生论文提供概念框架。学生们发现理论分析是一种很好的方法，可以确定他们感兴趣的某些现象中的知识空白或不一致的地方。此外，理论分析结果的第三个用途是教师发展。正如我们在"陈述分析"一章中提出的那样，让教师就一个感兴趣的主题进行与理论分析结果相关的讨论，可能会产生许多有价值的想法，可用于课程设计或教师研究。

　　理论分析结果可以为医务人员提供考虑在实践中应用的任何理论的可靠性的相关知识。此外，了解哪些理论关系受到良好的支持，可为选择适当的干预措施和一些功效指标提供指导。鉴于目前强调循证实践，理论分析结果将有助于医务人员确定某一理论是否适合于临床实践。

　　理论分析对研究特别有帮助，因为除了内容相关性、存在的不一致性和差距外，它还为理论的形式和结构提供了一个清晰的思路。缺失的联系或不一致之处是新研究思路的丰富的来源。他们还指出了下一个需要检验的假设。在理论发展中，这些不一致、空白和缺失的联系为理论家提供了继续工作的动力。此外，研究结果还为进一步完善理论提供了线索。

小结

　　理论分析包括系统地分析一个理论的起源、含义、逻辑充分性、有用性、可推广性/简约性和可检验性。这6个步骤中的每一步在理论分析中都是独立的，但又是相互联系的。这种矛盾的关系是由分析行为本身造成的。要做到深入分析，必须考虑每一步，并给予高度重视。然而，每一步的结果都与其他步骤的结果相互依存。

　　与本书中介绍的许多策略一样，理论分析的步骤也是迭代的。也就是说，分析者在分析过程中除了依次进行分析外，还必须在各个步骤间来回切换。

　　例如，如果概念没有被定义，而陈述只是定义性的，那么理论的逻辑充分性、有用性、可推广性、简约性和可检验性都会受到影响。如果含义处理得当，但逻辑结构缺失或错误，那么有用性、可推广性、简约性和可检验性将受到严重限制。如果理论不可检验，并且不能产生假设，那么它就没有用处、没有可推广性、没有简约性，也没有具体的含义。因此，每一步都是独立的，但也是相互依存的。正是这种相互依存使得这一策略在理论构建中如此有用。分析策略提供了一种机制，该机制可以在将理论用于指导实践或研究之前确定理论的优缺点。

通过理论分析，未经检验的关联变得显而易见。反过来，这也会需要额外的检验，以增加对理论的支持或指出需要修改的地方。整个过程很复杂，但这个努力的结果是非常值得的。它经常会对所检验的理论产生新的见解，进而完善知识体系。

理论分析和所有的分析策略一样，严谨且耗时。其局限性在于不能在理论范围之外产生新的信息。

最后，通过指出需要在哪里补充理论工作，理论分析是促进其他理论构建的一种方式。然而，在指出需要补充的内容时，应知道将任何事情与理想进行比较往往都会阻碍发展（Zetterberg，1965）。最好的方法是将所分析的理论与同一发展阶段的类似理论进行比较。与其他类似理论相比，这个理论在多大程度上符合标准？因为大多数理论都是在知识发展的背景下产生的，所以鼓励比严厉批评更有帮助。

实践练习1

请阅读 Younger（1991）的"精通理论"。这是一个心理社会护理理论，总体上是在中域理论的范围。因此，适合用于你的实践练习。

进行理论分析。当你完成你自己的分析后，与下面的分析进行比较。请记住，你的分析可能会比我们在这里包含的分析更全面。我们的目的只是为你提供有关这个理论的主要优点和不足的线索，提供的示例也只是为了演示每个步骤。请记住，尽管一个人的分析可能会与另一个人的分析有些不同，但两者可能同样有效。

起源

Younger 发展的精通理论试图解释"经历疾病或其他压力健康状况并进入压力状态的人是如何恢复健康，甚至更强壮，而不是意志消沉和脆弱"（p.77）。此外，她还表示，第二个目的是阐述她正在开发的新工具的理论基础。该理论似乎是在其他各种哲学和实证工作的基础上进行的演绎合成，但 Younger 并没有明确说明这是否是一个演绎系统。

含义

1. 除了精通这个概念之外，Younger 确定的主要概念是
   确定性
   变化
   接受
   成长

除了这5个主要概念之外，Younger 还提到了几个相关概念，分别是应对、调整、功效、弹性、坚强和控制。在每一个案例中，她都试图找出相关概念与精通的不同之处。

生活质量、与他人的联系纽带、压力、自我治愈、自我照护、过度警觉、强迫性重复、睡眠障碍、恐惧、被动和疏离等概念没有被确定为该理论或相关概念的一部分，但在定义精

通一词的章节中做了讨论。这些概念是关于精通或不精通的前因和后果的讨论的一部分。

2. 确定性、变化、接受、成长和精通这些主要概念都经过仔细定义。事实上，从讨论中可以看出，这5个主要概念都经过了概念分析。因此，这5个概念都具有出色的描述性和理论性定义，并在整篇文章中使用方法一致。这里没有给出操作性定义。不过，它似乎马上就要给出，因为这篇文章的目的之一就是为一种新工具提供理论基础。

3. 在这项工作中，关联性陈述比概念更难获得。该理论中的每个概念都被描述为一个过程，在精通之前必须完成。以下是 Younger 对概念间关系的明确陈述（主要在第87页）：

a. 确定性的关键剂量是变化和接受的必要条件。
b. 变化和接受是成长的必要条件。
c. 变化、接受和成长反过来增加确定性。
d. 变化是成长的充分条件。
e. 变化和接受是动态相关的。
f. 接受和合格是成长的充分条件。
g. 压力启动精通的过程。
h. 精通影响生活质量和健康。

每一个陈述都表明了一种正相关关系，边界范围适中。理论抽象但又足够局限，可以认为是一个中域理论。

这些陈述都是在文章的结尾处提出，提出后就不再被使用了。因此，无法判断作者使用这些陈述的一致性程度。人们必须看其后续工作才能做出这个判断。

这里没有为任何陈述提供实证支持。这里有一些哲学和历史背景作为说服理由，但至今尚未对这个新理论进行检验。

逻辑充分性

1. 可以进行独立于内容的预测。图 12-4 所示矩阵显示了哪些地方的预测是明确的，哪些地方是隐含的。尽管在文中还提到了其他几个相关概念，这里仅包含了该理论的一些主要概念。

确定性（certainty，CT），接受（acceptance，A）
压力（stress，S），健康（wellness，W）
变化（change，CG），成长（growth，G）
生活质量（quality of life，QOL）

显然，该理论中有许多隐含且未指明的关系。在该领域的其他研究中，一些隐含关系得到了支持，但在 Younger 的文章中没有提及。在与有机体整合理论融合后，读者可能还会对精通理论的分析感兴趣（Fearon-Lynch & Stover，2015）。

2. 我们没有找到对该理论的任何直接验证，因此科学家们可能会达成一致，但迄今为

	CT	CG	A	G	S	QOL	W
CT	+	+	+	+	(−)	(+)	(+)
CG		+	+	+	(−)	(−)	(−)
A			+	+	(−)	(+)	(+)
G				+	(−)	(+)	(+)
S					+	(−)	(−)
QOL						+	(+)
W							+

图 12-4　精通理论的概念矩阵

止尚未通过在其他人的工作中使用该理论而获得证实。然而，该理论被成功应用于压力精通工具的开发，该工具可用于测量确定性、变化、接受和成长等理论概念（Younger，1993）。虽然这个理论仍未进行检验，但它是可以被检验的。因此，这一标准在原则上是符合的，但在事实上是不符合的。

3. 这个理论是合理的，因为它是建立在几个健全的哲学和科学传统基础上的。它的简单性很有吸引力。但是，与其他类似的理论相比有点冗余。例如，它实际上与各种自我效能的理论非常接近。

4. 虽然有些逻辑关系尚未说明，只是暗含在理论中，但是它没有逻辑谬误。

有用性

这个理论有可能有用。尽管该理论与其他应对理论和自我效能的理论有些相似，但它特别关注作为主要压力源的健康威胁。仅凭这个原因，它可能对护理人员和研究人员非常有帮助。

可推广性和可转移性

这个理论的界限比较宽泛，但迄今为止还没有经过研究检验或验证。当然，它适用于任何经历压力的人，尤其是与健康相关的压力。其解释力的潜力极佳。

简约性

这个理论相对较新，因此可能过于简约。新理论似乎有一个自然演变或发展的过程，即一个理论往往在开始时小而简约，在验证阶段大幅增长，然后随着时间推移，被简化为更小且更简约的模式。这一理论在被认为得到充分发展之前，可能会经历实质性的变化和修订。

可检验性

如果有适当的、可靠的且有效的工具可以按照理论中的定义来测量这些概念，那么这个理论是可检验的。这些概念都是经过认真定义的，所以任何被考虑用于测量的工具都应该被仔细检查，以确保它们反映了每个概念的定义属性。

实践练习 2

选择一个你感兴趣或与你的研究相关的理论，最好是中域理论，进行理论分析。

这个理论的表现如何？

它的含义是否清晰一致？

它在逻辑上是否充分？

它是否可以被理解和被推广？

它可能有用吗？

这个分析是否令你对这个理论有了不同的理解？

你还像在理论分析之前那样对它感兴趣吗？

参考文献

Barnum B. *Nursing Theory: Analysis, Application, and Evaluation.* 5th ed. Philadelphia, PA: Lippincott Williams & Wilkins; 1998.

Berthold JS. Symposium on theory development in nursing. *Nurs Res.* 1968;17(3):196–197.

Carter KF, Kulbok PA. Evaluation of the Interaction Model of Client Health Behavior through the first decade of research. *Adv Nurs Sci.* 1995;18(1):62–73.

Chaput JP, Drapeau V, Hetherington M, Lemieux S, Provencher V, Tremblay A. Psychobiological effects observed in obese men experiencing body weight loss plateau. *Depress Anxiety.* 2007;24(7):518–521.

Chinn P, Jacobs M. *Theory and Nursing: A Systematic Approach.* 2nd ed. St. Louis, MO: Mosby; 1987.

Chinn P, Kramer M. *Integrated Theory and Knowledge Development in Nursing.* 8th ed. St Louis, MO: Mosby; 2014.

Cooley ME. Analysis and evaluation of the Trajectory Theory of Chronic Illness Management. *Sch Inq Nurs Pract.* 1999;13(2):75–95.

Dickoff J, James P, Wiedenbach E. Theory in a practice discipline, part I. *Nurs Res.* 1968a;17:415–435.

Dickoff J, James P, Wiedenbach E. Theory in a practice discipline, part II. *Nurs Res.* 1968b;17:545–554.

Fawcett J. A framework for analysis and evaluation of conceptual models of nursing. *Nurs Educ.* 1980;5(6):10–14.

Fawcett J. *Analysis and Evaluation of Conceptual Models of Nursing.* 2nd ed. Philadelphia, PA: Davis; 1989.

Fawcett J. *Analysis and Evaluation of Nursing Theories.* Philadelphia, PA: Davis; 1993.

Fawcett J. *Analysis and Evaluation of Conceptual Models of Nursing.* 3rd ed. Philadelphia, PA: Davis; 1995.

Fawcett J. *Analysis and Evaluation of Contemporary Nursing Knowledge: Nursing Models and Theories.* Philadelphia, PA: Davis; 2000.

Fawcett, J. *Contemporary Nursing Knowledge: Analysis And Evaluation of Nursing Models and Theories.* 2nd ed. Philadelphia, PA: F. A. Davis; 2005.

Fawcett J, DeSanto-Madeya S. *Contemporary Nursing Knowledge: Analysis and Evaluation of Nursing Models and Theories.* 3rd ed. Philadelphia, PA: Davis; 2013.

Fearon-Lynch JA, Stover CM. A middle-range theory for diabetes self-management. *Adv Nurs Sci.* 2015;38(4):330–346.

Hage J. *Techniques and Problems of Theory Construction in Sociology.* New York, NY: Wiley; 1972.

Haigh C. Using chaos theory: The implication for nursing. *J Adv Nurs.* 2002;37(5):462–469.

Hall JM, Stevens PE. Rigor in feminist research. *Adv Nurs Sci.* 1991;13(3):16–29.

Hardy M. Theories: Components, development, evaluation. *Nurs Res.* 1974;23(2):100–106.

Hempel CG. *Aspects of Scientific Explanation.* New York, NY: Free Press; 1965.

Hempel CG. *Philosophy of Natural Science.* Englewood Cliffs, NJ: Prentice Hall; 1966.

Henderson DJ. Consciousness raising in participatory research: Method and methodology for emancipatory nursing inquiry. *Adv Nurs Sci.* 1995;17(3):58–69.

Jacono BJ. A holistic exploration of barriers to theory utilization. *J Adv Nurs.* 1995;21(3):515–519.

Jezewski MA. Evolution of a grounded theory: Conflict resolution through culture brokering. *Adv Nurs Sci.* 1995;17(3):14–30.

Kerlinger F. *Foundations of Behavioral Research.* 3rd ed. New York, NY: Holt, Rinehart & Winston; 1986.

Knudsen EL. The hearing of the barn owl. *Sci Am.* 1981;245(6):113–125.

Lincoln YS, Guba EQ. *Naturalistic Inquiry.* Beverly Hills, CA: Sage Publications; 1985.

Linder L. Analysis of the UCSF symptom management theory: Implications for pediatric oncology nursing. *J Pediatr Oncol Nurs.* 2010;27(6):316–324.

Meleis A. *Theoretical Nursing: Development and Progress.* Philadelphia, PA: Lippincott; 1990.

Popper KR. *Conjectures and Refutations: The Growth of Scientific Knowledge.* New York, NY: Harper & Row; 1965.

Popper KR. *The Logic of Scientific Discovery.* New York, NY: Science Editions; 1961.

Reynolds PD. *A Primer in Theory Construction.* Indianapolis, IN: Bobbs-Merrill; 1971.

Sandelowski M. The problem of rigor in qualitative research. *Adv Nurs Sci.* 1986;8(3):27–37.

Skelly AH, Leeman J, Carlson J, Soward AC, Burns D. Conceptual model of symptom-focused diabetes care for African Americans. *J Nurs Scholarsh.* 2008;40(3):261–267.

Thompson DS, Fazio X, Kustra E, Patrick L, Stanley D. Scoping review of complexity theory in health services research. *BMC Health Serv Res.* 2016;16:87.

Toulmin S. *The Uses of Argument.* London, England: Cambridge University Press; 1958.

Wilson J. *Thinking with Concepts.* New York, NY: Cambridge University Press; 1969.

Younger JB. A theory of mastery. *Adv Nurs Sci.* 1991;14(1):76–89.

Younger JB. Development and testing of the mastery of stress instrument. *Nurs Res.* 1993;42(2):68–73.

Zetterberg HL. *On Theory and Verification in Sociology.* Totowa, NJ: Bedminster Press; 1965.

补充阅读

Aldous J. Strategies for developing family theory. *J Marriage Fam.* 1970;32:250–257.

Blalock HM. *Theory Construction: From Verbal to Mathematical Formulations.* Englewood Cliffs, NJ: Prentice Hall; 1969.

Copi I, Cohen C, McMahon K. *Introduction to Logic.* 14th ed. New York, NY: Routledge;

2011.

Hanson NR. *Patterns of Discovery*. London, England: Cambridge University Press; 1958.

Hutchinson SA, Wilson HS. The theory of unpleasant symptoms and Alzheimer's disease. *Sch Inq Nurs Pract*. 1998;12(2):143–158.

Kaplan A. *The Conduct of Inquiry*. New York, NY: Chandler; 1964.

Lenz ER, Gift AG. Response to "The theory of unpleasant symptoms and Alzheimer's disease." *Sch Inq Nurs Pract*. 1998;12(2):159–162.

Lenz ER, Pugh LC, Milligan RA, Gift A, Suppe F. The middle-range theory of unpleasant symptoms: An update. *Adv Nurs Sci*. 1997;19(3):14–27.

Lenz ER, Suppe F, Gift F, Pugh LC, Milligan RA. Collaborative development of middle-range nursing theories: Toward a theory of unpleasant symptoms. *Adv Nurs Sci*. 1995;17(3):1–13.

Paley J. Benner's remnants: Culture, tradition and everyday understanding. *J Adv Nurs*. 2002;38(6):566–573.

Roberson MR, Kelley JH. Using Orem's theory in transcultural settings: A critique. *Nurs Forum*. 1996;31(3):22–28.

Silva MC. Response to "Analysis and evaluation of the trajectory theory of chronic illness management." *Sch Inq Nurs Pract*. 1999;13(2):96–109.

第五部分

对理论及其可信度的展望

在本书的最后部分，我们将视野从理论发展的工作扩展到验证、检验和完善理论的过程。Rudner（1966）分别使用了**"发现的背景"**和**"验证的背景"**这两个术语，从逻辑上区分了发展和评价思想的不同过程。我们也相信，区分理论发展过程与理论检验和验证过程是有用的，这有助于评价理论的可靠性。例如，理论观点往往是在没有立即知道其有用性或准确性的情况下提出的。过早地评价这些初步的理论工作可能会导致一个很有前途的想法被拒绝，并扼杀创造性过程。另外，通过检查理论检验的结果以及将理论与其他标准（例如逻辑一致性）相比较，对更成熟理论的评价可以突出其优势和不足。若要评价一个理论或其相关概念和陈述，就必须要验证和检验它们。因为发展、检验、修订和进一步发展理论思想的过程常常是持续的，在一个给定的理论项目的生命周期中，**发现的背景和验证的背景**之间并没有最终的一成不变的路线。

尽管如此，具备一些检验和验证理论工作的基准是有用的。因此，在第十三章中，我们聚焦在检验概念、陈述和理论上。这是护理学科不断发展的理论基础中的一项重要活动。理论检验包括逻辑推理、实证研究和对研究结果的审慎解释——所有这些都将在后续最后一章中简要阐述。我们也提出了在理论检验过程中应注意的 4 项原则。理论检验的结果往往使理论工作进一步发展。因此，工作重新开始。正如 Smith（2005）所指出的，"没有一个理论是被完全证明或被完全否定的"（p.397）。

参考文献

Rudner R. *Philosophy of Social Science.* Englewood Cliffs, NJ: Prentice Hall; 1966.

Smith GT. On construct validity: Issues of method and measurement. *Psychol Assess.* 2005;17:396–408.

第十三章

评估护理知识发展的可信度和范围：概念、陈述和理论

在开始阅读本章之前，你需要思考的问题：

▶ 现在你已经发展了一个概念、一组陈述或一个理论模式，你是否正在为下一步评价你的工作而努力？

▶ 你是否对护理理念应该通过实践还是通过结构化的研究来检验而感到困惑？

▶ 你是否试图将你从研究课程中学到的知识与产生有助于护理知识和实践的证据联系起来？

▶ 鉴于护理研究已经进入了它的第 7 个十年，你是否想知道我们已经取得了哪些进展和新的认识？

引言： 从理论构建转到理论检验既令人兴奋，又令人跃跃欲试。读者应该意识到他们可能会有一种茫然无措的感觉。尽管已经学习了研究方法课程，但概念、陈述和理论检验的具体方法可能不容易从那些说教的经验中提取出来。因此，在本章中，我们的目标是在研究方法与检验来自概念、陈述和理论发展成果之间提供一座桥梁。由于这些知识成果可能差异很大，没有一种方法可以适用于所有情况。与往常一样，这涉及判断力。最后，我们注意到，护理学术知识发展正在进入第 7 个十年。因此，在本章结束时，我们简要评述了护理作为一门学术性实践学科的范围和核心关注点。

概念、陈述和理论检验概览

前几章已经涵盖了理论构建的背景、术语和策略。在概念、陈述和理论的初步发展后，本章我们将重点转到下一个至关重要的检验阶段。虽然检验和实证验证是相似的术语，但它们的用法有所不同。通常，验证（validation）用于证实概念及其定义属性，而检验（testing）则用于证实陈述和理论。然而，这两个术语的特定用法也可以组合使用，例如在理论检验过程中验证概念。图 13-1 展示了一个护理科学发展阶段的模式。本模式所描述的第一阶段包括发展中的护理概念、陈述和理论，随后阶段包括理论的检验、修订和再检验，并说明护理理论基础构建的持续性本质。

在本章中，我们假设作为理论家发展活动焦点的概念、陈述或理论具有足够的重要性，

值得检验。沿着这条思路，著名的方法学家 Marx（1963）指出：

> 我们需要最明确地认识到，发现和证实对于有效的科学工作都是必要的。在进行实证检验之前，即使最巧妙理论的价值也是有限的；除非涉及有意义的变量，否则最好的已被确认的命题也几乎没有价值。(p.13)

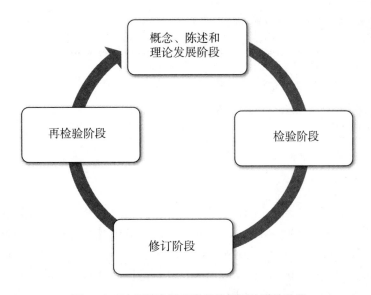

图 13-1　护理理论基础发展的相互关联的阶段

此外，重要的是要记住，概念检验、陈述检验和理论检验的主题嵌入了有关科学本质、科学知识和研究方法论的各种哲学问题中。其中一些问题已在第一章进行了简要介绍。尽管在这里无法阐明这些问题，但有兴趣的读者可能会发现以下经典资料很有用：Coward（1990）的科学探究的世界观；Schumacher 和 Gortner（1992）的护理学对传统科学的误解；Silva 和 Sorrell（1992）的检验护理理论的替代方法（批判性推理、个人经验以及实践应用）；Weaver 和 Olson（2006）的在一个更大的护理科学整合方法项目中的多元方法。

最后，尽管概念检验、陈述检验和理论检验的主题在下面的不同部分中介绍，以使我们能够突出每类检验的重点关注点，但是这些活动之间存在很多重叠之处。因此，表 13-1 提出了与概念检验、陈述检验和理论检验有关的四大原则。一些原则提到了概念检验、陈述检验和理论检验之间的相互关系。例如，根据原则 1，理论中概念的验证对整个理论网络都有影响。在概念验证过程中，概念在理论中的位置和关联可能会发生变化，这反过来又会改变整个理论。本章稍后将讨论的 Stuifbergen 和 Rogers（1997）对慢性残疾病人健康促进理论中的概念验证就是一个例子。Stuifbergen 和 Rogers 的工作还表明，不仅是定量方法，定性方法也可能涉及检验或验证理论的各个方面（原则 4）。表 13-1 中还提出了其他原则，包括基于陈述检验的结论的暂时性（原理 2）、理论检验的迭代性和双向性（原理 3）以及理论检验中所用测量工具的结构效度（Smith，2005）。

表 13-1　与理论检验相关的一般原则

原则	原则的含义		
	概念检验	陈述检验	理论检验
1．在同一网络中的理论术语往往相互关联，因此通常很难在概念检验和理论检验之间划分明确的界线（参见 Hempel，1966）	×	×	×
2．以陈述或理论模式的形式检验假设的逻辑，包括使用辅助假设，使所有检验结论都是暂时性的（参见 Hempel，1966；Smith，2005）		×	×
3．理论检验过程和确定理论检验中所用工具的结构效度是相互关联的（参见 Cronbach & Meehl，1967；Smith，2005）	×	×	×
4．理论检验不仅限于一种类型的资料或检验方法，还可以根据研究目的采用定性和定量方法	×	×	×

概念检验

概念一直是理论活动的焦点，因为它们对于描述临床实践中的问题或现象至关重要。诸如牛奶供应不足（Gatti，2008；Hill & Humenick，1989）、慢性疲乏（Bryant，Walton，& Phillips，2015；Potempa，Lopez，Reid，& Lawson，1986；Renner & Saligan，2016）和慢性呼吸困难（Bull，2014；McCarley，1999）等概念是护理学术和实践领域长期以来一直关注的问题。无论概念是源自对观察结果的合成、从其他领域的派生、对现有思想的分析，还是其他方法，通常都需要通过实证去验证该概念及其宣称的特性的存在和临床意义。即使一个概念嵌入一个松散的相关概念网络中，先关注该概念的实证验证有时也会很有用，尤其是当它对发展一个持续的研究项目至关重要时。但是，修订嵌入更大网络中的概念可能需要修改网络本身。例如，基于定性访谈，Stuifbergen 和 Rogers（1997）将慢性残疾病人健康促进理论模式中的疾病需求这个概念从感知因素部分重新定位到障碍因素。

概念的实证验证以 3 个问题为指导（框 13-1）。收集证据来回答这些问题，并权衡这些证据是否支持或未能支持此概念的可信度、相关性和清晰度，这不是一个非黑即白的问题。也就是说，新的证据可能会对早期的判断提出质疑。此外，从本质上讲，这 3 个问题都是针对一般概念的，因此可能不太适合每一种概念类型。建议用户自行决定！

第一，需要一个概念的操作性定义，以确定是否有证据表明该概念代表了现实中的现象。如果可能，这个定义应具体说明该概念的初步概念属性和指标，以便确定该概念的实例。然后，可以使用此定义检索支持性证据的文献以及设计概念验证研究 [参见 Waltz，Strickland 和 Lenz（2010）如何为概念制定操作性定义的示例以及 Pedhazur 和 Schmelkin（1991）结构验证的示例]。

框 13-1　指导概念验证的三个问题

问题 1．是否有证据（以及如果有，证据的强度和可靠程度如何）表明该概念代表了现实中的现象？

问题 2．在服务对象需求、临床结局或其他有意义的临床标准方面，有什么证据表明该概念与实践相关？

　　问题 3. 哪些证据支持该概念所宣称的属性 [Pedhazur 和 Schmelkin 称之为"反映性指标"（1991，p.54）]？

　　一个对护理产生重大影响的历史案例说明了在验证一个概念是否真正代表现实中的现象时所涉及的内容。Klaus 和 Kennell（1976）以及 Klaus 等（1972）提出联结（bonding）这个概念——基于生物学的母性行为——适用于人类就像其适用于动物一样。他们指出，在动物中，出生后立即将母亲和后代分开的行为与"偏离常规的行为"（deviant behavior）有关（Klaus et al.，1972，p.460）。目前尚不知道在人类母亲这里是否也会发生同样的"联结"现象。Klaus 等通过在出生后不久提供一个长期接触的机会（他们对发生联结必要条件的操作性定义）检验了人类母亲存在依恋。后来他们注意到，与婴儿有额外接触的母亲对婴儿的反应有所不同，他们以此为证来支持人类母婴联结（human mother-infant bonding）的概念（Klaus & Kennell，1976）。然而，随着更多证据的积累和他人的批判性评价，Klaus 和 Kennell（1982）修改了人类存在联结的说法，将更广泛的起源包括在内，而不仅仅是生物学上的起源。因此，随着更多证据的积累，Klaus 和 Kennell 最初的联结概念也发生了变化。

　　概念验证也可能是更大的理论检验项目的一部分。例如，Lee 和 Winters（2004）将概念验证纳入了检验农村护理理论的定性研究中。为此，他们开展了一项定性研究来"探讨农村工人的健康观念和需求"。然后，"将本研究中出现的概念与农村护理理论基础中的概念（进行了比较）"（p.51）。因此，概念验证可能会导致对概念和嵌入这些概念的理论进行一些修订（表 13-1 中的原则 1）。

　　第二，即使一个概念似乎代表了现实中的某种现象，但这种存在本身并不意味着该概念与实践高度相关。也就是说，还必须有充分的理由相信将这一概念引入科学论述可以在一定程度上帮助实现护理学科的实践目标。一个人可能会问：

1. 概念解决服务对象的哪些需求？
2. 该概念对护理行动的内容有何指导？
3. 借助该概念提供的见解，可以澄清或增强哪些临床结局？
4. 该概念如何促进护理知识发展？

　　与实践相关的证据可能来自许多方面。这些包括但不限于识别与需要概念性解决方案问题有关的现有文献，概念相关领域临床专家的意见，以及护理对象的看法。本章前面提到的牛奶供应不足、慢性疲劳和慢性呼吸困难的概念长期持续存在，证明了它们与实践的持续相关性。

　　第三，与概念属性相关的证据阐明了对该概念至关重要的维度、组成部分或其他特征（参见第十章中概念的定义属性）。检验概念属性的步骤和方法在检验和测量领域（参见 Pedhazur & Schmelkin，1991；Waltz et al.，2010）以及护理诊断的发展和验证领域（参见 Appoloni，Herdman，Napoleao，de Carvalho，& Hortense，2013；Avant，1979；Fehring，1986；Gordon & Sweeney，1979）已得到了广泛的发展。这些文献分别对属性验证进行了深入研究。此处我们的目的是为概念属性检验提供通用的指南。

为了便于概念检验，理论家应事先具体说明：①所宣称的属性对于概念是否都是同等重要；②属性是否具有层次结构。通过提出有关概念属性的明确建议，可以更轻松地解释检验结果。此外，如果理论家指定了可能的概念前因 [Pedhazur 和 Schmelkin（1991，p.54）中的"形成性指标"]，而不是其定义属性（Pedhazur 和 Schmelkin 的"反映性指标"），则可以更清晰地完成检验和结果解释。事先说明概念及其属性（参见第十章"概念分析"）在特定人群中的边界也是很有帮助的。广泛的适用性使概念更有用。然而，对界定人群进行初步的仔细检验，有助于区分是一个概念中的属性未被辨析清楚，还是后来因其在不同群体中的表现变化而产生差异。Whitley（1997）的研究说明了内外科和精神科病人焦虑和恐惧的护理诊断属性的验证过程，Alfradique de Souza、Santana 和 Cassiano（2015）对记忆力受损和慢性意识障碍之间差异的验证过程也是如此。随后，可以在新的群体中检验有哪些方面的属性差异 [例如，参见 Fry 和 Nguyen（1996）在澳大利亚和越南群体中对抑郁症状的检验]。

属性检验可以采用多种形式。最常见的方法之一是生成反映概念各种属性离散实例的条目，然后通过例如因子分析等统计方法来分析这些条目。这种分析有助于确定所宣称的属性是否确实可以凭实证证明。在许多方面，概念检验和工具开发过程重叠。对于一些以实践为基础的概念，例如意识障碍（Nagley & Byers，1987），需要更具临床相关性的检验方法。Nagley 和 Byers 提出了临床结构效度（clinical construct validity）的概念，其中，"检验反映了临床相关性，这些相关性包括从护理视角来看护理情境中的一种现象"（p.619）。关于在与呼吸功能相关的护理诊断中检验定义属性的示例，参见 Carlson-Catalano 等的研究（1998）。

如本章引言中所述，我们分别考虑概念检验、陈述检验和理论检验以区分不同的检验类型，但是它们之间经常存在重叠。通常，一个概念是理论工作的焦点，但这个概念本身可能被理论家视为发生在其他概念的网络中。学术研究的发展阶段决定了将检验以概念、陈述还是理论为焦点，哪个更有用。

陈述检验

检验陈述的实证效度可能是读者最熟悉的检验形式。科研书籍（参见 Polit & Beck，2012）通常以两个或多个变量之间的关联性陈述来检验假设。根据陈述中概念关联的性质，这些陈述通常在描述性、相关性或实验性设计中进行检验。通常，证明证据支持概念之间的关联要比证明该关联本质上是因果关系更容易。这是因为建立因果关系需要使用能够排除对结果的其他解释的方法。此类方法的应用可能具有挑战性，成本高，或者在某些情况下由于伦理原因不可能实现。读者应参考现有的科研书籍以指导设计和进行假设检验研究。

在检验陈述中，应谨慎选择概念的测量方法或指标。如果一种测量方法不是一个概念良好的反映性指标（Pedhazur & Schmelkin，1991），则可能对所检验陈述的可信度做出误导性结论。另外，当一项研究的证据支持正在检验的陈述时，这会增强科学家对陈述的可信度以及检验过程中所用测量方法有效性的信心（参见表 13-1 中的原则 3）。但是，重要的是要记住，对陈述整体可信度的判断取决于所收集证据的数量和质量。因此，在确定陈述的可信度时，通常考虑的不是一项研究，而是各种研究的累积证据。

对在各种类型研究中所检验陈述的可信度得出结论并不是护理或健康科学研究的一个新方面。例如，Susser（1991）权衡了关于孕产妇营养与婴儿出生体重之间因果关系证据的严谨性和质量，这是护士和其他医务人员长期以来一直关注的结果。该综述的结论如下："就像对产妇体重的影响一样，产前饮食对妊娠晚期饥饿和极度饥饿女性的婴儿出生体重影响最大……对其他方面的影响则更温和并且是条件性的"（p.1394）。在《护理研究》一篇关于空气污染的最新研究报告中，Longo（2009）指出"流行病学结果支持了当前……（假设），即空气污染与心血管功能不良有关"（p.29）。如果有了新的高质量证据，此类陈述的可信度可能会增加或降低。构成高质量证据的要素可能因所检验的陈述而异。例如，随机临床试验可能适合检验有关临床干预功效的有效性，但不适用于检验有关人群健康不平等的预测性陈述。

　　检验陈述是发展循证实践不可或缺的一部分。随着对陈述反复的肯定性检验（通常界定为研究中的研究假设）的不断积累，这些检验增加了该陈述的效度。例如，在对与体重管理相关研究的系统综述中，美国国家心肺血液研究所的专家小组报告（2013）认为以下陈述具有充分的证据支持：

> 通过对超重和肥胖成年人的饮食干预，在 6 个月时平均体重减少最多，在治疗和随访逐渐减少的同时，较少的体重减轻可维持长达 2 年。在 6 个月的随访中，通过旨在减少每日能量摄入的饮食方法实现的体重减轻范围为 4 ～ 12 kg。此后，可见体重缓慢回升，1 年时总体重减轻 4 ～ 10 kg，2 年时总体重减轻 3 ～ 4 kg（p.56）。

　　相反，以下陈述被认为证据的强度较低：

> 在超重和肥胖的成年人中，与典型的蛋白质饮食（占总热量的15%）相比，在存在体重丢失和其他宏量营养素变化的情况下，高蛋白质饮食（占总热量的25%）不会对心血管疾病危险因素产生更有利的影响（p.58）。

　　越来越多的支持性证据使人们对陈述的可信度更有信心。临床指南中的证据陈述是健康和卫生保健及其证据水平关系的陈述范例。

　　在医院护理的另一个突出案例中，美国医疗保健研究与质量局发布了一份有关人员配置和病人护理质量的证据报告。在提取了相关研究并权衡了证据之后，作者在以下陈述中总结了他们的结论之一："增加护士配置与重症监护病房和外科手术病人更好的结局相关"（Kane，Shamliyan，Mueller，Duval，& Wilt，2007，p.v）。正如该案例所示，证据报告基于包括不同研究的证据总结。尽管单个研究通常不足以建立证据陈述的可信度，但每个研究都有助于积累循证结论所需的结果，进而指导实践或政策。

　　最后，请记住，在概念检验、陈述检验和理论检验之间并不总是一成不变的。例如，尽管在某些情况下可以对一个理论进行整体检验，但是从理论中检验所选陈述通常更为可行。因此，陈述检验可能是更大的理论检验研究的一部分。因此，在下一节理论检验中确定的许多问题，也可以用于检验理论派生的陈述。

理论检验

理论检验的范围和标准

　　理论检验研究已经在不同的护理情境中开展：健康促进（Shin，Kang，Park，Cho，&

Heitkemper，2008）；女性预防保健（Ehrenberger，Alligood，Thomas，Wallace，& Licavoli，2002）和男性预防保健（Nivens，Herman，Weinrich，& Weinrich，2001）；儿童健康（Yeh，2002）、青少年健康（Verchota & Sawin，2016）和老年人健康（Zauszniewski，Chung，& Krafcik，2001）；与癌症（Berger & Walker，2001）、HIV（Bova，2001）和心脏病（Beckie，Beckstead，& Webb，2001）有关的慢性疾病护理；护理绩效（Doran，Sidani，Keatings，& Doidge，2002）；不同种族人群（Jennings-Dozier，1999；Villarruel & Denyes，1997）；以及不同国家（Demerouti，Bakker，Nachreiner，& Schaufeli，2000；Kim，Reed，Hayward，Kang，& Koenig，2011）和地区（McCullagh，Lusk，& Ronis，2002）。鉴于其普遍性，理解护理知识验证这个重要维度非常重要。

理论检验具有挑战性，因为与陈述相比，理论内在的关系更加复杂（例如，参见理论合成章节中的图 9-1）。此外，由于对什么是合理的理论检验研究尚不明确，评估护理理论的实证效度受阻。因此，Silva（1986）提出，在理想情况下，旨在检验概念模式（广域理论）的研究应该满足的 7 个评价标准。她的研究特别重要，因为它提供了之前大多数理论检验文献中所缺少的方法论参考点。因此，她的研究让我们对什么是充分的理论检验有了更深刻的理解。由于本节的重点是检验各种中域理论，它们会为我们提供有关护理现象的信息，因此我们调整了 Silva（1986）的标准来契合这种更具体的应用：

1．研究的目的是确定某个理论的假说或命题（内部理论陈述）的实证效度。
2．明确将该理论作为理论检验研究的理论基础。
3．明确阐述了该理论的内部结构（关键命题及其相互关系），以明确其与研究假设的关系。
4．研究假设明显是根据理论的假说或命题演绎出来的。
5．在使用可靠且相关工具和恰当研究对象的合理研究设计中，对研究假设进行实证检验。
6．作为实证检验的结果，有证据支持该理论指定假说或命题的有效性或无效性。
7．该证据被认为可以具体支持、反驳或解释该理论的相关方面。

但是，即便是这些标准也有不足。考虑这种可能性，即从一个理论中推导出的假设既适用于该理论，又适用于其他相关理论，而且，这些假设始终与实证观察结果相符。例如，穷人会比富人经历更多健康问题这个假设适用于多个理论模式。同样，从理论基础上预测，接受个体化护理干预的病人将比接受常规护理的病人具有更多的自理技能，这可以来源于许多理论。此外，对上述任何一种假设进行检验，对于推导出它们的任何理论来讲风险都较低，因为它们很可能得到数据的支持。事实上，上述的两个例子都是模糊假设，很难被拒绝。因此，理论检验比简单地派生假设并检验它们要复杂得多。研究者不仅必须能够推导出假设，而且还应以某种使理论处于被证伪的高风险的方式来进行（Popper，1965）。

为了证伪，一个理论必须能够以充分的特异性进行预测，从而可以清楚地推导出与该理论不相容的实证结果（Fawcett，1999，p.95）。在一个经典的例子中，Wallace（1971）阐述了这一原则。

　　举一个简单的例子，"所有人类群体要么是有社会分层的要么是没有社会分层的"这一假设在原则上是无法检验的，因为它没有排除任何逻辑上可能的实证发现。但是，"所有人类群体都是有社会分层的"这一假设是可以检验的，因为它断言，发现一个没有社会分层的人类群体，尽管在逻辑上是可能的，但是实际上是不会发生的。(p.78)

重复一句古老的格言：预测一切的理论无法预测任何事情。或者，用 Popper（1965）的话来说，"每一个'好的'科学理论都是一条禁令：它禁止某些事情发生。一个理论禁止得越多，它就越好"（p.36）。因此，我们又增加了一条理论检验的标准：

8. 凭借特异性和与少数结果的兼容性，用于检验特定理论的假设要使该理论面临被证伪的风险。

与这最后一条标准一致，一个理论的预测越具体，就越容易被证伪，并且支持该理论的数据范围也就越窄。

在检验理论时，理论家必须判断检验结果与理论的契合程度。随着理论预测精度的提高，关于"拟合度"的判断变得不那么模糊和武断（Blalock，1979）。此外，如果对非常具体的假设进行检验，得出的数据与预测非常一致，则该理论会被认为不仅是可证伪的，而且是实证有效的。看下面的例子。"A 与 B 相关"的预测不如"在 B 的每个案例中它都先于 A 出现"的预测那么具体。随着护理研究中提出的假设从前一种类型逐渐转向后一种类型，理论的可证伪性将增强。

使理论检验复杂化的另一个方面（表 13-1 中的原则 2）是在设计检验条件时做出的假说（Hempel，1966，pp.19-32）。这些假说被认为是正确的，构成了 Hempel 所谓的辅助假说（auxiliary assumptions）或辅助假设（auxiliary hypotheses）（p.23）。假说包括广泛的显性和隐性的信心，例如：①使用的测量方法有充分的信度和效度；②数据收集过程中没有沾染；③在设计研究方法时，任何被认为是真实的科学事实或理论的准确性。当结果支持理论时，理论家可能错误地轻视了对结果的另一种解释。相反，当结果不支持理论预测时，错误可能不在于理论本身，而在于与检验条件相关的假说。因此，没有一个检验能够明确地驳斥或证实一种理论。理论检验是对各种研究中累积检验结果的加权，对更严格的检验则给予更大的权重。

因此，建立护理科学的一个策略就是复制以检验有前途的理论为目的的研究。所以，实证效度是理论的一个条件性的质量指标。它与现有的与该理论相关的证据有关。随着进一步研究的开展，一次被判断为实证有效的理论在以后的某个时间可能被认为是无效的。因此，当对理论的其他检验提供了与理论预测一致或不一致的证据时，有关理论实证效度的判断可能会发生变化。

护理领域中理论检验举例

Tsai、Tak、Moore 和 Palencia（2003）的理论检验研究阐明了理论发展和检验的许多方面：广域理论与中域理论之间的联系，在理论模式中指定关系，使用适当的检验方法以及理论修订。这些研究者使用 Roy 适应模式作为框架，阐明了老年关节炎病人慢性疼痛的中域理论。在他们的理论中，慢性疼痛（主要刺激）、失能和社会支持（相关刺激）以及年龄和性别（固有刺激）等概念会影响老年关节炎病人的日常压力和随后的抑郁。使用路径分析对初始理论的检验表明，该理论与数据具有可接受的拟合度，总体上解释了抑郁 35% 的变异度。不过，从年龄、性别到日常压力的这两个独立路径在统计学上并不显著。因此，随后通过删除这两个不重要的路径对中域理论进行了修订。表 13-2 给出了理论检验研究的其他举例。

表 13-2　理论检验研究论文举例

作者	论文题目
Hoffman 等（2009）	*Testing a theoretical model of perceived self-efficacy for cancer-related fatigue self-management and optimal physical functional status*
Ryan、Weiss、Traxel 和 Brondino（2011）	*Testing the integrated theory of health behavior change for postpartum weight management*
Covell 和 Sidani（2013）	*Nursing intellectual capital theory: testing selected propositions*
Vellone 等（2013）	*Structural equation model testing the situation-specific theory of heart failure self-care*
Verchota 和 Sawin（2016）	*Testing components of a self-management theory in adolescents with type 1 diabetes mellitus*

　　Johnson、Ratner、Bottorff 和 Hayduk（1993）的经典研究进一步说明了理论检验过程的复杂性。该研究的目的之一是检验 Pender（1987）的健康促进模式（health promotion model，HPM）的早期版本。HPM 指出两组因素（修正因素和认知 - 知觉因素）和行动线索会影响健康促进行为的可能性。人口学特征通过改变认知 - 知觉因素间接影响健康促进行为。Johnson 等（1993）关注了 3 种认知 - 知觉因素，即感知健康控制、感知自我效能和感知健康状态。它们被假设可以直接影响健康促进行为。他们关注的 2 个修正因素是人口学特征和生物学特征。

　　Johnson 等（1993）使用结构方程模型作为数据分析方法，因为它是"可以同时检验多个变量的唯一方法"（p.132）。尽管他们在检验中使用了一组限定的变量，但他们认为，如果整个模型要成功，他们选择的部分"必须与数据相符"（p.133）。对 HPM 的检验是通过对 1000 多名成年人进行全国健康调查来实施的。Johnson 等报告说，"该模型无法解释观察到的关系"（p.136）。研究人员指出，与 HPM 所述相反，修正因素直接影响健康促进行为。最后，研究人员得出结论："必须重新考虑 HPM 的因果结构，以充分说明影响健康促进生活方式的所有关键因素及其相互关系"（p.138）。

　　Johnson 等（1993）报告的不同发现指出了理论家和研究者面临的最后一个问题：如何最好地解释这些发现？该理论是否本质上是"错误的"，还是检验情况中的检验条件和相关辅助假说是错误的？例如，在 Johnson 等进行的理论检验中，大多数变量是通过一个条目的指标衡量的：这些条目是否是理论概念的有效和可靠指标？这个问题反映了本章开始时介绍的检验原则之一：理论检验与工具效度是相互关联的（表 13-1 中的原则 3）。

　　在理论检验研究中可能出现的另一个挑战是需要创建新的测量量表来检验理论。当一个理论是新的并且尚未开发出合适的测量方法时，或者当该理论应用于一个需要特定情境测量方法的问题时，可能会发生这种情况。例如，自我效能是一个出现在许多理论中的概念，但是自我效能测量方法需要适合特定的健康情境，例如进行减肥所需饮食和运动行为的自我效能。

尽管通常将理论检验与定量方法联系起来，但这种观点太过局限。定性方法也可以应用于理论检验和概念验证工作。此类应用的例子包括先前提到的 Stuifbergen 和 Rogers（1997）关于慢性病健康促进模式的研究，以及 Lee 和 Winters（2004）关于农村护理理论的研究。

关于理论检验，必须注意一点。现在已经有强大的统计方法，例如结构方程模型等，可以检验模型与可用数据的拟合度（Tabachnick & Fidell，2013）。通过修改模型，可以逐步实现模型与数据更好地拟合。但是，基于数据派生的模型修改将情境从证明转变为发现。换句话说，使用数据同时检验然后重建和重新检验模型会破坏理论检验的可信度。这样的工作应被视为发展理论。框 13-2 为感兴趣的读者提供了一个练习，以加深对理论检验和可能遇到困难的理解。

框 13-2　将理论检验标准应用于一篇文章

选择一篇旨在检验某个理论的文章，例如以下任一文章，可以通过下面列出的链接进行访问：

- Hoffman AJ，von Eye A，Gift AG，Given BA，Given CW，Rothert M. Testing a theoretical model of perceived self-efficacy for cancer-related fatigue self-management and optimal physical functional status. *Nurs Res*. 2009；58（1）：32-41. Available at https://www.ncbi.nlm.nih.gov/pmc/articles/PMC3108333/pdf/nihms100201.pdf
- Ryan P，Weiss M，Traxel N，Brondino M. Testing the integrated theory of health behavior change for postpartum weight management. *J Adv Nurs*. 2011；67（9）：2047-2059. Available at https://www.ncbi.nlm.nih.gov/pmc/articles/PMC4547450/

批判性地检验这篇文章：
- 首先，作者是检验了整个理论，还是只检验了其中的一部分？作者是否添加了理论中尚未存在的概念，或者在检验之前是否更改了理论？如果是这样，为什么要这样做？
- 查看本章中提出的 8 个理论检验标准。最明确符合哪一个标准？其次有哪些？
- 作者在进行理论检验研究时是否遇到困难，例如缺少预先存在的经过验证的测量方法、样本失访或样本量小？
- 作者报告了哪些可能影响理论检验有效性的局限性？
- 作为检验的结果，作者是否建议对理论进行修改？

最后，理论比单一的关联性陈述所涵盖的范围更全面。因此，与单一的证据陈述或特定临床指南相比，理论对实践和研究的潜在影响更广泛。也就是说，有充分证据支持的理论通过影响实践者和研究者如何思考与健康和护理相关的问题以及寻求解决方案的方式，来推动学科的实践和研究。例如，在人类健康行为改变科学中，现在有大量的行为理论可以指导干

预研究（National Cancer Institute，2005）。因此，改变健康行为的干预措施通常用一个或多个这样的指导理论来表述。护理学作为一门较年轻的科学，其理论基础在不断发展。护理的范围也更广，而且不仅限于人类的一个方面，例如行为。因此，护理理论的涉及范围可能相对较广，涵盖人的生物 - 心理 - 社会维度。开发和检验这些理论和相关理论模式具有挑战性和复杂性 [例如，参见由 McCain、Gray、Walter 和 Robins（2005）发展的与 HIV 或乳腺癌病人相关的心理神经免疫模型]。尽管此类工作深含挑战性，但它反映了 1945 年 Bixler 和 Bixler 对护理的批判性分析中所预见的护理愿景（参见第一章）。

护理知识范畴及其核心关注点

《护理研究》（*Nursing Research*）杂志于 1952 年创刊，标志着护理知识体系发展的起点。在我们完成第六版的时候，知识发展的努力已经进入了第七个十年。如果我们再回头看 Bixler 和 Bixler 在 1945 年对"护理科学"的阐述和愿景，护理知识发展的历史已经进入了第八个十年。在这段时间里，我们从护理知识的范畴和核心关注点中学到了什么？又有哪些新的挑战？

有些人，例如 Thorne（2014），已经明确提出了"核心学科知识"（core disciplinary knowledge）的概念，即"该学科所描述的知识结构是愿景和社会使命的独特（我们可以说，独一无二的）焦点"（p.1）。具有讽刺意味的是，尽管经过了几十年的理论和研究，Thorne 指出，"关于这一构成的共识是令人抓狂地难以达成"（p.1）。然而，考虑到第一章开头所引用的趋势（参见题为"护理领域中的理论发展：初学者指南"的章节），在这个关键时刻，清晰性可能尤其重要。

在护理科学和实践中，是否有一些取得成就的领域定义了独特的护理视角？我们简单挑选了一些与范畴和（或）核心关注点有关的学术成果，但实际肯定不止这些：

- Jacqueline Fawcett 在几卷著作中认真按时间顺序记录了与护理中各种概念模型相关的累积研究（见 Fawcett，1993，1995；Fawcett & DeSanto-Madeya，2013）。
- 由护士开发的与症状和疾病自我管理相关的理论和模式及其相关研究——定性和定量（见 Cashion，Gill，Hawes，Henderson，Saligan，2016；Grady & Gough，2014；Lenz，Pugh，Milligan，Gift，Suppe，1997；Ryan & Sawin，2009）。
- 关于为人父母、生活变化或健康事件导致转变的理论和研究（包括定性和定量研究）（见 Meleis，Sawyer，Im，& Messias，2000；Mercer，1995；Mercer & Walker，2006；Rubin，1967）。
- 不断增长的被验证的护理诊断（Herdman & Kamitsuru，2014）和积累的与护理干预（Butcher，Bulechek，Dochterman，& Wagner，2013）和护理结局（Moorhead，Johnson，Maas，& Swanson，2013）相关的实践知识。

其他人可能会提供同样的甚至更有说服力的例子（见框 13-3 中的练习）。我们的目的只是了解自 20 世纪 50 年代以来护理学者的研究情况。作为一门实践学科，并不是只有护士和护理对上述例子感兴趣。但是，这些领域仍然反映了人 - 健康 - 环境 - 护理元范式的关键组成部分（Fawcett，1984），因此有助于形成独特的护理视角。

框 13-3 护理科学内容的定性回顾

本次练习的目的是了解当代护理科学的关键焦点。

- 我们建议读者组成一个 3 ~ 5 人的小组，每人关注一本重要的学术性而非专业性的护理期刊，如：
  - 国际护理研究杂志（*International Journal of Nursing Studies*）
  - 护理学术杂志（*Journal of Nursing Scholarship*）
  - 高级护理杂志（*Journal of Advanced Nursing*）
  - 护理研究（*Nursing Research*）
  - 循证护理世界观（*Worldviews of Evidence-Based Nursing*）
  - 护理和健康研究（*Research in Nursing & Health*）
  - 临床护理研究（*Clinical Nursing Research*）
- 作为一个小组，确定每个期刊要回顾多少个主题，回顾期刊文章的哪些方面，从文章中提取什么信息，例如关键变量、概念或理论框架以及文章解决的关键护理问题。
- 作为尝试，一起阅读 2 ~ 3 篇文章，以形成对该主题的共同理解。
- 现在深入各个期刊，定期开会讨论发现、问题和新见解。更多地关注发现的概念结构，而不是数量频率。
- 在小组会上合成你的发现。分享你的发现！你可能已经发现了难以解释的核心护理学科知识。

护理也与其他健康专业以及更广泛的领域有着共同关注的交叉问题，如关注弱势群体和健康不平等。通常，解决这些问题和相关问题需要与跨学科团队和社区合作。在这样的研究和实践环境中，尤其重要的是要牢牢掌握护理核心知识，以确保将其融入合作中，从而使病人和家庭结局受益于护理的广阔的健康愿景。

当我们展望未来，Grace、Willis、Roy 和 Jones（2016）提醒我们，"代表专业实践的哲学的、概念的/理论的和实证的探究"（p.61）构成了护理实践学科中学者们的核心职责。因此，护理学者要想充分反映这一愿景，他们必须"对（护理）学科的目标和观点有深入的历史理解"（Grace et al.，p.68）。尽管科学探究在这个学科组合中很重要，但理论探究对于加深理解和展望新的可能性方面至关重要。同样，在护理中也需要哲学研究，不仅要进行评判，还要澄清和启发护理和人类关怀的伦理和认识论问题。

结束语

正如我们在本书第一章中指出的，护理已经在许多层次上产生了理论。但只有当一个理论足够完善，并使用户能够指定针对真实现象的可测量模型时，它才能接受严格的检验。清晰明了的理论减少了对其优点判断的武断性。如果一个理论被用来确定政策和实践的方向，这一点就尤其重要。与基础科学相比，理论的可检验性和它的实证效度在作为实践学科的护理中同样重要，甚至更重要。公众对一个职业的信任要求我们在做出对人类具有重要意义的科学判断时要使用最好的方法。

　　在一个护理学这样的实践学科中，理论发展和检验的相互依存性对于建立一个健全的实践知识体系至关重要。护理实践理论基础的持续和多样化发展，要求护士在工作中既要有精力、有思想，又要有长期投入的奉献精神。当护士的科学研究可以组成更大的学术目标时，这种承诺是明确的。对于研究生来说，尽早明确目标，并怀着对护理本身的热情来规划其未来的发展，这是很有用的（Meleis，1987）。

参考文献

Alfradique de Souza P, Santana RF, Cassiano KM. Differential validation of nursing diagnoses of impaired memory and chronic confusion. *J Nurs UFPE Online*. 2015;9(7):9078–9085. Retrieved June 8, 2017, at http://www.revista.ufpe.br/revistaenfermagem/index.php/revista/article/view/7915/pdf_8465

Appoloni AH, Herdman H, Napoleao AA, de Carvalho EC, Hortense P. Concept analysis and validation of the nursing diagnosis, delayed survival recovery. *Int J Nurs Knowl*. 2013;24(3):115–121.

Avant K. Nursing diagnosis: Maternal attachment. *Adv Nurs Sci*. 1979;2(1):45–55.

Beckie TM, Beckstead JW, Webb MS. Modeling women's quality of life after cardiac events. *West J Nurs Res*. 2001;23:179–194.

Berger AM, Walker SN. An explanatory model of fatigue in women receiving adjuvant breast cancer chemotherapy. *Nurs Res*. 2001;50:42–52.

Bixler G, Bixler RW. The professional status of nursing. *Am J Nurs*. 1945;45:730–735.

Blalock HM. Dilemmas and strategies of theory construction. In: Snizek WE, Fuhrman ER, Miller MK, eds. *Contemporary Issues in Theory and Research: A Metasociological Perspective*. Westport, CT: Greenwood Press; 1979.

Bova C. Adjustment to chronic illness among HIV-infected women. *J Nurs Scholarsh*. 2001;33:217–223.

Bryant AL, Walton AL, Phillips B. Cancer-related fatigue: Scientific progress has been made in 40 years. *Clin J Oncol Nurs*. 2015;19(2):137–139.

Bull A. Primary care of chronic dyspnea in adults. *Nurse Pract*. 2014;39(8):34–40.

Butcher HK, Bulechek GM, Dochterman JMMC, Wagner C, eds. *Nursing Interventions Classification*. 6th ed. St. Louis, MO: Elsevier/Mosby; 2013.

Carlson-Catalano J, Lunney M, Paradiso C, Bruno J, Luise BK, Martin T, et al. Clinical validation of ineffective breathing pattern, ineffective airway clearance, and impaired gas exchange. *Image*. 1998;30(3):243–248.

Cashion AK, Gill J, Hawes R, Henderson WA, Saligan L. National Institutes of Health Symptom Science Model sheds light on patient symptoms. *Nurs Outlook*. 2016;64(5):499–506.

Covell CL, Sidani S. Nursing intellectual capital theory: Testing selected propositions. *J Adv Nurs*. 2013;69(11):2432–2445.

Coward DD. Critical multiplism: A research strategy for nursing science. *Image*. 1990;22:163–167.

Cronbach LJ, Meehl PE. Construct validity in psychological tests. In: Jackson DN, Messick S, eds. *Problems in Human Assessment*. New York, NY: McGraw-Hill; 1967, pp. 57–77.

Demerouti E, Bakker AB, Nachreiner F, Schaufeli WB. A model of burnout and life satisfaction amongst nurses. *J Adv Nurs*. 2000;32:454–464.

Doran DI, Sidani S, Keatings M, Doidge D. An empirical test of the Nursing Role Effectiveness Model. *J Adv Nurs*. 2002;38:29–39.

Ehrenberger HE, Alligood MR, Thomas SP, Wallace DC, Licavoli CM. Testing a theory of decision-making derived from King's systems framework in women eligible for a cancer clinical trial. *Nurs Sci Q*. 2002;15:156–163.

Fawcett J. *Analysis and Evaluation of Nursing Theories*. Philadelphia, PA: Davis; 1993.

Fawcett J. *Analysis and Evaluation of Conceptual Models of Nursing*. 3rd ed. Philadelphia, PA: Davis; 1995.

Fawcett J. The metaparadigm of nursing: Present status and future refinements. *Image*. 1984;16:84–87.

Fawcett J. *The Relationship of Theory and Research*. 3rd ed. Philadelphia, PA: Davis; 1999.

Fawcett J, DeSanto-Madeya S. *Contemporary Nursing Knowledge: Analysis and Evaluation of Nursing Models and Theories*. 3rd ed. Philadelphia, PA: Davis; 2013.

Fehring R. Validating diagnostic labels: Standardized methodology. In: Hurley ME, ed. *Classification of Nursing Diagnoses: Proceedings of the Sixth Conference*. St. Louis, MO: Mosby; 1986.

Fry A, Nguyen T. Culture and the self: Implications for the perception of depression by Australian and Vietnamese nursing students. *J Adv Nurs*. 1996;23:1147–1154.

Gatti L. Maternal perceptions of insufficient milk supply in breastfeeding. *J Nurs Scholarsh*. 2008;49(4):355–363.

Gordon M, Sweeney MA. Methodological problems and issues in identifying and standardizing nursing diagnoses. *Adv Nurs Sci*. 1979;2(1):1–15.

Grace PJ, Willis DG, Roy C, Jones DA. Profession at the crossroads: A dialog concerning the preparation of nursing scholars and leaders. *Nurs Outlook*. 2016;64:61–70.

Grady PA, Gough LL. Self-management: A comprehensive approach to management of chronic conditions. *Am J Public Health*. 2014;104(8):e25–e31.

Hempel CG. *Philosophy of Natural Science*. Englewood Cliffs, NJ: Prentice Hall; 1966.

Herdman TH, Kamitsuru S. *Nursing Diagnoses 2015–17: Definitions and Classification*. 10th ed. Oxford, UK: Wiley Blackwell; 2014.

Hill PD, Humenick SS. Insufficient milk supply. *Image*. 1989;21:145–148.

Hoffman AJ, von Eye A, Gift AG, Given BA, Given CW, Rothert M. Testing a theoretical model of perceived self-efficacy for cancer-related fatigue self-management and optimal physical functional status. *Nurs Res*. 2009;58(1):32–41.

Jennings-Dozier K. Predicting intentions to obtain a Pap smear among African American and Latina women: Testing the theory of planned behavior. *Nurs Res*. 1999;48:198–205.

Johnson JL, Ratner PA, Bottorff JL, Hayduk LA. An exploration of Pender's health promotion model using LISREL. *Nurs Res*. 1993;42:132–138.

Kane RL, Shamliyan T, Mueller C, Duval S, Wilt T. *Nursing Staffing and Quality of Patient Care*. Evidence Report/Technology Assessment No. 151. Prepared by the Minnesota Evidence-based Practice Center under Contract No. 290-02-0009. AHRQ Publication No. 07-E005. Rockville, MD: Agency for Healthcare Research and Quality; March 2007.

Kim S-S, Reed PG, Hayward RD, Kang Y, Koenig HG. Spirituality and psychological well-being: Testing a theory of family interdependence among family caregivers and their elders. *Res Nurs Health*. 2011;34:103–115.

Klaus MH, Jerauld R, Kreger MC, McAlpine W, Steffa M, Kennell JH. Maternal attachment: Importance of the first postpartum days. *N Engl J Med*. 1972;286:460–463.

Klaus MH, Kennell JH. *Maternal–Infant Bonding*. St. Louis, MO: Mosby; 1976.

Klaus MH, Kennell JH. *Parent–Infant Bonding*. 2nd ed. St. Louis, MO: Mosby; 1982.

Lee HJ, Winters CA. Testing rural nursing theory: Perceptions and needs of service providers. *Online J Rural Nurs Health Care*. 2004;4:51–63.

Lenz ER, Pugh LC, Milligan RA, Gift A, Suppe F. The middle-range theory of unpleasant symptoms: An update. *Adv Nurs Sci*. 1997;19(3):14–27.

Longo BM. The Kilauea Volcano adult health study. *Nurs Res*. 2009;58:23–31.

Marx MH. The general nature of theory construction. In: Marx MH, ed. *Theories in Contemporary Psychology*. New York, NY: Macmillan; 1963.

McCain NL, Gray DP, Walter JM, Robins J. Implementing a comprehensive approach to the study of health dynamics using the psychoneuroimmunology paradigm. *Adv Nurs Sci*. 2005;28:320–332.

McCarley C. A model of chronic dyspnea. *Image*. 1999;31:231–236.

McCullagh M, Lusk SL, Ronis DL. Factors influencing use of hearing protection among farmers: A test of the Pender Health Promotion Model. *Nurs Res*. 2002;51:33–39.

Meleis AI. ReVisions in knowledge development: A passion for substance. *Sch Inq Nurs Pract*. 1987;1(1):5–19.

Meleis AI, Sawyer LM, Im EO, Messias DK, Schumacher K. Experiencing transitions: An emerging middle-range theory. *Adv Nurs Sci*. 2000;23(1):12–28.

Mercer RT. *Becoming a Mother: Research on Maternal Role Identity from Rubin to the present*. New York, NY: Springer; 1995.

Mercer RT, Walker LO. A review of nursing interventions to foster becoming a mother. *J Obstet Gynecol Neonatal Nurs*. 2006;35(5):568–582.

Moorhead S, Johnson M, Maas M, Swanson E, eds. *Nursing Outcomes Classification*. 5th ed. St. Louis, MO: Elsevier/Mosby; 2013.

Nagley SJ, Byers PH. Clinical construct validity. *J Adv Nurs*. 1987;12:617–619.

National Cancer Institute. *Theory-at-a-Glance: A Guide for Health Promotion Practice*. 2nd ed. Washington, DC: U. S. Department of Health and Human Services; 2005. Available at https://cancercontrol.cancer.gov/brp/research/theories_project/theory.pdf

National Heart, Lung, and Blood Institute. *Managing Overweight and Obesity in Adults: Systematic Evidence Review from the Obesity Expert Panel*. 2013. Available at https://www.nhlbi.nih.gov/health-topics/managing-overweight-obesity-in-adults

Nivens AS, Herman J, Weinrich SP, Weinrich MC. Cues to participation in prostate cancer screening: A theory for practice. *Oncol Nurs Forum*. 2001;28:1449–1156.

Pedhazur EJ, Schmelkin LP. *Measurement, Design, and Analysis: An Integrated Approach*. Hillsdale, NJ: Erlbaum; 1991.

Pender NJ. *Health Promotion in Nursing Practice*. 2nd ed. Norwalk, CT: Appleton & Lange; 1987.

Polit DF, Beck CT. *Nursing Research: Generating and Assessing Evidence for Nursing Practice*. 9th ed. Philadelphia, PA: Lippincott Williams & Wilkins; 2012.

Popper KR. *Conjectures and Refutations*. New York, NY: Basic Books; 1965.

Potempa K, Lopez M, Reid C, Lawson L. Chronic fatigue. *Image*. 1986;18:165–169.

Renner M, Saligan LN. Understanding cancer-related fatigue: Advancing the science. *Fatigue*. 2016;4(4):189–192.

Rubin R. Attainment of the maternal role: Part I. Processes. *Nurs Res*. 1967;16:237–245.

Ryan P, Sawin KJ. The individual and family self-management theory: Background and perspectives on context, process, and outcomes. *Nurs Outlook*. 2009;57(4):217–225.

Ryan P, Weiss M, Traxel N, Brondino M. Testing the integrated theory of health behavior change for postpartum weight management. *J Adv Nurs*. 2011;67(9):2047–2059.

Schumacher KL, Gortner SR. (Mis)conceptions and reconceptions about traditional science. *Adv Nurs Sci*. 1992;14(4):1–11.

Shin KR, Kang Y, Park HJ, Cho MO, Heitkemper M. Testing and developing the health promotion model in low-income, Korean elderly women. *Nurs Sci Q*. 2008;21:173–178.

Silva MC. Research testing nursing theory: State of the art. *Adv Nurs Sci*. 1986;9(1):1–11.

Silva MC, Sorrell JM. Testing of nursing theory: Critique and philosophical expansion. *Adv Nurs Sci*. 1992;14(4):12–23.

Smith GT. On construct validity: Issues of method and measurement. *Psychol Assess*. 2005;17:396–408.

Stuifbergen AK, Rogers S. Health promotion: An essential component of rehabilitation for persons with chronic disabling conditions. *Adv Nurs Sci*. 1997;19(4):1–20.

Susser M. Maternal weight gain, infant birth weight, and diet: Causal sequences. *Am J Clin Nutr*. 1991;53:1384–1396.

Tabachnick BG, Fidell LS. *Using Multivariate Statistics*. 6th ed. Boston, MA: Pearson; 2013.

Thorne S. What constitutes core disciplinary knowledge? *Nurs Inq*. 2014;21(1):1–2.

Tsai P, Tak S, Moore C, Palencia I. Testing a theory of chronic pain. *J Adv Nurs*. 2003;43:158–169.

Vellone E, Riegel B, D'Agostino F, Fida R, Rocco G, Cocchieri A, et al. Structural equation model testing the situation-specific theory of heart failure self-care. *J Adv Nurs*. 2013;69(11):2481–2492.

Verchota G, Sawin K. Testing components of a self-management theory in adolescents with type 1 diabetes mellitus. *Nurs Res*. 2016;65(6):487–495.

Villarruel AM, Denyes MJ. Testing Orem's theory with Mexican Americans. *Image*. 1997;29:283–288.

Wallace WL. *The Logic of Science in Sociology*. New York, NY: Aldine; 1971.

Waltz CF, Strickland OL, Lenz ER. *Measurement in Nursing and Health Research*. 4th ed. New York, NY: Springer/Davis; 2010.

Weaver K, Olson JK. Understanding paradigms used for nursing research. *J Adv Nurs*. 2006;53:459–469.

Whitley GG. Three phases of research in validating nursing diagnoses. *West J Nurs Res*. 1997;19:379–399.

Yeh C. Health-related quality of life in pediatric patients with cancer: A structural equation approach with the Roy Adaptation Model. *Cancer Nurs*. 2002;25:74–80.

Zauszniewski JA, Chung C, Krafcik K. Social cognitive factors predicting the health of elders. *West J Nurs Res*. 2001;23:490–503.

补充阅读

Acton GJ, Irvin BL, Hopkins BA. Theory-testing research: Building the science. *Adv Nurs Sci*. 1991;14(1):52–61.

Behi R, Nolan M. Deduction: Moving from the general to the specific. *Br J Nurs*.

1995;4:341–344.

Coates VE. Measuring constructs accurately: A prerequisite to theory testing. *J Psychiatr Ment Health Nurs.* 1995;2:287–293.

Dulock HL, Holzemer WL. Substruction: Improving the linkage from theory to research. *Nurs Sci Q.* 1991;4:83–87.

Fawcett J. Testing nursing theory. In: *Analysis and Evaluation of Nursing Theories.* Philadelphia, PA: Lippincott; 1993.

Field M. Causal inference in behavioral research. *Adv Nurs Sci.* 1979;2(1):81–93.

Gibbs JP. Part 3: Test of theories. In: *Sociological Theory Construction.* Hinsdale, IL: Dryden Press; 1972.

Hall JM, Stevens PE. Rigor in feminist research. *Adv Nurs Sci.* 1991;13(3):16–29.

Hinshaw AS. Theoretical model testing: Full utilization of data. *West J Nurs Res.* 1984;6:5–9.

Jacobs MK. Can nursing theory be tested? In: Chinn PL, ed. *Nursing Research Methodology.* Rockville, MD: Aspen; 1986.

McQuiston CM, Campbell JC. Theoretical substruction: A guide for theory testing research. *Nurs Sci Q.* 1997;10:117–123.

Mullins NC. Empirical testing. In: *The Art of Theory: Construction and Use.* New York, NY: Harper & Row; 1971.

Platt JR. Strong inference. *Science.* 1964;146:347–352.

Reynolds PD. Testing theories. In: *A Primer in Theory Construction.* Indianapolis, IN: Bobbs-Merrill; 1971.

Sandelowski M. The problem of rigor in qualitative research. *Adv Nurs Sci.* 1986;8(3):27–37.

Wallace WL. Tests of hypotheses; decisions to accept or reject hypotheses; logical inference; theories. In: *The Logic of Science of Sociology.* New York, NY: Aldine; 1971.

Zetterberg HL. *On Theory and Verification in Sociology.* Totowa, NJ: Bedminster Press; 1965.

中英文专业词汇对照

A

案例（case）

B

比喻（metaphor）
必要性陈述（necessary statement）
必要性检验（test of necessity）
边界案例（borderline case）
并行性陈述（concurrent statement）
不对称性陈述（asymmetrical statement）
不恰当案例（illegitimate case）

C

操作性定义（operational definition）
超范式（transcending paradigm）
陈述（statement）
陈述分析（statement analysis）
陈述合成（statement synthesis）
陈述检验（statement testing）
陈述派生（statement derivation）
陈述修订（statement revision）
充分性陈述（sufficient statement）
充分性检验（test of sufficiency）
抽象概念（abstract concept）
初始概念（primitive concept）
处置性理论（prescriptive theory）
存在性陈述（existence statement）

D

低阶概念（lower-order concept）
典型案例（model case）
定量合成（quantitative synthesis）
定性合成（qualitative synthesis）
定义（definition）
定义属性（defining attribute）

对称性（symmetry）
对称性陈述（symmetrical statement）

F

反映性指标（reflective indicator）
范式（paradigm）
非关联性陈述（nonrelational statement）
分类（classification）
分析策略（analysis strategy）
符号（sign）
附加案例（additional case）

G

概括性陈述（summary statement）
概括性概念（summary concept）
概率性陈述（probabilistic statement）
概念（concept）
概念分析（concept analysis）
概念合成（concept synthesis）
概念检验（concept testing）
概念框架（conceptual framework）
概念模式（conceptual model）
概念派生（concept derivation）
概念修订（concept revision）
高阶概念（higher-order concept）
根陈述（parent statement）
根概念（parent concept）
根理论（parent theory）
根领域（parent field）
根模式（parent model）
根源（origin）
关联性陈述（relational statement）
广域理论（grand theory）
归纳（induction）
规定性定义（stipulative definition）

H

含义（meaning）

合成策略（synthesis strategy）

合理性（plausibility）

合理性（reasonableness）

核心变量（focal variable）

核心概念（focal concept）

宏观概念（global concept）

后果（consequence）

护理对象（nursing client）

护理科学（nursing science）

护理信息学（nursing informatics）

护理学科（nursing discipline）

护理语言（nursing language）

J

基于实践的证据（practice-based evidence, PBE）

假设（hypothesis）

假说（assumption）

检验（testing）

简约性（parsimony）

结构派生（structural derivation）

结构效度（construct validity）

解释性概况（explanatory generalization）

具体概念（concrete concept）

K

科学哲学（philosophy of science）

可检验性（testability）

可推广性（generalizability）

可信度（credibility，reliability）

可证伪性（falsifiability）

可转移性（transferability）

L

类比（analogy）

类别（category）

类型（type）

理论（theory）

理论发展（theory development）

理论分析（theory analysis）

理论构建（theory construction）

理论合成（theory synthesis）

理论检验（theory testing）

理论解构（theory substruction）

理论框架（theoretical framework）

理论模式（theoretical model）

理论派生（theory derivation）

理论调适（theory adaptation）

理论性定义（theoretical definition）

理论修订（theory revision）

逻辑充分性（logical adequacy）

逻辑谬误（logical fallacy）

M

描述性定义（descriptive definition）

命题（proposition）

模式（pattern）

模式／模型（model）

模式修改（model modification）

N

内容派生（content derivation）

P

派生策略（derivation strategy）

Q

前提（premise）

前因（antecedent）

情境生成理论（situation-producing theory）

S

时序性陈述（time-ordered statement）

实践导向理论（practice-oriented theory）

实践理论（practice theory）

实证参照物（empirical referent）

实证效度（empirical validity）

实证指标（empirical indicator）

实质理论（substantive theory）

适用性（suitability）

T

特定情境理论（situation-specific theory）

条件性陈述（conditional statement）

推论（inference）

W

文献陈述合成（literary statement synthesis）

文献法（literary method）

文献合成（literary synthesis）

X

现象理论（theory of a phenomenon）

线性关系（linear relationship）

相反案例（contrary case）

相关案例（related case）

相关关系（associational relationship）

相关性陈述（associational statement）

效价（valence）

效力（efficacy）

效率（efficiency）

形成性指标（formative indicator）

学术（scholarship）

循证模式（evidence-based model，EBM）

循证实践（evidence-based practice，EBP）

Y

演绎（deduction）

验证（validation）

因果关系（causal relationship）

因果关系陈述（causal statement）

有效性（effectiveness）

有用性（usefulness）

预测性陈述（predictive statement）

元范式概念（metaparadigm concept）

元理论（metatheory）

源陈述（source statement）

源领域（source field）

Z

知识发展（knowledge development）

知识体系（body of knowledge）

中域理论（middle-range theory）

转变（transition）